中醫古籍整理叢書重刊

子和醫集

金·張從正　撰

主　編　鄧鐵濤
副主編　賴　疇
編　寫　陳增英
　　　　杜同仿
　　　　邱仕君
　　　　盧傳堅

人民衛生出版社

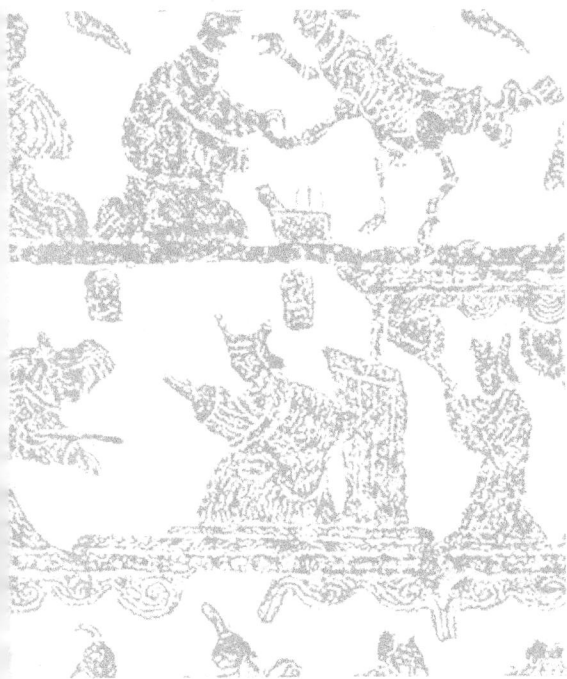

圖書在版編目（CIP）數據

子和醫集 /（金）張從正撰；鄧鐵濤主編. —北京：人民衛生出版社，2014

（中醫古籍整理叢書重刊）

ISBN 978-7-117-18841-8

Ⅰ.①子… Ⅱ.①張…②鄧… Ⅲ.①中國醫藥學—中國—金代 Ⅳ.①R2-52

中國版本圖書館 CIP 數據核字（2014）第 068440 號

| 人衛智網 | www.ipmph.com | 醫學教育、學術、考試、健康，購書智慧智能綜合服務平臺 |
| 人衛官網 | www.pmph.com | 人衛官方資訊發布平臺 |

子 和 醫 集

撰　　者：金·張從正
主　　編：鄧鐵濤
出版發行：人民衛生出版社（中繼綫 010-59780011）
地　　址：北京市朝陽區潘家園南裏 19 號
郵　　編：100021
E - mail：pmph @ pmph.com
購書熱線：010-59787592　010-59787584　010-65264830
印　　刷：北京虎彩文化傳播有限公司
經　　銷：新華書店
開　　本：850×1168　1/32　印張：13
字　　數：349 千字
版　　次：2015 年 8 月第 1 版　2024 年 12 月第 1 版第 3 次印刷
標準書號：ISBN 978-7-117-18841-8
定　　價：43.00 元

打擊盜版舉報電話：010-59787491　E-mail：WQ @ pmph.com
（凡屬印裝質量問題請與本社市場營銷中心聯繫退換）

　　本書是金代著名醫藥學家張子和一生著述的輯集點校本。張子和,名從正,號戴人,是中國醫學史上一位風格獨特、超羣脱俗的傑出人物,爲金元時代醫學發展與創新作出了卓越貢獻。張氏一生著述頗豐,今可見者,不下十種,經考證,這些著作雖不完全出自張氏之手,但均爲張氏之論,爲張氏草創,門人潤色而成。今將張氏醫著《儒門事親》及《心鏡別集》整理點校,編成一册,名曰《子和醫集》,以飨讀者。

　　《儒門事親》十五卷,實由張子和原著《儒門事親》三卷本爲基礎,加上其他如《治病百法》《十形三療》等九種著作組成,總名爲《儒門事親》。其中卷一、二、三爲《儒門事親》,集中反映了張子和學術思想和臨證經驗的代表著作;卷四、五爲《治病百法》,介紹各病(證)證治,其特點是較爲確切、靈活地引經據典,論述百病理法方藥;卷六、七、八爲《十形三療》,以風、寒、暑、濕、燥、火、内傷、外傷、内積、外積等十形爲綱,汗、吐、下三法爲治,介紹内、外、婦、兒各科病案約一百三十九則,辨治獨特,方藥簡捷,療效顯驗;卷九爲《雜記九門》,一改正面論述證治大法,而介紹方外之方,法外之法,或針對他人非議毁謗有感而發,讀來别有一番學問興味;卷十爲《撮要圖》;卷十一爲《治病雜論》,討論運氣學説與疾病的發病、證候、治療的密切關係,頗具特色;卷十二爲《三法六門》,介紹張氏汗、吐、下三法之特異性方劑及治療風、寒、暑、濕、燥、火六門病證之方劑,體例統一,藥物、藥量、用法齊備,其中所引古方,多經化裁,體現了張氏臨證應變,遵古不泥的特點;卷十三爲《劉河間先生三消論》,

張氏屬劉河間傳人，慮"因在前此書未傳於世，恐爲沉没，故刊而行之"，經張氏門人校勘、潤色、刊行，乃使劉河間之《三消論》及治療三消之方藥得以流傳；卷十四《治法心要》，綜論古代名醫名著之治法要訣，病因、病机、治則述要；卷十五《世傳神效名方》，蒐集前哲的外科、五官、兒科、婦科及奇難雜證之經驗方。

《心鏡別集》署鎮陽常德編，系張氏門人金代常德(常仲明)整理張氏之學，加工潤色而成。全書分爲七篇，前四篇補充論述汗、吐、下三法，後三篇論述風證、傷寒傳經及亢害承制的觀點。

本書集中體現了張子和論病首重邪氣，治病以"祛邪爲先"，主張祛邪則元氣自復的觀點，擅用汗、吐、下三法治療急、難、重證，尤其在攻下祛邪方面，形成了理、法、方、藥完整、獨特的體系，在我國醫藥學史上獨樹一幟，對祖國醫學的發展，有較深遠的影響。書末附有編校後記，對張子和醫著、學術觀點進行了縝密的分析和客觀的評說，有較高的學術價值。因此，本書是研究張子和學術思想，研究金元時期學術爭鳴特點的必讀之書，也是研究祖國醫藥學的難得的參考書。

《中醫古籍整理叢書》是我社 1982 年爲落實中共中央和國務院關於加強古籍整理的指示精神,在衛生部、國家中醫藥管理局領導下,組織全國知名中醫專家和學者,歷經近 10 年時間編撰完成。這是一次新中國成立 60 年以來規模最大、水準最高、品質最好的中醫古籍整理,是中醫理論研究和中醫文獻研究成果的全面總結。本叢書出版後,《神農本草經輯注》獲得國家科技進步三等獎、國家中醫藥管理局科技進步一等獎,《黃帝内經素問校注》《黃帝内經素問語譯》《傷寒論校注》《傷寒論語譯》等分別獲得國家中醫藥管理局科技进步一等獎、二等獎和三等獎。

本次所選整理書目,涵蓋面廣,多爲歷代醫家所推崇,向被尊爲必讀經典著作。特別是在《中醫古籍整理出版規劃》中《黃帝内經素問校注》《傷寒論校注》等重點中醫古籍整理出版,集中反映了當代中醫文獻理論研究成果,具有較高的學術價值,在中醫學術發展的歷史長河中,將佔有重要的歷史地位。

30 年過去了,這些著作一直受到廣大讀者的歡迎,在中醫界產生了很大的影響。他們的著作多成於他們的垂暮之年,是他們畢生孜孜以求、嘔心瀝血研究所得,不僅反映了他們較高的中醫文獻水準,也體現了他們畢生所學和臨床經驗之精華。諸位先賢治學嚴謹、厚積薄發,引用文獻,豐富翔實,訓詁解難,校堪嚴謹,探微索奧,注釋精當,所述按語,彰顯大家功底,是不可多得的傳世之作。

中醫古籍浩如煙海,内容廣博,年代久遠,版本在漫長的歷史流傳中,散佚、缺殘、衍誤等爲古籍的研究整理帶來很大困難。《中醫古籍整理叢書》作爲國家項目，得到了衛生部和國家中醫藥管理局的大力支援，不僅爲組織工作的實施和科研經費的保障提供了有力支援，而且爲珍本、善本版本的調閱、複製、使用等創造了便利條件。因此，本叢書的版本價值和文獻價值隨着時間的推移日益凸顯。爲保持原書原貌，我們只作了版式調整，原繁體字豎排（校注本）現改爲繁體字橫排，以適應讀者閱讀習慣。

　　由於原版書出版時間已久，圖書市場上今已很難見到，部分著作甚至已成爲中醫讀者的收藏珍品。爲便於讀者研習，我社決定精選部分具有較大影響力的名家名著，編爲《中醫古籍整理叢書重刊》出版，以饗讀者。

人民衛生出版社

二〇一三年三月

《子和醫集》即《儒門事親》和《心鏡別集》二書之合集，是張子和醫學思想和醫療經驗的結晶。

張子和，名從正，號戴人，金代著名醫學家，是中國醫學史上一位風格獨特、超羣脱俗的傑出人物，爲金元時代醫學的創新與發展作出了卓越的貢獻。他論病首重邪氣，治病以祛邪爲先，主張祛邪則元氣自復，擅用汗、吐、下三法治療急、難、重症，爲攻下派之一代宗師，後世譽之爲金元四大醫家之一，與劉完素、李東垣、朱丹溪齊名。

張子和畢生從事"攻邪存正"之研究，對汗、吐、下三法的運用，達到了空前的地步，從理論到實踐都有所創新，給我們留下了一份寶貴的文化遺產。近三十多年來，中西醫結合治療急腹症，取得了累累碩果，從理論角度講，這些成果可以説是對張氏攻下法的繼承與發展。張氏之汗法、吐法的寶貴經驗，尚有待進一步加以開發。

我們本着繼承與發揚的宗旨，對張氏著作進行編校整理，以便廣大讀者對其學説與經驗作進一步發掘與研究。今就編校有關問題分述如下。

一、張子和著作

目前所見的張子和著作有《儒門事親》和《心鏡別集》，但是，這兩部著作内容，並非張氏原作概貌。據《醫籍考》等文獻史料記載，張子和著作計有《儒門事親》三卷、《治病百法》二卷、《十形三療》三卷、《雜記九門》一卷、《撮要圖》一卷、《治病雜論》一卷、《三法六門》一卷、《治法心要》一卷、《世醫神效名方》一卷和《傷寒心鏡》（一作《張子和心鏡別集》或簡稱《心鏡別集》)一卷,共十種,十五卷。這些著作,除《傷寒心鏡》附入《劉河間醫學六書》之外,其餘九種共十四卷均收集於今見的《儒門事親》之中。另據《心印紺珠經》記載,張氏之作尚有《三復指迷》一卷;錢大昕根據《金史》,認爲尚有《汗下吐法治病撮要》一卷、《秘録奇方》二卷、《張氏經驗方》二卷,共四種,六卷。但均云亡佚。

《醫籍考》載:"《醫統正脈》中所輯(《儒門事親》),是書凡十四卷……盖所謂《儒門事親》,止其前三卷……"劉祁《歸潛志》曰:"西京伊良子氏藏元中統中高鳴刻本《儒門事親》亦三卷。先子仍據朱好謙《心印紺珠經》訂其篇目,述之於所著《醫賸》,今原其説,據《醫方類聚》各證門所列,加以詳核……"從而可知,後世的《儒門事親》十四卷本,是以張子和原作《儒門事親》三卷本爲基礎,加上收集其他八種著作共十一卷所成。然而,我們今天所見的《儒門事親》均爲十五卷本,其中有《三消論》一卷,却未曾爲李濂《醫史》、《醫籍考》等文獻史料所包括。可見《儒門事親》先後經歷了三卷本、十四卷本、十五卷本的三個過程,只是三卷本未能單獨刊行而已。有學者認爲,《儒門事親》原係一部叢書。這是指上述的十四卷本《儒門事親》的九種内容。

今見的《儒門事親》,是集中反映張子和學術思想和經驗的代表作,前三卷爲論説辨解性質爲主的文章,第四至第九卷爲分證分病論治的經驗,第十和第十一卷主要討論運氣發病及其有關疾病的治療,第十二卷列舉張氏有關方劑内容,第十三卷收載劉河間《三消論》,第十四卷綜論古代診法要訣、病因、病機及治則,第十五卷蒐集古人的外科、五官、兒科、婦科及奇難雜證之證治經驗方。這些内容的形成,大致有四個過程:

1. 張子和撰寫的内容 《儒門事親》的前三卷,是命名《儒門事親》的原書内容,世皆認爲是張子和所撰的原稿,有些經麻知幾所潤色。這三卷文詞最精,論正平達,其例有説有辯,有記有解,有誡有箋,有詮有式,有斷有論,有疏有述,有衍有訣。名目繁多,大旨主於用攻,是全書的精華,是張氏學術思想的集中所在。但是,前三卷三十篇中的最後三篇(即《蠱蟁之生濕熱爲主訣》《補論》

《水解》),却是麻知幾作了較多潤色的部分,所以出現較多稱謂張氏的有關内容,如"灄上張子政用此法"、"得遇太醫張子和先生"、"乃知子和之於醫……皆成治法"等語,所以《本草綱目》引《水解》文時,直題麻知幾之名。可作佐證。

2. 麻知幾爲主,及張氏門人常仲明等所記録整理的内容 佔全書很大比重。李濂《醫史》:"張子和、麻知幾、常仲明輩,日遊灄水之上,講明奥義,辨析玄理,遂以平日聞見及嘗試之效,輯爲一書,名之曰《儒門事親》……是書凡十四卷,盖子和草創之,知幾潤色之……"《歸潛志》:"張子和……麻知幾與之善,使子和論説其術,因爲文之……""是書一成,一法一論,其大義皆子和發之,至於博之以文,則徵君所不能辭焉。"所以,這些内容雖多不出張氏之筆,亦多出自張氏之論,亦爲彰明張氏之説。從内容及體例來看,大致包括四方面:對張氏講學的理論記録、跟隨張氏實踐的臨床記録、張氏所運用的方藥記録、蒐集的世傳神效方藥。

(1)講學内容記録:卷四、卷五、卷十、卷十一,其内容多爲理論闡述,文詞較精,文體大致相同,不少引經據典,如引《内經》《難經》《傷寒論》《銅人》《養生論》等内容,但不少與所引的原文有一定出入。卷五的句首多用"夫",卷十一句首多用"凡",少具體病案内容。説明這些内容是對講授内容的記録,且未核實所引原文,出自一二人手筆。

(2)跟隨張子和臨床實踐的病案記録:卷六、卷七、卷八和卷九的前半部分,其内容是記述具體病案,具體時間、地點、姓名、年齡、病狀、治療等,亦有一般診治常規大法。從其文詞表達形式、内容、分量,及前後出現"麻先生"及張氏門人"常仲明"、"趙君玉"等名字,可知所記病案出自幾人手筆。這些内容爲我們提供了考證張子和生平的某些證據。

(3)對張子和所用方劑的蒐集:但凡張氏提到的方劑均收集於此,成卷十二,爲《三法六門》。體例統一,具方名、藥物、藥量、用法。其中所引古方,多作化裁,如大柴胡湯、小柴胡湯,藥量、煎服法均有變通,説明張氏臨證應變,遵古而不泥古。

（4）收集古人的經驗方藥：成卷十五，爲《世傳神效名方》，共分爲十八類，所及範圍有内科、外科、五官、婦科、兒科、奇難雜證，多是與汗、吐、下三法有關的方藥。與卷十二比較，體例不太統一，如有些缺少方名。是張子和臨證過程所收集到的世傳民間經驗方藥，所以少爲張氏運用。

3. 常仲明補遺的内容　李濂《醫史》："……《儒門事親》……是書凡十四卷。盖子和革創之，知幾潤色之，而常仲明又摭其遺，爲《治法心要》……"按邵刊本即今卷十四，其主要内容是《扁鵲華佗察聲色定死生訣要》、《診百病死生訣》、《病機》。引録於《脈經》、《黄帝内經太素》，個别處作了發揮。

4. 麻知幾收集，後人補入的内容　李濂《醫史》和《醫籍考》均載《儒門事親》只有十四卷，據《醫方類聚》各證門所列，加以詳核，亦只有十四卷，唯缺今見本《儒門事親》卷十三的《三消論》一卷。據《三消論》線溪野老的跋語："三消之論，劉河間之所作也，因麻徵君寓汴梁，暇日訪先生後裔……求先生平昔所著遺書，乃出《三消論》《氣宜病機》二書未傳於世者，又多不全，止取《三消論》，於卷首增寫《六位》、《臟象》二圖，其餘未遑潤色，即付友人穆子昭……余從子昭，授得一本，後值兵火，遂失其傳，偶於鄉人霍司承君祥處復見其文，然傳寫甚誤，但依訪而録之，以付後之學者，詳爲刊正云。時甲辰年冬至日。"（即一二四四年）今見《儒門事親》卷十三的《三消論》，篇名下有 "因在前此書未傳於世，恐爲沉没，故刊而行之。"説明麻知幾確實已收集《三消論》，並作了多少加工潤色，但是未能刊行，直至張子和、麻知幾先後辭世，仍沉没人間。《醫籍考》載："……《儒門事親》……惜其真本爲徵君藏於山中，不可復見，今之刊行者，尚爲錯亂疑闕……或失其真……異時有好事者，購得真本，重刊而行之……則子和不死矣。""……將行於世，會子和、知幾相繼死，迄今其書存焉。"可以證此。《儒門事親》初刊時間是元中統三年（即宋景定三年，一二六二年），其時，張子和、麻知幾已先後逝世三十多年。所稱的十四卷，即不包括《三消論》。至明嘉靖二十年（一五四一年），邵輔（伯崖）根據元刊本,加以改易刊行,補入《三消論》,遂成十五卷本。而後《醫統正脈全書》本又據以刊行,則廣爲傳播。

《三消論》爲劉河間所作。劉氏倡火熱之論,而張子和則私淑劉氏,"其法宗劉守真,用藥多寒凉",是劉氏學術的忠實繼承者和實踐者,尤其對火證的診治。因而,麻知幾收集了《三消論》,後人又把《三消論》補入於《儒門事親》,從而豐富了張子和的學術思想,並反映了張氏對劉氏的師承關係。

至於《心鏡別集》,清代名醫汪琥曰:"《傷寒心鏡別集》,鎮陽常德編,其書止論七條,首論傷寒雙解散及子和增法,次論發表、論攻裏、論攻裏發表、論撮衣撮空、論傳足經不傳手經、論亢則害承乃制。其言雖非闡揚仲景之旨,亦深通河間之書者也。"今以内容分析,前四篇爲補充論述汗、吐、下三法的短文,後三篇介紹風證、傷寒傳經及亢害承制的觀點。亦是常仲明對張子和學術的補遺,被後人附入於《河間六書》之末。常德,字仲明,金興定中,鎮陽人,受張子和之學,爲張氏門人,參予整理《儒門事親》,並爲補遺。因之,《心鏡別集》亦爲後人視爲張子和之遺作,故又名《張子和心鏡別集》。

綜合而言,《儒門事親》及《心鏡別集》,雖不盡出張子和之筆,但可謂集張氏學術之大成,亦反映了張子和師承劉河間的學術關係。因此,將此二書編校合成《子和醫集》,然後可窺見張子和學説之全豹,使名實相符。

二、版本選擇

1. 底本(藍本)

《儒門事親》以時代較早、版面清晰、内容齊全、訛誤較少的明嘉靖辛丑年(一五四一年)木刻本爲底本。

《心鏡別集》以清代同德堂藏刻本《劉河間醫學六書》(第六本)中所收《心鏡別集》爲底本。

2. 主校本與參校本

《儒門事親》

(1)明萬曆辛丑年(一六〇一年)刻本《醫統正脈》中所收《儒門事親》。簡稱醫統本。

（2）日本正德元年（一七一一年）渡邊氏洛陽松下睡鶴軒刊本的日本浪華書肆田緣叔平藏版本。簡稱爲日本本。（内有假名標注）

（3）清乾隆四十三年（一七七八年）校上《四庫全書》中所收《儒門事親》，文淵閣藏本的影印本。簡稱四庫本。

（4）民國二十五年（一九三六年）曹炳章輯校的《中國醫學大成》所收《儒門事親》。簡稱醫學大成本。

（5）一九五八年上海衛生出版社重校排印《儒門事親》。簡稱排印本。

（6）清宣統二年（一九一〇年）千頃堂書局石印本。簡稱石印本。

（7）一九八四年河南科技出版社排印《儒門事親》校注本。簡稱河南本。

《心鏡別集》

（1）清代同德堂藏校刻本《劉河間醫學六書》（第十三本）所收《心鏡別集》。簡稱同德堂藏本。

（2）清宣統二年（一九一〇年）千頃堂書局石印本《劉河間傷寒六書》所收《心鏡別集》。簡稱千頃堂石印本。

（3）民國二年（一九一三年）上海江左書林石印本《劉河間傷寒三六書》所收《心鏡別集》。簡稱江左石印本。

3. 主要參校本

（1）《黃帝内經素問》，一九五六年人民衛生出版社據明代顧從德翻宋刻本的影印本。

（2）《靈樞經》，一九七九年人民衛生出版社鉛印本。

（3）清光緒十七年（一八九一年）刊《周氏醫學叢書》所收《三消論》。

三、點校方法

1. 標點

對全書内容（包括序、跋）進行標點，並適當根據内容作合理分段，或調整段落。保留原著書名、篇名及其内容順序。

12

2．校勘

（1）底本不誤，校本誤的，一律不改不注。

（2）底本與校本不一的：凡底本誤的，則改正原文，並出注説明據改；凡難於判定底本或校本正誤的，一律保留原文，出注説明傾向性意見，如義長、可參、疑作"某"等。

（3）底本與校本相同，但有存疑之處的，一律保留原文，出注説明存疑，如疑誤、疑脱、疑衍、疑作"某"等。

（4）對原文中所出的引文（如《内經》云、某某云之類），鑒於本書内容多爲講學授業記録形式，所以對之一律不加引號。對其中不符之引文，屬有碍宏旨的（如屬陰陽概念之誤），則改正誤處，並出注説明據改；無碍宏旨的，則保留原文，亦不出注；上下内容難以銜接，有礙識讀的，亦保留原文，但作出注説明，並引相關原文以示證。

（5）根據《醫籍考》等文獻，《儒門事親》實由《儒門事親》三卷、《治病百法》二卷、《十形三療》三卷、《雜記九門》一卷、《撮要圖》一卷、《治病雜論》一卷、《三法六門》一卷、《治法心要》一卷、《世傳神效名方》一卷共九種組成，今據以補正目録與正文卷首書題，乃復其舊，使書目清晰，子和醫著昌明，就此説明，不另出校。

3．注釋

（1）對古奥、費解、生僻，以及某些歧義或異讀的字詞，進行出注，説明其義，或作必要的注音。

（2）注音採用漢語拼音加漢字直音形式，如瘳（chōu 抽）。

（3）對異體字，逕改用正體字，如"胷"、"膂"改作"胸"；"槩"作"概"。對俗體字，逕改用通用字，如"効"作"效"；"椀"作"碗"。對明顯的誤字，直接描正，如"苽蔕"作"瓜蒂"；"滛"作"淫"。對誤用的別字，亦逕改正，如"己"、"已"誤作"巳"，直接改正之。對同屬一字，表義相同，而寫法不同的，統一爲常用的，如"澁"、"澀"、"澀"、"濇"統一作"濇"。這些逕改的字，概不加注。

（4）對不規範寫法的藥名，又確屬該藥的，逕改爲規範藥名，如"川練子"作"川楝子"；"川山甲"作"穿山甲"。逕改後亦不加注。

（5）對通假字，一律保留，出注説明通假，悉用"某"通"某"。如"傅"通"敷"；"高粱"通"膏粱"。

（6）對個別詞義的訓釋，引用前人觀點，出示必要的書證。對衆説不一，又難以定論的，則擇要以從，提出傾向性意見。

（7）對屬於同一内容的釋詞，一般情況下，前面已作出注，後面則不再出注。

爲了方便讀者，書末附本書方劑索引，按方名首字筆劃數爲序排列。

編校者
一九九二年八月

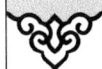

總

目

儒門事親

是書也，戴人張子和專爲事親者著。論議淵微，調攝有法。其術與東垣、丹溪併傳。名書之義，蓋以醫家奧旨，非儒不能明；藥品酒食，非孝不能備也。故曰：爲人子者，不可不知醫。予幼失怙[1]，慈親在堂，踰七望八[2]，滫髓[3]既具，未嘗不防以藥物，每慮當有所饋[4]，委之時醫，恐爲盡道[5]之累，將欲遍閱方書，諸家著述繁雜，竊爲是皇皇[6]者數載矣。近得是書，如獲寶璐[7]，執是以證，何慮臆説之能惑！惜其板久失傳，本多亥豕之訛。因付儒醫聞忠，較訂鋟梓，與世之事親者共云。

嘉靖辛丑三月戊子復元道人邵輔序

重刊儒門事親序

---

〔1〕怙（hù 户）　依靠。《説文》：“恃也。”此處指父親。《詩•小雅》：“無父何怙？無母何恃？”

〔2〕踰七望八　指將近八十歲。

〔3〕滫（xiū 修）髓　同滫瀡。古代烹調方法，用澱粉拌和食品使柔軟。此指滋味可口之食品。

〔4〕饋　進獻。《周禮•天官》：“膳夫掌王之饋。”注：“進食於尊曰饋。”

〔5〕盡道　遍究醫道。

〔6〕皇皇　通“惶惶”。不安貌。

〔7〕寶璐　美玉。

儒門事親目錄

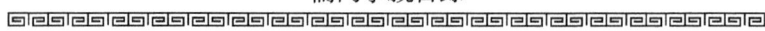

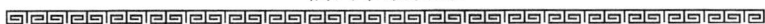

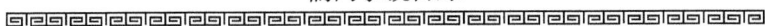

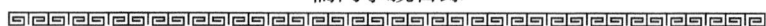

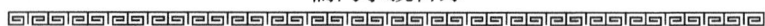

儒門事親 卷一 儒門事親一

七方十劑繩墨[1]訂　一

　　方有七，劑有十，舊矣。雖有説者，辨其名而已，敢申[2]昔人已創之意而爲之訂[3]。夫方者，猶方術之謂也。《易》曰：方以類聚。是藥之爲方，類聚之義也。或曰：方，謂五方也。其用藥也，各據其方。如東方瀕海鹵斥[4]，而爲癰瘍；西方陵居華食[5]，而多頹腫贅瘻[6]；南方瘴霧卑濕，而多痺疝；北方乳食，而多藏寒滿病；中州食雜，而多九疸[7]，食癆、中滿、留飲、吐酸、腹脹之病。蓋中州之地，土之象也，故脾胃之病最多。其食味、居處、情性、壽夭，兼四方而有之。其用藥也，亦雜諸方而療之。如東方之藻帶，南方之丁木，西方之薑附、北方之參苓，中州之麻黄、遠志，莫不輻輳而參尚[8]。故方不七，不足以盡方之變；劑不十，不足以盡劑之用。劑者，和也。方者，合也。故方如瓦之合，劑猶羹之和也。方不對病，則非方；劑不蠲[9]疾，則非劑也。七方者，大、小、緩、

---

〔1〕繩墨　木匠取直的工具。此指規矩、法度。

〔2〕申　陳述，説明。

〔3〕訂　訂正。

〔4〕瀕海鹵斥　靠近沿海鹹鹼之地。瀕，靠近。鹵斥，鹹鹼之地。

〔5〕陵居華食　依山陵而居住，食精美之食物。

〔6〕頹（yūn 暈）腫（chuí 垂）贅瘻　頭頸部發生癰腫、瘻瘤等疾病。頹，《説文》：“頭大貌。”腫，癱胝。贅，多餘。此指瘻瘤一類疾患。

〔7〕九疸　心疸、肝疸、脾疸、腎疸、胃疸、肉疸、舌疸、膏疸、髓疸。

〔8〕輻（fú 福）輳（còu 凑）而參尚　意爲各種藥物組成方劑，相互配合，更好地發揮功效。輻輳，聚合。參，參與。尚，匹配。

〔9〕蠲（juān 捐）　除。《素問·刺法論》：“補弱全真，瀉盛蠲餘。”

急、奇、偶、復也；十劑者，宣、通、補、瀉、輕、重、滑、澀、燥、濕也。

　　夫大方之説有二，有君一臣三佐九之大方，有分兩大而頓服之大方。蓋治肝及在下而遠者，宜頓服而數少之大方；病有兼證而邪不專[1]，不可以一二味治者，宜君一臣三佐九之大方。王太僕[2]以人之身三折之，上爲近，下爲遠。近爲心肺，遠爲腎肝，中爲脾胃。胞腥[3]膽亦有遠近。以予觀之，身半以上，其氣三，天之分也；身半以下，其氣三，地之分也；中脘，人之分也。又手之三陰陽，亦天也，其氣高；足之三陰陽，亦地也，其氣下；戊己之陰陽[4]，亦人也，其氣猶中州。故肝之三服，可併心之七服；腎之二服，可併肺之七服也。

　　小方之説亦有二，有君一臣二之小方，有分兩微而頻服之小方。蓋治心、肺及在上而近者，宜分兩微而少服而頻之小方，徐徐而呷[5]之是也。病無兼證，邪氣專，可一二味而治者，宜君一臣二之小方。故腎之二服，可分爲肺之九服及肝之三服也。

　　緩方之説有五。有甘以緩之之緩方，糖、蜜、棗、葵、甘草之屬是也。蓋病在胸膈，取甘能戀也。有丸以緩之之緩方，蓋丸之比湯散，其氣力宣行遲故也。有品件羣衆[6]之緩方，蓋藥味衆，則各不得騁[7]其性也。如萬病丸，七八十味遞相拘制也。有無毒治病之緩方，蓋性無毒則功自緩矣。有氣味薄之緩方，蓋藥氣味薄，則長於補上治上；比至其下，藥力已衰。故補上治上，制之以緩。緩則氣味薄也。故王太僕云：治上補上，方若迅急則上不任而迫

---

〔1〕專　單一。

〔2〕王太僕　唐代醫學家王冰，號啟玄子，曾任太僕令，故後世又稱之爲王太僕。

〔3〕胞腥（pāozhí 拋直）　膀胱、大腸。胞，通脬，膀胱；腥，大腸。

〔4〕戊己之陰陽　戊爲陽土屬胃，己爲陰土屬脾。

〔5〕呷（xiá 蝦）　飲。

〔6〕品件羣衆　藥物種類衆多。

〔7〕騁（chěng 逞）　放任。此指發揮作用。

走於下。制緩方而氣味厚，則勢與急同。

　　急方之説有四[1]。有急病急攻之急方，如心腹暴痛，兩陰溲便閉塞不通，借備急丹以攻之。此藥用不宜恒[2]，蓋病不容俟[3]也。又如中風牙關緊急，漿粥不入，用急風散之屬亦是也。有湯散蕩滌之急方，蓋湯散之比丸，下咽易散而施用速也。有藥性有毒之急方，蓋有毒之藥能上涌下泄，可以奪病之大勢也。有氣味厚藥之急方。藥之氣味厚者，直趣[4]於下而氣力不衰也。故王太僕云：治下補下，方之緩慢則滋道路而力又微，製急方而氣味薄，則力與緩等。

　　奇方之説有二。有古之單方之奇方，獨用一物是也。病在上而近者，宜奇方也。有數合陽數之奇方，謂一、三、五、七、九，皆陽之數也，以藥味之數皆單也。君一臣三，君三臣五，亦合陽之數也。故奇方宜下不宜汗。

　　偶方之説有三。有兩味相配之偶方，有古之復方之偶方。蓋方之相合者是也。病在下而遠者，宜偶方也。有數合陰陽之偶方，謂二、四、六、八、十也，皆陰之數也。君二臣四，君四臣六，亦合陰數也。故偶方宜汗不宜下。

　　復方之説有二[5]。方有二方三方相合之復方，如桂枝二[6]越婢一湯。如謂胃承氣湯方，芒硝、甘草、大黃，外參以連翹、薄荷、黃芩、梔子以爲涼膈散。是本方之外，別加餘味者，皆是也。有分兩均劑之復方，如胃風湯各等分是也。以《内經》考之，其奇偶四則，反以味數奇者爲奇方，味數偶者爲偶方。下復云：汗者不以奇，下者不以偶。及觀仲景之製方，桂枝湯，汗藥也，反以五[7]味

----

〔1〕四　原作“五”。與文内之説數不合，據石印本改。

〔2〕恒　常。

〔3〕俟　等待。

〔4〕趣　通趨。

〔5〕二　原作“一”，與文内之説數不合，據排印本改。

〔6〕二　原脱。據排印本補。

〔7〕五　原作“三”。文義不屬，據桂枝湯方藥物組成數目改。

爲奇；大承氣湯，下藥也，反以四味爲偶。何也？豈臨事製宜，復
有增損者乎？考其大旨，王太僕所謂汗藥如不以偶，則氣不足以
外發；下藥如不以奇，則藥毒攻而致過。必如此言，是奇則單行、
偶則併行之謂也。急者下，本易行，故宜單；汗或難出，故宜併。
蓋單行則力孤而微，併行則力齊而大。此王太僕之意也。然太僕
又以奇方爲古之單方，偶爲復方。今此七方之中，已有偶又有復
者，何也？豈有偶方者，二方相合之謂也；復方者，二方四方相合
之方歟！不然，何以偶方之外，又有復方者歟？此"復"字，非重
復之"復"，乃反復之"復"。何以言之？蓋《內經》既言奇偶之方，
不言又有重復之方，惟云奇之不去則偶之，是爲重方。重方者，
即復方也。下又云：偶之不去，則反佐以取之。所謂寒熱溫涼，
反從其病也。由是言之，復之爲方，反復，亦不遠《內經》之意也。

　　所謂宣劑者，俚人皆以宣爲瀉劑，抑[1]不知十劑之中，已有瀉
劑。又有言宣爲通者，抑不知十劑之中，已有通劑。舉世皆曰：春
宜宣，以爲下奪之藥，抑不知仲景曰：大法[2]春宜吐。以春則人病
在頭，故也。況十劑之中，獨不見涌[3]劑，豈非宣劑即所謂涌[4]劑
者乎！《內經》曰：高者因而越之，木鬱則達之。宣者，升而上也，
以君召臣曰宣，義或[5]同此。傷寒邪氣在上，宜瓜蒂散。頭痛，葱
根豆豉湯。傷寒懊憹，宜梔子豆豉湯。精神昏憒，宜梔子厚朴湯。
自瓜蒂以下，皆涌劑也，乃仲景不傳之妙。今人皆作平劑用之，未
有發[6]其秘者。予因發之，然則爲涌明矣。故風癇[7]中風，胸中諸
實痰飲，寒結胸中，熱蔚化上[8]，上而不下，久則嗽喘、滿脹、水腫

[1] 抑　却。

[2] 大法　原作"太法"，文義不屬，據四庫本改。大法，重要法則。

[3] 涌　原作"通"。與前文所述十劑內容不合，據上下文義改。

[4] 涌　原作"通"。與上下文義不合，據排印本改。

[5] 或　原作"惑"。文義不屬，據四庫本改。

[6] 發　闡明。

[7] 癇(xián 閑)　同"癇"。

[8] 熱蔚(yù 遇)化上　熱邪鬱積而炎上。蔚，通鬱。化，焚燒。

之病生焉，非宣劑莫能愈也。

所謂通劑者，流通之謂也。前後不得溲便，宜木通、海金沙、大黃、琥珀、八正散之屬；裏急後重，數至圊[1]而不便，宜通因通用。雖通與瀉相類，大率通爲輕，而瀉爲重也。凡痹麻蔚滯，經隧不流[2]，非通劑莫能愈也。

所謂補劑者，補其不足也。俚人皆知山藥丸、鹿茸丸之補劑也，然此乃衰老下脫之人，方宜用之。今往往於少年之人用之，其舛甚矣。古之甘平、甘溫、苦溫、辛溫，皆作補劑，豈獨硫磺、天雄然後爲補哉！況五臟各有補瀉，肝實瀉心，肺虛補腎。《經》曰：東方實，西方虛，瀉南方，補北方[3]。大率虛有六：表虛、裏虛、上虛、下虛、陰虛、陽虛。設陽虛則以乾薑、附子；陰虛則補以大黃、硝石。世傳以熱爲補，以寒爲瀉，訛非一日。豈知酸苦甘辛鹹，各補其臟。《內經》曰：精不足者，補之以味。善用藥者，使病者而進五穀者，真得補之道也。若大邪未去，方滿方悶，心火方實，腎水方耗，而驟言鹿茸、附子，庸詎[4]知所謂補劑者乎！

所謂瀉劑者，泄瀉之謂也。諸痛爲實，痛隨利減。《經》曰：實則瀉之。實則散而瀉之。中滿者，瀉之於內。大黃、牽牛、甘遂、巴豆之屬，皆瀉劑也。惟巴豆不可不慎焉。蓋巴豆其性燥熱，毒不去，變生他疾。縱不得已而用之，必以他藥制其毒。蓋百千證中，或可一二用之。非有暴急之疾，大黃、牽牛、甘遂、芒硝足矣。今人往往以巴豆熱而不畏，以大黃寒而反畏，庸詎知所謂瀉劑者哉！

---

〔1〕圊（qīng青）　廁所。《難經·五十七難》："大瘕泄者，裏急後重，數至圊而不能便。"

〔2〕流　四庫本作"湍"。可參。

〔3〕東方實，西方虛，瀉南方，補北方　語出《難經·七十五難》。東方肝木偏盛，西方肺金偏虛，可用瀉南方心火，補北方腎水之法。"子能令母實，母能令子虛。"火爲木之子，瀉心火之子，以奪肝母之實；金爲水之母，補腎水之子，以資肺母之虛。使達到平其有餘，補其不足。

〔4〕庸詎（jù巨）　豈，怎麼。

所謂輕劑者，風寒之邪，始客皮膚，頭痛身熱，宜輕劑消風散，升麻、葛根之屬也。故《內經》曰：因其輕而揚之。發揚，所謂解表也。疥癬痤痱[1]，宜解表，汗以泄之，毒以薰之，皆輕劑也。故桂枝、麻黃、防風之流亦然。設傷寒冒風，頭痛身熱，三日內用雙解散及嚏藥解表出汗，皆輕劑之云爾。

所謂重劑者，鎮縋[2]之謂也。其藥則硃砂、水銀、沉香、水石、黃丹之倫[3]，以其體重故也。久病咳嗽，涎潮於上，咽喉不利，形羸不可峻攻，以此縋之。故《內經》曰：重者因而減之。貴其漸[4]也。

所謂滑劑者，《周禮》曰：滑以養竅[5]。大便燥結，小便淋澀，皆宜滑劑。燥結者，其麻仁、郁李之類乎。淋澀者，其葵子、滑石之類乎。前後不通者，前後兩陰俱閉也。此名曰三焦約也。約，猶束也。先以滑劑潤養其燥，然後攻之，則無失矣。

所謂澀劑者，寢汗不禁，澀以麻黃根、防己；滑泄不已，澀以豆蔻、枯白礬、木賊、烏魚骨、罌粟殼。凡酸味亦同乎澀者，收斂之意也。喘嗽上奔，以虀[6]汁、烏梅煎寧肺者，皆酸澀劑也。然此數種，當先論其本，以攻去其邪，不可執一以澀，便為萬全也。

所謂燥劑者，積寒久冷，食已不飢，吐利腥穢，屈伸不便，上下所出水液，澄澈清冷，此為大寒之故。宜用乾薑、良薑、附子、胡椒輩以燥之。非積寒之病，不可用也。若久服，則變血溢、血泄、大枯大涸、溲便癃閉、聾瞽痿弱之疾。設有久服而此疾不作

---

〔1〕痤痱（cuó fèi 嵯肺）　小瘡癘和汗疹。痱，同痱。

〔2〕鎮縋（zhuì 墜）　重墜。鎮，重。《國語·周語》：“為贄幣瑞節以鎮之。”縋，墜。《左傳·僖公三十年》：“（燭之武）夜縋而出。”

〔3〕倫　類。

〔4〕漸　此指逐漸削弱病邪。

〔5〕滑以養竅　《周禮·天官·冢宰》原作“以滑養竅”。此指用具有滑潤作用的藥物滋潤其燥澀，以通利二便。

〔6〕虀（jī 基）　切碎的腌菜。

者，慎勿執以爲是，蓋疾不作者或一二，誤死者百千也。若病濕者，則白术、陳皮、木香、防己、蒼术等，皆能除濕，亦燥之平劑也。若黃連、黃柏、梔子、大黃，其味皆苦。苦屬火，皆能燥濕。此《內經》之本旨也。而世相違久矣。嗚呼！豈獨薑附之儔[1]，方爲燥劑乎？

所謂濕劑者，潤濕之謂也。雖與滑相類，其間少有不同。《內經》曰：辛以潤之。蓋辛能走氣，能化液故也。若夫硝性雖鹹，本屬真陰之水，誠濡枯之上藥也。人有枯涸皴揭[2]之病，非獨金化爲然。蓋有火以乘之，非濕劑莫能愈也。`

指風痹痿厥近世差玄説　二

風痹痿厥四論，《內經》言之詳矣。今余又爲之説，不亦贅乎！曰：非贅也。爲近世不讀《內經》者，指其差玄[3]也。夫風痹痿厥四證，本自不同，而近世不能辨，一概作風冷治之、下虛補之，此所以曠日彌年而不愈者也。夫四末之疾，動而或勁者爲風，不仁或痛者爲痹，弱而不用者爲痿，逆而寒熱者爲厥。此其狀未嘗同也。故其本源又復大異。風者，必風熱相兼；痹者，必風濕寒相合；痿者，必火乘金；厥者，或寒或熱，皆從下起。今之治者，不察其源，見其手足軃曳[4]，便謂之風。然《左傳》謂風淫末疾[5]，豈不知風、暑、燥、濕、火、寒六氣，皆能爲四末之疾也哉！敢詳條[6]於左，有意於救物者，試擇焉可也。

----

[1] 儔（chóu 愁）　類。《三國志·魏志·高柔傳》："蕭曹之儔，併以元勛，代作心膂。"

[2] 皴（cūn 村）揭　皸裂。

[3] 差玄　差錯。

[4] 軃曳（duǒyè 朵夜）　筋肉懈惰，肢體下垂，抬舉無力的病證。軃，下垂；曳，牽拉。

[5] 風淫末疾　風氣太過，易患四肢的疾病。淫，過度；末，指四末、四肢。

[6] 條　分條敘述。

　　夫風之爲狀，善行而數變。《內經》曰：諸風掉眩，皆屬肝木。掉搖眩運[1]，非風木之象乎？紆曲勁直，非風木之象乎？手足瘛瘲，斜目喎口，筋急攣搐，瘈瘲驚癇，發作無時，角弓反張，甚則吐沫，或泣或歌，喜怒失常，頓僵暴仆，昏不知人，茲又非風木之象乎？故善行而數變者，皆是厥陰肝之用也。夫肝木所以自甚而至此者，非獨風爲然。蓋肺金爲心火所制，不能勝木故也。此病之作，多發於每年十二月，大寒中氣[2]之後，及三月四月之交，九月十月之交。何以言之？大寒中氣之後，厥陰爲主氣，巳亥之月[3]，亦屬厥陰用事之月，皆風主之時也。故三月四月之交，多疾風暴雨，振拉摧拔[4]，其化爲冰雹。九月十月之交，多落木發屋[5]之變。故風木鬱極甚者，必待此三時而作。凡風病之人，其脈狀如弓弦而有力，豈敢以熱藥投之，更增其勢[6]哉！

　　今人論方者，偶得一方，間曾獲效，執以爲能。著灸施鍼，豈由病者！巧説病人，使從己法，不問品味剛柔，君臣輕重，何臟何經[7]，何部何氣，凡見風證偏枯，口眼喎斜，涎潮昏憒，便服靈寶、至寶、清心、續命等藥。豈知清心之雜以薑桂，靈寶之亂以起石、硫磺，小續命湯藏以附子！惟夫至寶，其性尚溫。《經》曰：風淫於內，治以辛涼。如之何以金石大熱之藥，以治風耶？有以熱治熱者，一之爲甚，其可再乎？故今之劉河間自製防風通聖散、搜風丸之類，程參政祛風丸、換骨丹，用之者獲效者多矣。而謗議百

[1]眩運　眩暈。
[2]大寒中氣　一年有二十四節氣，平均每月有二氣，在月首者爲節氣，在月者爲中氣，因大寒均在月中，故稱大寒中氣。
[3]巳亥之月　指農曆四月和十月。巳，四月；亥，十月。
[4]振拉摧拔　指草木搖撼折斷或被風拔起。
[5]發（fèi廢）屋　毀壞房屋。指九、十月之交，北風強勁，易毀壞房屋。發，通廢。
[6]勢　四庫本作"熱"。可參。
[7]經　原作"輕"。文義不屬，據四庫本、醫學大成本改。

出，以誣其實。余嘗見《内經·氣交變論》中言五鬱之法[1]，鬱極則爲病。況風病之作，倉卒之變生。嘗治驚風癇病，屢用汗、下、吐三法，隨治隨愈。《内經》中明有此法。五鬱中木鬱達之者，吐之令其條達也。汗者是風隨汗出也。下者是推陳致新也。此爲汗、下、吐三法也。愈此風病，莫知其數。如之何廢而不用也？余恐來者侮[2]此法，故表而出之。昔項開[3]完顔氏風病，搐，先右臂併右足，約搐六七十數。良久，左臂併左足亦搐六七十數，不瘥，兩眼直視，昏憒不識人。幾月餘，求治於余。先逐其寒痰三、四升；次用導水禹功丸、散，泄二十餘行；次服通聖散辛涼之劑，不數日而瘥，故書此以證之。

夫痹之爲狀，麻木不仁，以風濕寒三氣合而成之。故《内經》曰：風氣勝者爲行痹。風則陽受之，故其痹行，且劇而夜静。世俗莫知，反呼爲走注[4]疼痛虎咬之疾。寒氣勝者爲痛痹。寒則陰受之，故其痹痛，且静而夜劇。世俗不知，反呼爲鬼忤[5]。濕氣勝者爲著痹。濕勝則筋脈皮肉受之，故其痹著而不去，肌肉削而著骨。世俗不知，反呼爲偏枯。此疾之作，多在四時陰雨之時，及三月九月，太陽寒水用事之月，故草枯水寒爲甚。或瀕水之地，勞力之人，辛苦失度，觸冒風雨，寢處津濕，痹從外入。況五方七地[6]，寒暑殊氣，剛柔異稟，飲食起居，莫不相戾[7]。故所受之邪，各有淺深。或痛或不痛，或仁或不仁，或筋屈不能伸，或引而不縮。寒則蟲行，熱則縱[8]緩，不相亂也。皮痹不已，而成肉痹。肉痹不已，

---

[1] 五鬱之法　《内經·氣交變大論》無 "五鬱之法" 的言論，而《六元正紀大論》則有 "五鬱之發" 的論述。法，疑爲 "發" 之誤。

[2] 侮　輕視。

[3] 開（guǎn 管）　通 "管"。

[4] 走注　行痹之別稱。

[5] 鬼忤　指鬼厲毒氣干犯所致之病。

[6] 五方七地　東南西北中各個地域。

[7] 相戾（lì 利）　相反。

[8] 縱　原作 "縮"。文義不屬，據排印本改。

而成脈痹。脈痹不已，而成筋痹。筋痹不已，而成骨痹。久而不已，內舍其合[1]。若臟腑俱病，雖有智者，不能善圖也。凡病痹之人，其脈沉濇。

今人論方者，見諸痹證，遽[2]作腳氣治之。豈知《內經》中本無腳氣之説。或曰：諸方亦有腳氣統論，又有腳氣方藥，若止取《素問》，則諸方皆非耶！曰：痹病以濕熱爲源，風寒爲兼，三氣合而爲痹。奈何治此者，不問經絡，不分臟腑，不辨表裏，便作寒濕腳氣，烏之、附之、乳之、沒之，種種燥熱攻之，中脘灸之，臍下燒之，三里火之，蒸之、熨之、湯之、炕之，以至便旋濇滯，前後俱閉，虛燥轉甚，肌膚日削，食飲不入，邪氣外侵，雖遇扁、華[3]，亦難措手。若此者何哉？胸膈間有寒痰之故也。痹病本不死，死者醫之誤也。雖亦用蒸之法，必先涌去其寒痰，然後諸法皆效。《內經》曰：五臟有俞穴，六腑有合穴。循脈之本分，各有所發之源，以砭石補之，則痹病瘳。此其《內經》中明白具載，如之何不讀也？陳下酒監魏德新，因赴冬選，犯寒而行。真氣元[4]衰，加之坐臥冷濕，食飲失節，以冬遇此，遂作骨痹。骨屬腎也。腰之高骨壞而不用，而胯似折，面黑如炭，前後廉[5]痛。痿厥嗜臥，遍問諸醫，皆作腎虛治之。余先以玲瓏竈熨蒸數日，次以苦劑，上涌訖寒痰三二升。下虛上實，明可見矣。次以淡劑，使白术除脾濕，

---

〔1〕久而不已，內舍其合　舍，停留；合，指皮、肉、脈、筋、骨分別內合肺、脾、心、肝、腎。意爲：皮痹、肉痹、脈痹、筋痹、骨痹等痹證如果久而不愈，就會侵害其相應的臟器。如肺合皮毛，皮痹久而不愈就會侵害肺臟；脾主肌肉，肉痹久而不愈就會侵害脾臟；心主血脈，脈痹久而不愈就會侵害心臟；肝主筋，筋痹久而不愈就會侵害肝臟；腎主骨，骨痹久而不愈就會侵害腎臟。

〔2〕遽（jù 巨）　竟。《淮南子·人間》：“唐有萬穴，塞其一，魚何遽無由出？”

〔3〕扁、華　扁鵲、華佗。

〔4〕元　大。《史記·龜策列傳》：“紂爲暴虐，而元龜不占。”

〔5〕廉　側邊。

令茯苓養腎水，責[1]官桂伐風木。寒氣偏勝，則加薑、附，否則不加，又刺腎俞、太谿二穴，二日一刺。前後一月，平復如故。僕[2]嘗用治傷寒汗下吐三法，移爲治風痹痿厥之法，愈者多矣。

痿之爲狀，兩足痿弱，不能行用。由腎水不能勝心火，心火上爍肺金。肺金受火制，六葉皆焦，皮毛虛弱，急而薄著，則生痿躄。躄者，足不能伸而行也。腎水者，乃[3]肺金之子也。令腎水衰少，隨火上炎。腎主兩足，故骨[4]髓衰竭，由使內[5]太過而致然。《至真要大論》云：諸痿喘嘔[6]皆屬於上者，上焦也。三焦者，手少陽相火也。痿、喘、嘔三病，皆在膈上，屬肺金之部分也。故肌痹傳爲脈痿；濕痹不仁，傳爲肉痿；髓竭足躄，傳爲骨痿；房室太[7]過爲筋痿，傳爲白淫。大抵痿之爲病，皆因客熱而成。好以貪色，强力過極，漸成痿疾。故痿躄屬肺，脈痿屬心，筋痿屬肝，肉痿屬脾，骨痿屬腎，總因肺受火熱，葉焦之故。相傳於四臟，痿病成矣。直斷曰痿病無寒。故痿之作也，五月、六月、七月，皆其時也。午者，少陰君火之位；未者，濕土庚金伏火之地；申者，少陽相火之分。故痿發此三月之內，以爲熱也。故病痿之人，其脈浮而大。

今之行藥者，凡見脚膝痿弱，難於行步，或一足不伸，便作寒濕脚氣治之。驟用烏、附、乳、沒、自然銅、威靈仙之類，燔針、艾火、湯煮、袋蒸，痿弱轉加，如此而死，豈亦天乎！夫治痿與治痹，其治頗異。風寒濕痹，猶可蒸湯灸燔，時或一效。惟痿用之轉甚者，何也？蓋以痿肺熱爲本，葉焦而成痿，以此傳於五臟，豈有寒

---

〔1〕責　原作"青"。文義不屬，據排印本改。四庫本作"貴"，可參。責，取。

〔2〕僕　自謙辭。

〔3〕也腎水者乃　原脱。據日本本、四庫本、醫學大成本補。

〔4〕主兩足故骨　原脱。據日本本、四庫本、醫學大成本補。

〔5〕使內　此指房事。

〔6〕諸痿喘嘔　原脱。據日本本、四庫本、醫學大成本及《素問·至真要大論》等補。

〔7〕太　原作"大"。據四庫本、石印本及《素問·痿論》改。

者歟？若痿作寒治，是不刃而殺之也。夫痿病不死，死者用藥之
誤也。陳下一武弁[1]宋子玉，因駐軍息城，五、六月間，暴得痿病。
腰胯兩足，皆不任用，躄而不行，求治於予。察其兩手，脈俱滑之
而有力。予憑《內經》火淫於內，治以鹹寒，以鹽水越[2]其隔間寒
熱宿痰。新者爲熱，舊者爲寒，或宿食宿飲在上脘者，皆可涌之。
宿痰既盡，因而下之，節次數十行，覺神志日清，飲食日美，兩足
漸舉，脚膝漸伸。心降腎升，便繼以黃連解毒湯，加當歸等藥，及
瀉心湯、涼膈散、柴胡飲子，大作劑煎，時時呷之。《經》曰治心肺
之病最近，用藥劑不厭頻而少；治腎肝之病最遠，用藥劑不厭頓而
多。此法人皆怪之。

　　然余治痿，尋常用之，如拾遺物。予若以此誑人[3]，其如獲罪
於天何？[4]此宋子玉之證，所以不得不書也。且示信於來世。故
《內經》謂治痿之法，獨取陽明經。陽明經者，胃脈也，五臟六腑
之海也，主潤養宗筋。宗筋主束骨，束骨在臍下陰毛際上是也。
又主大利機關。機關者，身中大關節也，以司曲伸。是以陽明
虛則宗脈縱，宗脈縱則六脈不伸，兩足痿弱。然取陽明者，胃[5]
脈也，胃爲水穀之海。人之四季，以胃氣爲本。本固則精化，精
化則髓充，髓充則足能履也。《陰陽應象論》曰：形不足者，溫之
以氣；精不足者，補之以味。味者，五味也。五味調和，則可補
精益氣也。五味、五穀、五菜、五果、五肉，五味貴和，不可偏勝。
又曰：恬憺虛無，真氣從之；精神內守，病安從來？若用金石草木
補者，必久而增氣，物化之常[6]。氣增而久，夭之由也。所以久

────────────

[1]武弁（biàn便）　低級武官。
[2]越　涌吐。
[3]誑人　騙人。
[4]其如獲罪於天何？　那跟得罪老天爺有什麼區別？
[5]胃　原作“則”。文義不屬，據四庫本改。
[6]久而增氣，物化之常　語出《素問·至真要大論》。意爲若久服金石草
　　木滋補藥，就會增添火熱之氣，這是藥物化生的常規。增氣，增添火熱
　　之氣。

服黃連、苦參者，而反化爲熱。久服熱藥之人，可不爲寒心哉！余嘗用汗、下、吐三法，治風痹痿厥，以其得效者衆，其敢誣[1]於後人乎！

厥之爲狀，手足及膝下或寒或熱也。舉世傳脚氣寒濕之病，豈知《內經》中無脚氣之説！王太僕亦云：本無脚氣，後世廣飾[2]方論而立此名。古之方謂厥者，即今所謂脚氣者也。然厥當分兩種，次分五臟。所謂兩種者，有寒厥，亦有熱厥。陽氣衰於下則爲寒厥，陰氣衰於下則爲熱厥。熱厥爲手足熱也，寒厥爲手足寒也。陽經起於足指之表，陰經起於足心之下。陽氣勝，足下熱；陰氣勝，足下寒。又曰：陽主外而厥在內，陰主內而厥在外。若此者，陰陽之氣，逆而上行故也。夫春夏則陽多陰少，秋冬則陰壯陽衰。人或恃賴壯勇，縱情嗜慾於秋冬之時，則陽奪於內，精氣下溢，邪氣上行。陽氣既衰，真精又竭，陽不榮養，陰氣獨行，故手足寒，發爲寒厥也。人或醉飽入房，氣聚於脾胃，主行津液，陰氣虛，陽氣入，則胃不和，胃不和則精氣竭，精氣竭則四肢不榮。酒氣與穀氣相薄[3]，則內熱而溺赤，氣壯而慓悍。腎氣既衰，陽氣獨勝，故手足熱，發而爲熱厥也。

厥，亦有令人腹暴滿不知人者，或一二日稍知人者，或卒然悶亂無覺知者，皆因邪氣亂，陽氣逆，是少陰腎脈不至也。腎氣微少，精血奔逸，使氣促迫，上入胸膈，宗氣反結心下，陽氣退下，熱歸陰股，與陰相助，令身不仁。又五絡[4]皆會於耳中。五絡俱絕，則令人身脈皆動，而形體皆無所知，其狀如尸，故曰尸厥。有涎如拽鋸聲在喉咽中，爲痰厥；手足搐搦者，爲風厥；因醉而得之，爲酒厥；暴怒而得之，爲氣厥；骨痛爪枯，爲骨厥；兩足指攣急，屈伸

---

〔1〕誣　欺騙。
〔2〕飾　編纂。
〔3〕薄　通搏。
〔4〕五絡　此指手太陽小腸經、手陽明大腸經、手少陽三焦經、足陽明胃經、足少陽膽經的絡脈。

不得，爪甲枯結，爲臂厥；身强直如椽[1]者，爲肝厥；喘而啘[2]者，狂走攀登，爲陽明厥。皆氣逆之所爲也。

今人見兹厥者，皆謂之乵著掠著，此是何等語也！非徒其名之謬，因其名之謬而乖[3]其實也。既言乵著、中著、掠著[4]，必歸之風，此清心、靈寶、至寶，又爲先驅矣！鼻中嗅藥，身上焫火[5]，豈知厥之爲病，如前所説者耶！頃西華季政之病寒厥，其妻病熱厥，前後十餘年。其妻服逍遥十餘劑，終無寸效。一日命余診之，二人脈皆浮大而無力。政之曰：吾手足之寒，時時漬以熱湯，漬而不能止；吾婦手足之熱，終日以冷水沃[6]而不能已者，何也？余曰：寒熱之厥也。此皆得之貪飲食，縱嗜慾。遂出《内經·厥論》證之。政之喜曰：《内經》真聖書也，十餘年之疑，今而釋然，縱不服藥，愈過半矣！僕曰：熱厥者，寒在上也；寒厥者，熱在上也。寒在上者，以温劑補肺金；熱在上者，以涼劑清心火。分處二藥，令服之不輟[7]。不旬日，政之詣門[8]謝曰：寒熱之厥皆愈矣。其妻當不過數月而有娠，何哉？陰陽皆和故也。凡尸厥、痿厥、風厥、氣厥、酒厥，可一涌而醒，次服降心火、益腎水、通血和氣之藥，使粥食調養，無不瘥者。若其餘諸厥，做此行之。慎勿當疑似之間，便作風氣，相去邈[9]矣。

―――――――――

[1] 椽（chuán 船） 放在檩上支架屋面和瓦片的木條。

[2] 啘（yuě 噦） 干嘔。《難經·十六難》："臍（臍）上有動氣，按之牢若痛，其病煩心，心痛，掌中熱而啘。"

[3] 乖 背離。

[4] 乵（chǔ 楚）著、中（zhòng 衆）著、掠著 乵著，邪氣所造成之意。乵，疑爲"敁"。《玉篇》："敁，爲也。"爲，造成；著，音義同"着"。中著，邪氣傷害之意。中，傷害。掠著，邪氣侵襲之意。掠，侵襲。

[5] 焫（ruò 若）火 艾火燒灼。焫，燒灼。《素問·氣交變大論》："火燔焫，水泉涸。"

[6] 沃 澆洗。

[7] 輟（chuò 綽） 停止。

[8] 詣門 登門。

[9] 相去邈 相差很遠。去，離；邈，遠。

28

立[1]諸時氣解利禁忌式[2]　三

　　春之温病,夏之熱病,秋之瘧及痢,冬之寒氣及咳嗽,皆四時不正之氣也。總名之曰傷寒。人之勞役辛苦者,觸冒此四時風寒暑濕不正之氣,遂成此疾。人之傷於寒也,熱鬱於内,淺則發,早爲春温。若春不發,而重感於暑,則夏爲熱病。若夏不發,而重感於濕,則秋變爲瘧痢。若秋不發,而重感於寒,則冬爲傷寒。故傷寒之氣最深。然而傷寒及温熱,但發必先發熱惡寒,頭項痛,腰脊强者,一日在太陽經故也。《内經》中雖言一日太陽者,傳受常也。亦有太陽證至了不傳者,止可汗之,如升麻湯、解肌湯、逼毒散、五積散之類,發散則愈也。蓋病人熱甚,更以辛温,則病必轉加。今代劉河間先生自製辛涼之劑,以通聖[3]、益元散相合,各五七錢,水一中碗,入生薑十餘片,葱鬚頭二十餘根,豆豉一撮,同煎至五七沸,去滓,分作二服,先以多半服之,頃以釵股[4]於喉中探引,盡吐前藥。因其一涌,腠理開發,汗出周身,復將餘藥温熱而服之,仍以酸醋辛辣漿粥投之,可以立愈。

　　解利傷寒濕温熱病,治法有二。天下少事之時,人多静逸,樂而不勞。諸静屬陰,雖用温劑解表發汗,亦可獲愈。及天下多故之時,熒惑[5]失常,師旅數興,饑饉相繼,賦役既多,火化大擾,屬陽,内火又侵,醫者不達時變,猶用辛温,茲不近於人情也。止可用劉河間辛涼之劑,三日以裹之證,十痊八九。予用此藥四十餘年,解利傷寒、温熱、中暑、伏熱,莫知其數,非爲衒[6]也,將以證後人之誤用藥者也。

---

〔1〕立　訂立。
〔2〕式　准則。曹操《置屯田令》:"此先代之良式也。"
〔3〕通聖　石印本此下有"散"字。義長。
〔4〕釵股　古人用以縮頭髮之簪子。
〔5〕熒惑　火星。此指時令。
〔6〕衒　誇耀。《韻會》:"自矜也。"

　　予嘗見世醫，用升麻、五積解利傷寒、溫疫等病，往往發狂譫語、衄血泄血、喘滿昏瞀、懊憹悶亂、勞復。此數證，非傷寒便有此狀，皆由辛溫之劑，解之不愈，而熱增劇以致然也。凡解利傷寒時氣疫疾，當先推天地寒暑之理，以人參之。南陲[1]之地多熱，宜辛涼之劑解之；朔方[2]之地多寒，宜辛溫之劑解之。午未之月多暑[3]，宜辛涼解之。子丑之月多凍[4]，宜辛溫解之。少壯氣實之人，宜辛涼解之。老耆[5]氣衰之人，宜辛溫解之。病人因冒寒食冷而得者，宜辛溫解之；因役勞冒暑而得者，宜辛涼解之。病人稟性怒急者，可辛涼解之；病人稟性和緩者，可辛溫解之。病人兩手脈浮大者，可辛涼解之；兩手脈遲緩者，可辛溫解之。如是之病，不可一概而用。偏熱、寒涼及與辛溫，皆不知變通者。夫地有南北，時有寒暑，人有衰旺，脈有浮沉，劑有溫涼，服有多少，不可差玄；病人禁忌，不可不知。

　　昔有人春月病瘟，三日之內，以驢車載百餘里。比及下車，昏瞀不知人，數日而殂[6]。又有人飲酒過傷，內外感邪，頭痛身熱，狀如傷寒。三四日間，以馬馱還家，六七十里，到家百骨節皆痛，昏憒而死。此余親覩。若此之類，不容更述。假如瘟病、傷寒、熱病、中暑、冒風、傷酒，慎勿車載馬馱，搖撼頓挫大忌。夫動者，火之化；靜者，水之化也。靜爲陰，動爲陽；陽爲熱，陰爲寒。病已內擾，又復外擾，是爲至擾[7]。奈人之神，詎[8]能當之？故遠行得疾者，宜舟泛[9]牀擡，無使外擾，故病不致增劇。

――――――――――

〔1〕南陲（chuí垂）　南方。陲，邊疆。

〔2〕朔方　北方。《玉篇》：“朔，北方也。”

〔3〕午未之月多暑　據六氣所主時令，午未之月爲夏季。故病多暑熱。

〔4〕子丑之月多凍　據六氣所主時令，子丑之月爲冬季。故病多寒。

〔5〕老耆（qí其）　老年人。耆，年老。《釋名》：“六十曰耆。”

〔6〕殂（cú徂）　死亡。《說文》：“殂，往，死也。”

〔7〕至擾　四庫本作“重擾”。可參。

〔8〕詎（jù巨）　豈。《說文》：“猶豈也。”

〔9〕舟泛　船載。

又若傷寒、時氣、瘟病，嘗六七日之間不大便，心下堅硬，腹脇緊滿，止可大小承氣湯下之。其腸胃積熱，慎勿用巴豆、杏仁性熱大毒之藥。雖用一二丸下之，利五七行，必反損陰氣，涸枯津液，燥熱轉增，發黃、譫語、狂走、斑毒、血泄、悶亂。輕者爲勞復，重者或至死。間有愈者幸矣！不可以爲法。故傷寒新愈之人，慎勿食猪、魚、雜果、釅酒[1]、濕麵及沐浴、房室事。如犯，病必再發。愛其身者，不可不慎。

又如正、二、三月，人氣在上，瘟疫大作，必先頭痛，或骨節疼，與傷寒、時氣、冒暑、風濕及中酒之人，其狀皆相類。慎勿便用巴豆大毒之藥治之。元光[2]春，京師翰林應泰李屏山，得瘟疫證，頭痛身熱，口乾，小便赤濇。渠[3]素嗜飲，醫者便與酒癥丸，犯巴豆利十餘行。次日，頭痛諸病仍存，醫者不識，復以辛溫之劑解之，加之卧於暖炕，强食葱醋湯，圖獲一汗。豈知種種客熱，疊發併作，目黃斑生，潮熱血泄，大喘大滿，後雖有承氣下之者，已無及矣！至今議者紛紛，終不知熱藥之過，往往獨歸罪於承氣湯。用承氣湯者，不知其病已危，猶復用藥，學經不明故也。良可罪也。然議者不歸罪於酒癥丸者，亦可責也。夫瘟證在表不可下，況巴豆之丸乎！巴豆不已，況復發以辛溫之劑乎！必有仲尼方明冶長之非罪[4]，微生高之非直[5]。終不肯以數年之功，苦讀《內經》，但隨衆好惡，爲之毀譽。若此者，皆妄議者也。不真知其理，遽加毀譽，君子之所不取。

以予論之，凡傷寒之氣有六禁。初病之時，甚似中酒傷食者，

〔1〕釅（yàn厭）酒　濃酒。

〔2〕元光　金宣宗完顏珣年號，相當於公元一二二二年。

〔3〕渠　他。

〔4〕必有仲尼方明冶長之非罪　需有孔子才清楚公冶長并没有罪過。仲尼，孔丘之字；冶長，公冶長，孔子弟子，春秋時齊國人。事見《論語·公冶長》。

〔5〕微生高之非直　微生高并非直爽的人。微生高，姓微生，名高，春秋時魯國人；直，直爽。事見《論語·公冶長》。

禁大下之，一禁也。當汗之時，宜詳時之寒暑，用衾衣之厚薄，禁沐浴之火炕[1]、重被、熱粥、燔針，二禁也。當汗之時，宜詳解脈之遲數，用辛涼之劑，禁妄用熱藥，三禁也。當下之時，宜審詳證下之藥，禁巴豆銀粉丸方，四禁也。遠來之病人，禁車載馬馱，五禁也。大汗之後，禁雜食、嗜慾、憂思、作勞，六禁也。故凡有此者，宜清房涼榻，使不受客熱之邪；明窗皓室，使易見斑出黃生之變。病者喜食涼，則從其涼；喜食溫，則從其溫。清之而勿擾，休之而勿勞。可辛溫則辛溫解之，可辛涼則辛涼解之。所察甚微，無拘彼此。欲水之人，慎勿禁水。但飲之後，頻與按摩其腹，則心下自動。若按摩其中脘，久則必痛。病人獲痛，復若有水結，則不敢按矣。止當禁而不禁者，輕則危，重則死；不當禁而禁者，亦然。今之士大夫，多爲俗論先錮其心，雖有正論，不得而入矣[2]。昔陸象先嘗云：天下本無事，庸人擾之爲煩耳！余亦曰：正氣本亂[3]，庸醫擾之爲劇耳！

瘧非脾寒及鬼神辨　四

夫瘧，猶酷瘧之瘧也。以夏傷酷暑而成，痎瘧[4]也。又有痁瘧[5]，連歲不已，此肝經肥氣[6]之積也，多在左脅之下，狀如覆杯，是爲痞瘧，猶痞也。久而不已，令人瘦也。《內經》[7]既以夏傷於暑而爲瘧，何後世之瘧者，皆以脾寒治之？世醫既不知邪熱蓄積之深爲寒戰，遂爲寒戰所惑[8]，又不悟邪熱入而後出於表，發爲燥渴，遂爲交

---

〔1〕炕　原作"坑"。文義不屬，據四庫本、石印本改。炕，烤。
〔2〕矣　原作"參"。文義不屬，據四庫本改。
〔3〕本亂　四庫本作"本不亂"。可參。
〔4〕痎（jiē 階）瘧　此指瘧疾的總稱。
〔5〕痁（jiē 皆）瘧　此指久發不愈的瘧疾。痁，同痎。
〔6〕肥氣　脅下痞塊。由肝氣鬱滯，瘀血凝結所致。在《難經》中屬於五積病的肝積。
〔7〕《內經》　原作"內傷"。文義不屬，據醫學大成本改。
〔8〕惑　原作"感"。文義不屬，據醫學大成本改。

争所惑。相傳以薑、附、硫磺、平胃、異功散、交解飲子治之，百千之中，幸其一效。執以爲是，至使父子弟兄相傳。及其瘧之甚者，則歸之祟怪，豈可不大笑耶!《内經》拘於鬼神者，不可與言至德[1]。何世俗之愚而難化[2]也？又或因夏日飲冷過常，傷食生硬瓜果梨棗之屬，指爲食瘧，此又非也。豈知《内經》之論則不然。夏傷於暑，遇秋之風，因勞而汗，玄府受風，復遇悽愴[3]之水，風閉而不出，舍於腸胃之外，與榮衛併行，晝行於陽，夜行於陰。邪熱淺，則連日而作；邪熱深，則間日而作。併入於裏則熱，併入於表則寒。若此而論，了不干於脾。

後世論藥，如此之差互[4]也。以時言之，治平之時，常瘧病少；擾攘[5]之時，常瘧病多。治平之時，雖用砒石、辰砂有毒之藥治之，亦能取效。緣治平之時，其民夷靜，故雖以熱攻熱，亦少後患。至於擾攘之時，其民勞苦，不可遽用大毒大熱之藥。若以熱攻熱，熱甚則轉爲吐血、泄血、癰疽、瘡瘍、嘔吐之疾。蓋擾攘之時，政令煩亂，徭役紛冗，朝戈暮戟，略無少暇，内火與外火俱動。在侯伯官吏尤甚，豈可與夷靜之人同法而治哉？余親見泰和六年丙寅[6]，征南師旅大舉，至明年軍回，是歲瘴瘧殺人，莫知其數。昏瞀懊憹，十死八九，皆火之化[7]也。次歲瘧病大作，侯王官吏上下皆病。輕者旬月，甚者彌年。夫富貴之人，勞心役智，不可驟用砒石大毒之藥，止宜先以白虎湯加人參、小柴胡湯、五苓散之類，頓服立解。或不愈者，可服神佑丸減用神芎等。甚者可大、小承氣湯下之，五七行或十餘行，峻泄夏月積熱暑毒之氣。此藥雖泄而無損於

---

〔1〕至德 此指醫學道理。
〔2〕難化 難以開化。
〔3〕悽愴 悽慘。此爲寒冷之意。
〔4〕互 四庫本作"誤"。義長。
〔5〕擾攘 騷亂。此指社會動蕩不安。
〔6〕泰和六年丙寅 泰和，金章宗完顏璟年號。泰和六年，相當於公元一二〇六年，干支紀年屬丙寅年。
〔7〕化 醫學大成本、排印本作"死"。可參。

臟腑，乃所以安臟腑也。次以桂苓甘露散、石膏知母湯、大小柴胡湯、人參柴胡飲子，量虛實加減而用之。此藥皆能治寒熱往來、日晡發作。與治傷寒，其法頗同。更不愈者，以常山散吐之，無不愈者。

　　余嘗用張長沙汗、下、吐三法，愈瘧極多。大忌錯作脾寒，用暴熱之藥治之。縱有愈者，後必發瘡疽、下血之病，不死亦危。余自先世授以醫方，至於今日，五十餘年，苟不諳練[1]，豈敢如是決也！又嘗觀《刺瘧論》五十九刺[2]，一刺則衰，再刺則去，三刺則已。會陳下有病瘧二年不愈者，止服溫熱之劑，漸至衰羸，命予藥之。余見其羸，亦不敢便投寒涼之劑，乃取《內經·刺瘧論》詳之，曰：諸瘧不已，刺十指間出血。正當發時，余刺其十指出血，血止而寒熱立止，咸駭其神[3]。余非術術，竊見晚學之人，不考誥典[4]，謬說鬼疾，妄求符籙[5]，祈禱辟匿[6]，法外旁尋，以致病人遷延危殆。

　　瘧病，除嵐瘴一二發必死，其餘五臟六腑瘧皆不死，如有死者，皆方士誤殺之也。或曰：汝言瘧因於暑者，春發之瘧，亦傷暑乎？余曰：此瘧最深。何哉？暑伏於秋冬而不發，至春始發。此瘧之深者。

─────────

〔1〕諳（ān安）練　熟練。

〔2〕《刺瘧論》五十九刺　《素問·刺瘧論》："溫瘧汗不出，爲五十九刺。"五十九刺，據《素問·水熱穴論》："治熱病五十九俞……頭上五行行五者，以越諸陽之熱逆也；大杼、膺俞、缺盆、背俞，此八者，以瀉胸中之熱也；氣街、三里、巨虛上下廉，此八者，以瀉胃中之熱也；雲門、髃骨、委中、髓空，此八者，以瀉四肢之熱也；五臟俞傍五，此十者，以瀉五臟之熱也；凡此五十九穴者，皆熱之左右也。"

〔3〕咸駭其神　皆爲其療效高而驚奇。神，奇異。此指療效高。

〔4〕誥（gào告）典　經典。

〔5〕符籙　道士用以驅鬼召神或治病延年的秘密文書。

〔6〕祈禱辟匿（tè特）　祈求神靈保佑，消除災害。辟，消除；匿，通"慝"，災害。

《內經·氣交變大論》：歲火太^[1]過，炎暑流行，金肺受邪。啓玄子^[2]云：火不以德^[3]，邪害於肺金也。故金肺先病。以金氣不及，故爲病。又經曰：歲火太過，大熱先發，故民病瘧，少氣咳喘、血溢、血注下、嗌燥、耳聾、中熱、肩背熱。上應熒惑星，見則山澤燔燎，雨乃不降，爍石消金，涸泉焦草，火星大而明見。注曰：火無德令，縱熱害金；水復制心，故心火自病。熒惑見則酷法大^[4]，故瘧常與酷吏之政併行，或酷政行於先，而瘧氣應於後；或瘧氣行於先，而酷政應於後。昔人有詩云：大暑去^[5]酷吏。此言雖不爲醫設，亦於醫巫之旨，有以暗相符者也。以前人論瘧者，未嘗及於此，故予發之。及^[6]知聖人立瘧之名，必有所謂云。

小兒瘡疱丹熛癮疹舊蔽^[7]記　五

兒之在母腹也，胞養十月，蘊畜^[8]濁惡熱毒之氣，非一日，及歲年而後發，雖至貴與至賤，莫不皆然。輕者稀少，重者稠密。皆因胞胎時所感。濁惡熱毒之氣有輕有重。非獨人有此疾，凡胎生血氣之屬，皆有蘊畜濁惡熱毒之氣。有一二歲而發者，有三五歲至七八歲而作者，有年老而發丹熛^[9]癮疹者，亦有傷寒中溫毒而發斑者，亦有陽毒發斑者。斑有大小，色有輕重。大者爲陰，小者爲陽，均是熱也。但色重赤者熱深，色輕紅者熱淺。

---

〔1〕太　原作“大”。據日本本及《素問·氣交變大論》改。
〔2〕啓玄子　唐代醫學家王冰之號。
〔3〕德　此爲平和不亢之意。
〔4〕酷法大　廣施殘暴法令。酷，殘暴；大，廣。
〔5〕去(jǔ舉)　藏。《漢書·蘇武傳》“掘野鼠去草實而食之。”
〔6〕及　得，該。《左傳·哀公二十七年》：“請有問於子，余及死乎？”
〔7〕舊蔽　以往的弊病。蔽，通弊。
〔8〕畜　通“蓄”。
〔9〕丹熛　即丹毒。又名火丹、天丹、天火。

凡治者，輕者因而揚之，重者因而減之。《內經》曰：少陽客勝[1]則丹疹外發，及爲丹熛。手少陽者，三焦少陽相火也。啟玄子云：是五寅五申之歲，即少陽相火司天故也。他歲亦有之。但《內經》獨明瘡疹者，少陽相火之所爲也。俗呼曰斑疹傷寒，此言却有理。爲此證時，與傷寒相兼而行，必先發熱惡寒，頭項痛，腰脊强。從太陽傳至四五日，熛疹始發，先從兩脇下有之，出於脇肋，次及身表，漸及四肢。故凡小兒瘡疱丹熛癮疹，皆少陽相火客氣勝也。《內經》曰：諸痛癢瘡瘍，皆屬心火。豈有寒乎？故治瘡疱，與治傷寒時氣同法。初覺頭痛身熱惡寒，此小兒初發瘡疱之候。其脈息皆浮大而有力，亦與傷寒、時氣、冒風、驚風、宿乳，一概難辨。

宜先解之，有二法。遇亢陽炎熱之時，以辛涼解之；遇久寒凝冽之時，以辛溫解之。辛涼之劑者，涼膈、通聖之類是也；辛溫之劑者，升麻、葛根之類是也。此二法慎勿互用之。既用此二法之後，次以白虎湯加人參冷服之，勿輟。蓋防瘡疹發喘，喘者必死，人參止喘故也。或云立秋之後，不宜服白虎湯者，非也。假如秋深發瘧，瘧者中暑而得之，白虎大解暑毒，既有白虎湯證，豈可間[2]以秋冬乎？瘡疱、癮疹、丹熛，皆是火之用也，是肺金之不及也。故曰白虎湯加人參，一日不可闕[3]也。

瘡疱熛疹，或出不均，大小如豆黍。相親[4]見其不齊也，相天[5]之寒溫，以蟬殼燒灰，抄[6]半字[7]或一字，以淡酒調少許飲之。大人以淡酒溫調之，不半日則均齊。如或用百祥丸、紫草飲子皆可服之。俗以酒醋薰之者，適足增其昏瞀耳！至六七日，疱疹出

---

〔1〕客勝　此指火熱之邪過盛。客，外來之邪。

〔2〕間　隔開。

〔3〕闕　通"缺"。

〔4〕相親　相近。此指靠近。

〔5〕相(xiàng象)天　觀察天時。

〔6〕抄　用匙箸取物。

〔7〕字　量詞。一字爲二分半。

全，可調胃、涼膈下之，同調理傷寒法。或言瘡疹首尾俱不可下者，此朱奉議[1]公之言也。適足使人戰戰競競，而不敢用藥也。錢仲陽[2]之用百祥丸，其間有大戟，豈奉議公獨不見耶！自奉議公斯言一出，死者塞路矣！

　　子[3]家其親屬故舊小兒，有患瘡疱，黑陷腹內喘者，余以白虎湯加人參，涼膈散加當歸、桔梗，連進數服，上灌下泄，晝夜不止。又使睡臥於寒涼之處，以新水灌其面目手足，膿水盡去。蓋四肢者，諸陽之本也。兒方爲瘡疱外燔，沃以寒水，使陰氣循經而入，達於心肺，如醉得醒，是亦開昏破鬱之端也。如此救活者，豈啻[4]千數！夫瘡疱黑陷，喘而滿者，十死八九，若依此法，尚能活其六七，何世醫與病家至今猶未悟也？

　　近年，子[5]之莊鄰，沿蔡河來往之舟，常艤[6]於此。一日，舟師偶見敗蒲一束，沿流而下，漸迫[7]舟次[8]，似聞啼聲而微。舟師疑其人也，探而出之。開視之，驚見一兒，四五歲許，瘡疱周匝[9]，密不容隙[10]，兩目皎然[11]，饑而索食，因以粥飽。其舟師之妻怒曰：自家兒女，多惹瘡疱傳染，奈何私料此兒？沿蔡河

---

〔1〕朱奉議　原作“水奉議”，誤。據四庫本、醫學大成本改。朱奉議，宋代醫學家，名肱，字翼中，自號求子，吳興（今浙江嘉興）人。徽宗時授奉議郎醫學博士，故稱朱奉議。研究《傷寒論》數十年，著《南陽活人書》，對仲景學說有所發揮和補充。

〔2〕錢仲陽　北宋著名兒科學家，名乙，字仲陽，著有《小兒藥證直訣》。

〔3〕子　四庫本作“予”。可參。

〔4〕啻（chì 翅）　只。

〔5〕子　四庫本作“予”。可參。

〔6〕艤（yǐ 以）　停泊。左思《蜀都賦》：“試水客，艤輕舟。”

〔7〕迫　靠近。

〔8〕舟次　次，旅行所止之處爲次。舟次，即舟船所停留之處。

〔9〕周匝（zā 扎）　滿佈全身。周，全；匝，滿。

〔10〕不容隙　不，原作“而”。文義不屬，據四庫本改。不容隙，沒有空余之處。形容其瘡疱之多。

〔11〕皎然　明亮貌。皎，明亮。

來,其流緩,必不遠。持兒一鞋,逆流而上,遍河之人,皆曰無此兒。行且[1]二十里,至一村落,舟師高唱曰:有兒年狀如許[2],不知誰是瘡疱病死,棄之河中,今復活矣!聞酒邸[3]中,飲者喧嘩。有人出曰:我某村某人也,兒四、五歲,死於瘡疱。舟師出其鞋以示之,其父泣曰:真吾兒也!奔走來視,驚見兒活[4],大痛流涕。拜謝舟師,喜抱兒歸,今二十餘歲矣!此兒本死,得水而生。

伏諗來者[5],瘡疱之疾,熱耶寒耶?經曰:諸痛癢瘡瘍,皆屬心火。啟玄子注云:心寂則痛微,心燥則痛甚。百端之起,皆自心生。瘡疱之疾,豈有寒歟?余承醫學於先人,閱病多矣。苟誑後人,罪將安逃?誠如此法,則原上之丘[6]。以瘡疱而死者,皆誤殺人也。故療小兒,惟錢仲陽書中可採者最多。但其方爲閻孝忠[7]所亂,有識者宜擇而取之。

證婦人帶下赤白錯分寒熱解　六

君子非好與昔人辨以要譽[8]也。蓋昔人有一誤,流爲千百世之禍者,苟不證其非,雖曰謙讓,其如人命何?如精選《聖惠方》[9]

[1]且　將。

[2]年狀如許　年齡和形狀如此。許,此。晉樂府《團扇》:"團扇復團扇,持許自遮面。"

[3]邸(dǐ抵)　店鋪。

[4]活　原作"話"。文義不屬,據四庫本改。

[5]伏諗(shěn審)來者　我勸告後來學醫的人。伏,自謙之詞;諗,勸告。《左傳·閔公二年》:"昔辛伯諗周桓公。"

[6]誠如此法,則原上之丘　意爲若按寒治,則必掘墓。指必定死亡。誠,若;原上之丘,原野上的墳墓。此爲挖掘好墳墓之意。丘,墓。

[7]閻孝忠　宋代醫家錢仲陽之門生。收集整理錢氏理論和經驗,撰成《小兒藥證直訣》一書。

[8]辨以要譽　通過辯論來謀取聲譽。辨,通"辯";要,謀取。

[9]《聖惠方》　即《太平聖惠方》。北宋翰林醫官院,廣泛收集民間驗方,吸取北宋以前各種方書內容,由王懷隱等集體編寫而成。

二十三卷,論婦人赤白帶下云:婦人帶下者,由勞神過度,損動經血,致令身虛,受於風冷,風冷入於胞絡[1],傳其血之所成也。又有《巢氏》[2]內篇四十四卷,論任脈爲經之海,其任之爲病,女子則爲帶下。手太陽爲小腸之經也,手少陰爲心之經也。心爲臟,主於裏;小腸爲腑,主於表。二經之血,在於婦人,上爲乳汁,下爲月水,衝任之所統也。衝任之脈,既起於胞內,陰陽過度,則傷胞絡,故風邪乘虛而入於胞中,損衝任之經,傷太陽、少陽之血,致令胞絡之間,穢與血相兼帶而下,冷則多白,熱則多赤。二家之説皆非也。

夫治病當先識經絡。《靈樞》十二經中,有是動之病[3],有所生之病[4]。大經有十二,奇經有八脈。言十二經之外,復有此八道經脈也。十二經與八道經脈,通身往來。經絡共二十道,上下流走,相貫周環,晝夜不息,與天同度。自手太陰肺經起,行陽二十五度,行陰亦二十五度,復會於太陰肺經也。然此十二道經絡,上下周流者,止一十九道耳!惟帶脈起少腹側季脇之端,乃章門穴是也。環身一周,無上下之源,絡胞而過,如束帶之於身。《難經》曰:帶之爲病,溶溶[5]如坐水中。衝任者,是經脈之海也。循腹脇,夾臍傍,傳流於氣衝,屬於帶脈,絡於督脈。督脈者,起於關元穴。任脈者,女子在養胎孕之所。督脈乃是督領婦人經脈之海也。衝、任、督三脈,同起而異行,一源而三歧,皆絡帶脈。衝、任、督三脈,皆統於篡户[6],巡陰器,行廷孔[7]、溺孔上端。衝、任、督三脈,以帶脈束之。

---

[1] 胞(pāo 抛)絡　即胞絡,又稱胞脈。
[2]《巢氏》　指隋代醫家巢元方主編的《諸病源候論》,又稱《巢氏病源》,或簡稱《巢氏》。
[3] 是動之病　指本經經脈因外邪引動而發生的疾病。
[4] 所生之病　指與本經相連屬的臟腑所發生的疾病。
[5] 溶溶　疲乏貌。
[6] 篡户　會陰。位於肛門與外生殖器之間。又名下極、屏翳、海底。
[7] 廷孔　陰道口。

因餘經上下往來，遺熱於帶脈之間。熱者，血也。血積多日不流，火則從金之化。金曰從革[1]而爲白，乘少腹間寃熱，白物滑溢，隨溲而下，綿綿不絕，多不痛也。或有痛者則壅礙，因壅而成痛也。《內經》曰：少腹寃熱，溲出白液。寃者，屈滯[2]也。病非本經，爲他經寃抑而成此疾也。寃，一作客。客，猶寄也。遺客熱於少腹，久不去，從金化而爲白。設若赤白痢，赤者新積也，從心火；白者舊積也，從肺金。故赤白痢，不可曲分寒熱，止可分新舊而治。假如癰癤，始赤血，次潰白膿，又豈爲寒者哉！而病者未信也，此今之劉河間常言之矣！皆云寒多則白，以乾薑、赤石脂、桃花丸治痢，雖愈，後必生血疾。如白帶下病，徑以白芍藥、乾薑，白帶雖愈，則小溲必不利。治瀉痢與治帶下，皆不可驟用峻熱之藥燥。燥之則內水涸，內水涸則必煩渴，煩渴則小溲不利，小溲不利則足腫面浮，漸至不治。

《內經》曰：思想無窮，所願不得，意淫於外，入房太甚，發爲筋痿。淫衍白物，如精之狀，男子因溲而下，女子綿綿而下。《左傳》曰：少男惑長女，風落山之象，是爲惑蠱之疾[3]。其文三蟲同皿曰蠱。乃是思慕色慾，內生後蝕，甚不可便用燥熱之藥攻之。漸至形削羸瘦脈大者，必死而不救。且赤白痢者，是邪熱傳於大腸，下廣腸[4]出赤白也。帶下者，傳於小腸，入脬經下赤白也。據此二證，皆可同治濕法治之。先以導水、禹功，瀉訖，次以淡劑降心火，益腎水，下小溲，分水道，則自愈矣！

頃頓丘一婦人，病帶下，連綿不絕，白物或來，已三載矣。命予脈之，診其兩手脈，俱滑大而有力，得六七至，常上熱口乾眩運，

---

〔1〕金曰從革　語出《素問•五常政大論》。意爲五運之中，金運不及，剛氣不足，則變爲剛中帶柔，像皮革一般。

〔2〕屈滯　鬱滯。

〔3〕少男惑長女……是爲惑蠱之疾　語見《左傳•昭公元年》。原文爲"女惑男，風落山謂之蠱"。意爲長女迷惑少男，不是正常配偶，其結果就像山上的草木（少男）被大風（長女）吹落，這是惑亂的疾病。

〔4〕廣腸　直腸。

時嘔醋水。余知其實有寒痰在胸中，以瓜蒂散，吐訖冷痰三、二升，皆醋水也，間如黃涎，狀如爛膠。次以漿粥養其胃氣，又次用導水、禹功以瀉其下，然後以淡劑滲泄之藥，利其水道，不數日而愈。

余實悟《內經》中所云：上有病，下取之；下有病，上取之。又：上者下之，下者上之。然有此法，亦不可偏執，更宜詳其虛實而用之。故知精選《聖惠方》帶下風寒之言，與《巢氏》論中赤熱白寒之說，正與《難》、《素》相違。予非敢妄論先賢，恐後學混而[1]不明，未免從之而行也。如其寡學之人，不察病人脈息，不究病人經脈，妄斷寒熱，信用羣方暴熱之藥，一旦有失，雖悔何追？嗚夫！人命一失，其復能生乎？赤白痢與赤白帶下，皆不死人。《內經》帷腸澼便血，血溫身熱者死。赤白帶下，白液白物，蠱病腎消，皆不能死人。有死者，藥之誤也。

霍亂吐瀉死生如反掌說　七

巢氏，先賢也。固不當非[2]。然其說有誤者，人命所繫，不可不辨也。今之醫者，家置本以爲繩墨[3]。嗚夫！何今之人信《巢氏》，而不信《素問》也？此予不得不爲之說。且《巢氏》論霍亂吐瀉，皆由溫涼不調，陰陽清濁，二氣相干，致腸胃之間，變而爲霍亂。寒氣客於脾則瀉，寒氣客於胃則吐。亦由飲酒食肉，腥膾生冷過度。或因居處坐臥濕地，當風取涼，風之氣歸於三焦，傳於脾胃，脾胃得冷，水穀不消，皆成霍亂。其名有三：一曰胃反，胃氣虛逆，反吐飲食；二曰霍亂，言其病揮霍之間，便致撩亂也；三曰晡食變逆[4]者也。霍亂者，脈必代。又云：七月間食蜜，令人暴下

〔1〕混而　原作"又流"。文義不屬，據四庫本改。
〔2〕固不當非　本來不應當指責。非，指責。
〔3〕家置本以爲繩墨　家裏放着巢氏著作，用來作爲治病的准則。本，書本、著作。
〔4〕晡食變逆　晚餐後即嘔吐。晡食，晚餐；變逆，胃氣上逆而嘔吐。

霍亂。此皆巢氏霍亂之論也。予以爲不然。

　　夫醫之治病，猶書生之命題。如秋傷於濕，冬生咳嗽，是獨以濕爲主，此書生之獨脚題[1]也。風濕暍三氣合而成霍亂，吐瀉轉筋，此猶書生之鼎足題[2]也。風者，風木也，內應足厥陰肝木；濕者，雨化也，內應於足太陰脾土；暍者，火熱也，內應於手少陰心火。此風濕暍三氣之所生也。《內經》曰：土氣之下，木氣乘之。是肝木乘脾土也。又曰：厥陰所至爲脇痛、嘔泄，少陽所至爲嘔湧。注云：食不下也。太陰所至爲中滿、霍亂吐下，太陰所至爲濡化也。注云：濕化也。又曰：太陰所至爲濕生，終爲注雨。故轉筋者，風主肝，肝主筋，風急甚，故轉筋也。吐者，暍也。火主心，心主炎上，故嘔吐也。泄注者，土主濕，濕主脾，濕下注，故泄注也。此三者，豈非風濕暍，如書生鼎足題耶？脾濕，土氣爲風木所克，土化不行矣！亢無雨，火盛過極，土怒發焉。極則爲雷霆、驟雨、烈風。蓋土氣在上，木氣乘之故也。是以大水橫流，山崩岸落，石迸沙飛，豈非太陰濕土怒發之象耶？故人病心腹滿脹，腸鳴而爲數便，甚則心痛脇膜，嘔吐霍亂，厥發則注下胕腫身重。啟玄子云：已以病證，皆脾熱所生也。乃知巢氏所論，正與《素問》、啟玄子相違。

　　故《內經》治法，病急則治其標，緩則治其本。先可用淡劑流其濕，辛涼以退其風，鹹苦以解其暍，冰水以救其內涸，大忌食粟米粥，飲者立死。偉哉，王冰之言！脾熱一句，可以爲方。世俗止知取其頭巾而濯[3]之，以飲其水，亦取黑豆、皂礬。頭垢寒涼，然近似終不足以制其甚也。又有以寒水沃其手足者，大非也。四肢已厥，更以寒水沃之，則益厥矣！曷若[4]以寒水沃其心之爲愈也？

　　泰和間，余親見陳下廣濟禪院，其主僧病霍亂，一方士用

〔1〕獨脚題　只要求寫出一個問題的題目。

〔2〕鼎足題　要求寫出多方面內容的題目。

〔3〕濯（zhuó 灼）　洗。

〔4〕曷若　曷，何，什麼。曷若，什麼能比得上。

附子一枚及兩者，乾薑一兩（炮），水一碗，同煎，放冷服之。服訖，嘔血而死。頃合流鎮李彥甫，中夜忽作吐瀉，自取理中丸而服之。醫者至，以爲有食積，以巴豆下之。三五丸藥亦不動，至明而死。可不哀哉！遂平李仲安，携一僕一佃客，至郾城，夜宿邵輔之書齋中，是夜僕逃。仲安覺其時[1]也，騎馬與佃客往臨潁急迫之。時七月，天大熱，炎風如箭，埃塵幔天，至辰時而還。曾不及三時[2]，往返百二十里。既不獲其人，復宿於邵氏齋。忽夜間聞呻呼之聲，但言救我，不知其誰也。執火尋之，乃仲安之佃客也。上吐下泄，目上視而不下，胸脇痛不可動搖，口欠[3]而脱臼，四肢厥冷。此正風濕暍三者俱合之證也。其婿曾聞余言，乃取六一散，以新汲水剉生薑而調之，頓服半升，其人復吐，乃再調半升，而令徐服之，良久方息。至明又飲數服，遂能調養，三日平復而去。嗚呼！若此三人，其生死豈不如反掌哉？彼世醫往往以謂六一散治得其病，此無學之輩也。可勝恨哉[4]！

目疾頭風出血最急説　八

《内經》曰：目得血而能視。此一句，聖人論人氣血之常也。後世之醫，不達其旨，遂有惜血如金之説。自此説起，目疾頭風諸證，不得而愈矣。何以言之？聖人雖言目得血而能視，然血亦有太過不及也。太過則目壅塞而發痛，不及則目耗竭而失睛[5]。故年少之人多太過，年老之人多不及。但年少之人，則無不及，但年老之人，其間猶有太過者，不可不察也。

---

〔1〕時　四庫本作"逃"。義長。
〔2〕曾不及三時　尚不到三個時辰。曾，尚。
〔3〕口欠　張口呼氣。
〔4〕可勝恨哉　怎麼不令人遺憾不已呢！可，豈、怎麼；勝，盡；恨，遺憾。
〔5〕失睛　失去視力。睛，視力。

夫目之内眥[1]，太陽經之所起，血多氣少。目之銳眥[1]，少陽
經也，血少氣多。目之上網[2]，太陽經也，亦血多氣少。目之下
網[3]，陽明經也，血氣俱多。然陽明經起於目兩傍，交鼻頞之中，
與太陽、少陽俱會於目。惟足厥陰肝經，連於目系而已。故血太
過者，太陽、陽明之實也；血不及者，厥陰之虛也。故血出者，宜
太陽、陽明。蓋此二經血多故也。少陽一經，不宜出血，血少故
也。刺太陽、陽明出血，則目愈明；刺少陽出血，則目愈昏。要知
無使太過不及，以血養目而已。此《内經》所謂目得血而能視者，
此也。

凡血之爲物，太多則益[4]，太少則枯。人熱則血行疾而多，
寒則血行遲而少，此常理也。至於目者，肝之外候也。肝主目，
在五行屬木。然木之爲物，太茂則蔽密，太衰則枯瘁[5]。蔽密則
風不疏通，故多摧拉；枯瘁則液不浸潤，故無榮華。又況人之有
目，如天之有日月也。人目之有翳，如日月之有雲霧也。凡雲之
興，未有不因蒸騰而起者。雖隆冬之時，猶且然耳[6]，況於炎夏
之時乎！

故目暴赤腫起，羞明隱澀，淚出不止，暴寒目瞞，皆工藝[7]之
所爲也。夫目之五輪[8]，乃五臟六腑之精華，宗脈之所聚。其氣輪
屬肺金，肉輪屬脾土，赤脈屬心火，黑水神光屬腎水，兼屬肝木，
此世俗皆知之矣。及有目疾，則又不知病之理，豈知目不因火則

---

[1] 眥　原作"皆"。文義不屬，據日本本、四庫本改。
[2] 目之上網　上眼胞。
[3] 目之下網　下眼胞。
[4] 益　通"溢"。
[5] 瘁　通"悴"。
[6] 猶且然耳　尚且如此。
[7] 工藝　此指醫生的技藝。
[8] 五輪　出《秘傳眼科龍木論》。爲肉輪、血輪、氣輪、水輪、風輪之合稱。
　　　肉輪指上下眼瞼，血輪指兩眥血絡，氣輪指白睛，水輪指瞳孔，風輪指
　　　黑睛。

不病，何以言之？氣輪變赤，火乘肺也；肉輪赤腫，火乘脾也；黑水神光被[1]翳，火乘肝與腎也；赤脈貫目，火自甚也。能治火者，一句可了。故《內經》曰：熱勝則腫。

治火之法，在藥則鹹寒，吐之下之。在針則神庭、上星、顖會、前頂、百會。血之翳者，可使立退；痛者，可使立已；昧者，可使立明；腫者，可使立消。惟小兒不可刺顖會，爲肉分淺薄，恐傷其骨。然小兒水在上，火在下，故目明。老人火在上，水不足，故目昏。《內經》曰：血實者宜決之。又《經》曰：虛者補之，實者瀉之。如雀目不能夜視及內障，暴怒大憂之所致也。皆肝主目。血少，禁出血，止宜補肝養腎。至於暴赤腫痛，皆宜以鈹針刺前五穴出血而已。次調鹽油以塗髮根，甚者雖至於再、至於[2]三可以也，量其病勢平爲期。少白可黑，落髮可生，有此神驗，不可輕傳。人年四十、五十，不問男女，目暴赤腫，隱澀難開者，以三棱針刺前頂百會穴，出血大妙。至如年少，髮早白落，或白屑者，此血熱而太過也。世俗止知髮者，血之餘也，血衰故耳。豈知血熱而寒[3]，髮反不茂！肝者，木也。火多水少，木反不榮。火至於頂，炎上之甚也，大熱病汗後，勞病之後，皆髮多脫落，豈有寒耶？故年衰火勝之人，最宜出血。但人情見出血，皆不悦矣！豈知出血者，乃所以養血也。凡兔、雞、豬、狗、酒、醋、濕麵、動風生冷等物，及憂忿勞力等事，如犯之則不愈矣！惟後頂、強間、腦戶、風府四穴，不可輕用針灸，以避忌多故也。若有誤，不幸令人瘖[4]，固宜慎之。其前五穴，非徒治目疾，至於頭痛腰脊強，外腎囊燥癢，出血皆愈。凡針此勿深，深則傷骨。唐甄權[5]尤得出血之法。

---

〔1〕被　通"披"。

〔2〕於　原脱。據四庫本補。

〔3〕寒　據上下文義，似作"實"字爲是。

〔4〕瘖　同"喑"。聲啞。

〔5〕甄權　唐代名醫。長於針灸。撰有《脈經》《脈訣賦》《針經鈔》《針方》《明堂人形圖》等。

世俗云：熱湯沃眼十日明。此言謬之久矣！火方乘目，更以熱湯沃之，兩熱相搏，是猶投賊以刃也。豈知涼水沃之，暫濇而久滑；熱水沃之，暫滑而久濇！不然，曷以病目者忌沐浴？或曰：世俗皆言涼水沃眼，血脈不行。余聞大笑之。眼藥中用黃連、硼砂、朴硝、龍腦、熊膽之屬，皆使人血脈不行耶？何謬之甚也！又若頭風之甚者，久則目昏。偏頭風者，少陽相火也，久則目束小[1]。大腸閉濇者，目必昏，何也？久病滑泄者，目皆明，惟小兒利久，反瘈眼昏。蓋極則反，與此稍異，其餘皆宜出血而大下之。余嘗病目赤，或腫或瞖，作止無時，偶至親息帥府間，病目百餘日，羞明隱濇，腫病不已。忽眼科姜仲安云：宜上星至百會，速以䤵針刺四五十刺，攢竹穴、絲竹穴上兼眉際一十刺，反鼻兩孔內，以草莖彈之出血。三處出血如泉，約二升許。來日愈大半，三日平復如故。余自嘆曰：百日之苦，一朝而解，學醫半世，尚缺此法，不學可乎？惟小兒瘡疱入眼者，乃餘熱不散耳。止宜降心火，瀉肝風，益腎水，則愈矣。若大人目暴病者，宜汗、下、吐。以其血在表，故宜汗；以其火在上，故宜吐；以其熱在中，故宜下。出血之與發汗，名雖異而實同，故錄《銅人》中五穴[2]照用。

過愛小兒反害小兒說　九

小兒初生之時，腸胃綿脆，易饑易飽，易虛易實，易寒易熱，方書舊說，天下皆知之矣！然《禮記·曲禮》及《玉符潛訣論》所云[3]，天下皆不知。《曲禮》云：童子不衣裘裳。《說》[4]

---

〔1〕束小　縮小。

〔2〕五穴　指上文所說之上星、百會、攢竹、絲竹、眉際五個穴位。

〔3〕然《禮記·曲禮》及《玉符潛訣論》所云　原作"然《禮記·曲禮》所以《玉符潛訣論》云"。文義不屬，據四庫本改。

〔4〕《說》　指宋代陳澔的《禮記集說》。

云：裘大溫，消陰氣。且人十五歲成童，尚不許衣裘，今之人養稚子，當正夏時，以綿袄裹腹，日不下懷，人氣相蒸；見天稍寒，即封閉密室，睡氈下幕，暖炕紅爐，使微寒不入，大暖不泄。雖衰老之人，尚猶不可，況純陽之小兒乎！然君子當居密室，亦不當如是之暖也。《玉符潛訣論》云：嬰兒之病，傷於飽也。今人養稚子，不察腸胃所容幾何，但聞一聲哭，將謂饑號，急以潼乳[1]納之兒口，豈復知量，不吐不已。及稍能食，應口輒與。夫小兒初生，別無伎倆，惟善號泣爲強良[2]耳！此二者，乃百病之源也。

　小兒除胎生病外有四種：曰驚，曰疳，曰吐，曰瀉。其病之源止有二：曰飽，曰暖。驚者，火乘肝之風木也；疳者，熱乘脾之濕土也；吐者，火乘胃膈，甚則上行也；瀉者，火乘肝與大腸而瀉者也。夫乳者，血從金化而大寒，小兒食之，肌肉充實。然其體爲水，故傷乳過多，反從濕化。濕熱相兼，吐痢之病作矣！醫者不明其本，輒以紫霜進食比[3]金白餅之屬，其中皆巴豆、杏仁。其巴豆大熱有大毒，杏仁小熱有小毒。小兒陽熱，復以熱毒之藥，留毒在內，久必變生。故劉河間[4]先生，以通聖、涼膈、神芎、益元治之，皆無毒之藥。或曰：此大人所服之藥，非小兒所宜也。余聞笑曰：大人小兒，雖年壯不同，其五臟六腑，豈復殊耶？大人服多，小兒服少，其實一也。故不可下者宜解毒，可下者宜調胃瀉心。然有逐濕爲之方者，故余嘗以牽牛、大黃、木通三味，末之爲

---

〔1〕潼乳　指奶頭。潼，高。

〔2〕強良　同強梁。強橫。此指強迫父母曲從。

〔3〕比　及。

〔4〕劉河間　金代著名醫學家，金元四大家之一，名完素，字守真，自號通玄處士。因家居河間（今河北省河間縣），故人稱劉河間。著有《素問玄機原病式》《素問病機氣宜保命集》《素問要旨論》《傷寒直格》《傷寒標本心法類萃》等。提出火熱是導致多種病證的原因，總結了熱性病的治療原則，提倡辛涼解表和瀉熱養陰的療法，後世以他爲寒涼派的代表。

丸，以治小兒諸病皆效。蓋食乳小兒，多濕熱相兼故也。今之醫者，多以此藥謗予，彼既不明造化，難與力辯，故予書此方，以俟來世知道者。

然善治小兒者，當察其貧富貴賤治之。蓋富貴之家，衣食有餘，生子常夭；貧賤之家，衣食不足，生子常堅。貧家之子，不得縱其慾，雖不如意而不敢怒，怒少則肝病少；富家之子，得縱其慾，稍不如意則怒多，怒多則肝病多矣！夫肝者，木也，甚則乘脾矣。又況貧家無財少藥，故死少；富家有財多藥，故死多。故貧家之育子，雖薄於富家，其成全小兒，反出於富家之右[1]。其暗合育子之理者有四焉：薄衣、淡食、少慾、寡怒，一也；无財、少藥，其病自痊，不爲庸醫熱藥所攻，二也；在母腹中，其母作勞，氣血動用，形得充實，三也；母既作勞，多易生產，四也。此四者，與富家相反也。

俚諺曰：兒哭即兒歌，不哭不僂儸[2]。此言雖鄙，切中其病。世俗豈知號哭者，乃小兒所以泄氣之熱也。《老子》[3]曰：終日號而不嗄。余嘗授人以養子之法，兒未坐時，臥以赤地，及天寒時，不與厚衣，布而不綿。及能坐時，以鐵鈴木壺雜戲之物，連以細繩，置之水盆中，使一浮一沉，弄之有聲。當炎暑之時，令坐其傍，掬[4]水弄鈴，以散諸熱。《內經》曰：四肢者，諸陽之本也。手得寒水，陰氣達於心中，乃不藥之藥也！余嘗告於陳敬之，若小兒病緩急無藥，不如不用庸醫，但恐妻妾怪其不醫，宜湯浸蒸餅令軟，丸作白丸，給其妻妾，以爲真藥，使兒服之，以聽天命，最爲上藥。忽歲在丙戌，羣兒皆病泄瀉，但用藥者皆死，蓋醫者不達濕熱之理，以溫燥行之，故皆死。惟陳敬之不與

---

〔1〕右　上。古時尚右，以右爲上。

〔2〕僂儸　即嘍囉。伶俐，聰明。

〔3〕《老子》　又名《道德經》，春秋時老聃撰。老聃，道家學派創始人，姓李，名耳，字伯陽，謚號聃。

〔4〕掬（jū拘）　捧。

藥，用余之言，病兒獨存。噫！嗚呼！班固[1]真良史。嘗曰：有病不治得中醫[2]。除暴得大疾病服藥者，當謹熱陰陽，無與衆謀。若未病之前，從予奉養之法，亦復不生病。縱有微疾，雖不服藥可也。

服藥一差轉成他病説　十

《語》[3]云：子之所慎：齋、戰、疾[4]。又曰：丘未達，不敢嘗[5]。此言服藥不可不畏慎也。然世有百十[6]年相襲之弊，至今不除者，敢略數一二，使後車改轍[7]，不蹈前覆。夫傷寒、溫疫、時氣、中暑、風溫、風瘧，與中酒傷食者，其初相類，此最誤人。或先一日頭痛，曾傷酒便歸過於酒，曾傷食便歸過於食。初覺滿悶，醫者不察其脈，不言其始，徑用備急丹、纏積丹、軟金丸、酒癥丸。此藥犯巴豆，或出油不盡，大熱大毒，走泄五、七行，或十餘行。其人必津液枯涸，腸胃轉燥，發黄瘀熱，目赤口乾，恍惚潮熱，昏憒惑狂，諸熱交作，如此誤死者，不可勝舉。若其人或本因酒食致過，亦能頭痛身熱，戰慄惡寒。醫

---

〔1〕班固　東漢史學家，字孟堅，扶風安陵（今陝西省咸陽東北）人。史書巨著《漢書》的作者。

〔2〕有病不治得中醫　語見《漢書·方技略》。原文爲：“有病不治，常得中醫。”意爲有病不亂治療，常常等於請到了一位中等醫生的治療。一説：有病不醫治，常常可落得個中平穩當。

〔3〕《語》　此指《論語》。

〔4〕子之所慎：齋、戰、疾　語出《論語·述而》。孔子小心謹慎地對待這三件事：齋戒、戰爭、疾病。

〔5〕丘未達，不敢嘗　語出《論語·鄉黨》。事爲季康子贈送藥物給孔子，孔子拜謝收下後説：“我對這藥的藥性不了解，不敢服用。”丘，孔子自稱；達，通曉、明白。

〔6〕十　石印本作“千”。義長。

〔7〕轍　原作“輒”。文義不屬，據四庫本、醫學大成本改。

者不察其脈,不究其原,反作傷寒[1]發之,桂枝、麻黃、升麻之
屬,以汗解之。汗而不解,轉轉[2]疑惑,反生他證。如此誤死
者,可勝計哉?

又如久病咳嗽,形體羸瘦,食飲減少,日輕[3]夜劇,醫者不察,
便與烏梅、罌粟殼、紫菀、枯礬。如此峻攻,嗽疾未除,澼滯之病
作矣。嗽加之澼,飲食彌減,醫者不察,更以熱劑養胃,溫劑和脾,
致令頭面汗出,燥熱潮發,形容瘦瘁,涎液上出,流如涌泉。若此
死者,不可勝數。

又如婦人產餘之疾,皆是敗血惡物,發作寒熱,臍腹撮痛,乳
潼枯涸,食飲稍減。醫者不察,便謂產後血出數斗,氣血俱虛,便
用溫熱之劑,養血補虛,止作寒治,舉世皆然。豈知婦人之孕,如
天地之孕物也。物以陰陽和合而後生,人亦以陰陽和合而後孕。
偏陰偏陽,豈有孕乎?此與禾黍瓜果之屬何異哉!若水旱不時,
則華之與實俱痿落矣!此又與孕而不育[4]者,復何異哉?七月立
秋後十八日,寸草不結者,猶天寒故也。今婦人妊娠,終十月無
難而生,反謂之寒,何不察其理之甚也!竊譬之治[5]磚者,炎火在
下,以水沃其窰之巔,注遂成磚矣。磚既出窰,窰頓寒邪?世俗竟
傳黑神散之屬,治產後一十八證,非徒其不愈,則經脈涸閉,前後
淋閉,嘔吐嗽痰,凡百熱證生矣!若此誤死者,不可計之。曷若
四物湯與涼膈散停對[6],大作湯劑而下之,利以數行,惡物俱盡,
後服淡甘之劑自愈矣!

又如小兒腹滿,喘嗽,痰涎不利,醫者不察,便用白餅子之屬。
夫白餅子,巴豆大熱有大毒,兼用膩粉,其後必生口瘡、上喘咳嗽、

---

〔1〕傷寒　原作"傷食"。文義不屬,據排印本改。
〔2〕轉轉　輾轉。
〔3〕日輕　四庫本作"旦靜"。可參。
〔4〕育　原作"肓"。文義不屬,據日本本、四庫本改。
〔5〕治　四庫本作"冶"。義長。
〔6〕停對　調配。停,通"亭",調。《史記·秦始皇本紀》:"決河亭水,放之
海。"對,配。《詩·大雅·皇矣》:"帝作邦作對,自大伯、王季。"

嘔吐、不嗜飲食之疾。然此治貧家小兒，猶或可效，膏粱之家，必生他病，又何疑哉！又如瀉利之疾，歲歲有之。醫者不察，便用聖散子之屬，乾薑、赤石脂、烏梅、罌粟殼、官桂、石榴皮、龍骨、牡蠣之屬，變生小便癃閉，甚者爲脹，又甚者，水腫之疾生矣！間有愈者，病有微者也，甚則必不愈矣。

又如人病停飲，或因夏月傷冷過多，皆爲脾胃客氣有餘也。宜逐而去之。醫者不可以爲脾衰而補之，則痞者更痞，滿者更滿。復有巴豆丸下之者，病雖少解，必不嗜食，上燥之病生矣！

又如人因閃肭[1]，膝、髁、肘、腕大痛，醫者不察，便用鈚針出血，如未愈者，再三刺血。出血既多，遂成跛躄[2]。《內經》曰：足得血而能步。血盡安得步哉？若余治閃肭則不然，以禹功散，或通經二三錢下，神祐丸或除濕丹百餘丸，峻瀉一二十行，則痛出當癢發。痛屬夏，癢屬秋，出則夏衰矣！此五行勝復[3]之理也。

故凡腰胯脇痛，杖瘡落馬，墜墮打撲，莫不同然。蓋此痛得之於外，非其先元虛元弱。古人云：痛隨利減。宜峻瀉一二十行畢。但忌熱酒，可一藥而愈。勿謂峻瀉，輕侮此法。昔有齒痛，連月不止，以鐵鈐鈕取之，血不止而死。又有人因上下齒痛，凡治[4]痛者輒取，不數年，上下齒盡。至五十歲，生硬之物，皆不能食。夫上下齒痛，皆由手足陽明二經風熱甚而痛矣！可用大

---

〔1〕閃肭（nà納）　軟組織挫傷。閃，挫傷；肭，肥軟肌肉。

〔2〕跛（bǒ伯上）躄（bì必）　躄，原作"臂"。文義不屬，據四庫本改。跛躄，瘸腿，走路時身體不平衡。

〔3〕五行勝復　運氣學說術語。指勝氣與復氣的關係。勝復的一般規律：凡先有勝，後必有復，以報復其勝。一年之中看上半年有太過的勝氣，下半年必有與之相反的復氣。如上半年熱氣偏勝，下半年必有寒氣以報復之。這是古人用以說明自然界氣候的相勝相制現象，進而探討疾病流行、病機、預後以及治療的規律。

〔4〕治　原作"百"。文義不屬，據四庫本改。

小承氣湯、藏用丸、袪風丸等藥瀉之，則痛自當止。《內經》曰：
諸痛癢瘡瘍，皆屬心火。啟玄子云：百端之起，皆自心生。心者，
火也。火生土之故也。出牙之誤，不可不知。又如治水腫痛者，
多用水銀、輕粉、白丸子大毒之藥下之。水腫未消而牙齒落，牙
齒落而不進食，水盡而立斃。復有人於兩足針之，水出如泉，水盡
亦斃矣！

儒門事親　卷二　儒門事親二

戴人張子和　著

偶有所遇厥疾獲瘳記　十一

余昔過夏邑西，有婦人病腹脹如鼓，飲食乍進乍退，寒熱更作而時吐嘔，且三年矣。師覡[1]符呪，無所不至，惟俟一死。會[2]十月農隙，田夫聚獵，一犬役死，磔[3]於大樹根盤，遺腥在其上。病婦偶至樹根，頓覺昏憒，眩瞀不知人，枕於根側，口中蟲出，其狀如蛇，口眼皆具，以舌舐其遺腥。其人驚見長蟲，兩袖裹其手，按蟲頭極力而出之，且二尺許，重幾斤。剖而視之，以示諸人。其婦遂愈，蟲亦無名。此正與華元化[4]治法同，蓋偶得吐法耳。

又有一書生，瘧，間日一作。將秋試，及試之日，乃瘧之期。書生憂甚，誤以葱蜜合食，大吐涎數升，瘀血宿食皆盡，同室驚畏。至來日入院[5]，瘧亦不發，亦偶得吐法耳。

正隆[6]間有聖旨，取汴梁諸匠氏。有木匠趙作頭，鐵匠杜作頭，行次失路，迷至大宅乞宿，主人不納，曰：家中有人重病，不敢納君。杜作頭給[7]曰：此趙公乃汴梁太醫之家，今蒙上司見召，迷路至此，蓋病者當愈，而遇此公也。主人默而入，良久復出，將邀二人入室。與之食已，主人起請曰：煩太醫看病何如？趙見而笑

---

[1] 覡（xí習）　男巫。《國語·楚語》："在男曰覡，在女曰巫。"

[2] 會　恰巧。

[3] 磔（zhé哲）　分裂肢體。《莊子·盜跖》："磔犬流豕。"

[4] 華元化　即華佗。字元化。

[5] 院　書院。此指考試場所。

[6] 正隆　金代完顏亮年號，相當於公元一一五六至一一六一年。

[7] 給（dài代）　哄騙。《史記·項羽本紀》："迷失道，問一田夫，田夫給曰：左。"

曰：一藥可愈。二人竊議曰：來時所携熟藥，寄他車上，此中實無，奈何？杜曰：此甚易耳！潛出門，得牛糞一塊，作三十粒，下以溫水。少頃，病人覺胸中如蟲行，一涌而出，狀若小蜣蜋一二升。以手探之，又約一升，頓覺病去。明日主人出謝曰：百歲老人，未嘗見此神效之藥也。禮餞二人，遂歸。嗚呼！此二子，小人也。欲苟一時之寢，遂以穢物治人。亦偶得吐法耳。

又有一婦，病風癇，從六七歲因驚風得之。自後三二年，間一二作，至五七年，五七作。逮[1]三十餘歲至四十歲，日作或一日十餘作。以至昏瞶健忘，求死而已。會興定歲大饑[2]，遂採百草而食，於水瀕採一種草，狀若葱屬，泡蒸而食之。食訖，向[3]五更覺心中不安，吐涎如膠，連日不止，約一二斗，汗出如洗。初昏困，後三日，輕健非曩[4]之比。病去食進，百脈皆和。省其所食，不知何物。訪問諸人，乃憨葱苗也。憨葱苗者，《本草》所謂藜蘆苗是也。《圖經》[5]云：藜蘆苗吐風病。此亦偶得吐法耳！

又有一婦，年三十餘，病滑泄經年，皆云虛中有積。以無憂散，五七日一服，至二十服不效。又服纏積丹、軟金丸諸藥，皆不效。其人服藥愈速，病勢愈甚，食飲日減。人或謂曰：此休息痢也。宜灸中脘及左右穴，臍下氣海及膀胱穴，以三里引之。每年當冬至日、夏至日灸之。前後僅萬餘壯。忽門外或者曰：此病我屢識[6]，蓋大傷飲之故。即目[7]桃花正開，俟其落時，以長棘針刺之，得數十蕚[8]，勿犯人手，以白麵和作餅子，文武火燒，令熟，嚼

[1] 逮　及，至。
[2] 會興定歲大饑　正好興定年間發生大饑荒。興定，金宣宗完顏珣年號（公元一二一七至一二二二年）。
[3] 向　將近。
[4] 曩（nǎng 囊上）　從前、往日。
[5] 《圖經》　《本草圖經》之簡稱。宋代蘇頌等編撰。
[6] 識　四庫本作"諳"。可參。
[7] 即目　當前。
[8] 蕚（è 呃）　花蕚。

爛，以米飲湯下之。病人如其言服之，不一二時，瀉如傾，前後瀉六七日，僅數百行，昏困無所知覺，惟索冷水，徐徐而飲。至六七日，少省。爾後，食日進，神日昌，氣血日和。不數年，生二子。此人本不知桃花萼有取積之神效，亦偶得瀉法耳！

余昔過株林，見一童子，誤吞銅鐵之物，成疾而羸，足不勝身。會六、七月，淫雨不止，無薪作食，過饑數日。一旦，隣牛死，聞作葵羹粳飯，病人乘饑頓食之。良久，瀉注如傾，覺腸中痛，遂下所吞之物。余因悟《內經》中肝苦急，食甘以緩之。牛肉、大棗、葵菜，皆甘物也，故能寬緩腸胃，且腸中久空，又遇甘滑之物，此銅鐵所以下也。亦偶得瀉法耳！

頓[1]有老人，年八十歲。臟腑濇滯，數日不便，每臨後時，目前星飛，頭目昏眩，鼻塞腰痛，積[2]漸食減。縱得食[3]，便結燥如彈。一日，友人命食血藏[4]葵羹、油渫[5]菠薐菜，遂頓食之，日日不乏[6]。前後皆利，食進神清。年九十歲，無疾而終。《圖經》云：菠菜寒利腸胃。芝蔴油炒而食之，利大便。葵寬腸利小溲。年老之人，大小便不利，最爲急切。此亦偶得瀉法耳！

昔一士人趙仲溫，赴試暴病，兩目赤腫，睛翳不能識路。大痛不任[7]，欲自尋死。一日，與同儕[8]釋悶，坐於茗肆[9]中，忽鉤䯗脱鉤，其下正中仲溫額上，髮際裂長三四寸，紫血流數升。血止自快，能通路而歸。來日能辨屋脊，次見瓦溝，不數日復故。此不藥不針，誤出血而愈矣。夫出血者，乃發汗之一端也。亦偶得出血

---

〔1〕頓　頓丘。在今河南省浚縣。

〔2〕積　久。

〔3〕食　四庫本作"少"。可參。

〔4〕血藏　此指牲畜肝臟。

〔5〕渫（xiè 屑）　淘洗。此爲"炒"之意。

〔6〕不乏　醫學大成本、排印本作"下之"。可參。

〔7〕不任　不能忍受。

〔8〕同儕（chái 柴）　同輩的人。

〔9〕茗肆　茶舘。

法耳!

嗚呼！世人欲論治大病，舍汗、下、吐三法，其餘何足言哉！此一說，讀之者當大笑耳。今之醫者，宜熟察之可也。人能謹察其真中之誤，精究其誤中之真，反覆求之，無病不愈。余之所以書此者，庶後之君子，知余之用心非一日也。又有病目不覩者，思食苦苣，頓頓不闕。醫者以爲有蟲。曾不周歲，兩目微痛，如蟲行。大眥漸明，俄然大見。又如北方貴人，愛食乳酪、牛酥、羊、生魚膾、鹿脯、猪臘、海味甘肥之物，皆蟲之萌也。然而不生蟲者，蓋筵會中多胡荽、蕪荑、醬鹵汁，皆能殺九蟲。此二者，亦偶得服食法耳。智者讀此，當觸類而長之。

攻裏發表寒熱殊塗箋　十二

有一言而可以該醫之旨者，其惟發表攻裏乎！雖千枝萬派，不過在表在裏而已矣。欲攻其裏者，宜以寒爲主；慾發其表者，宜以熱爲主。雖千萬世，不可易也。《內經》言之詳矣。今人多錯解其旨，故重爲之箋[1]。

發表不遠熱，攻裏不遠寒。此寒熱二字，謂六氣中司氣[2]之寒熱。司氣用寒時[3]，用藥者不可以寒藥；司氣用熱時，用藥者不可以熱藥，此常理也。惟攻裏發表則反之。然而攻裏發表，常分作兩塗[4]。若病在表者，雖畏日流金[5]之時，不避司氣之熱，亦必以熱藥發其表；若病在裏者，雖堅冰積雪之時，不避司氣之寒，亦必以寒藥攻其裏。所謂發表者，出汗是也；所謂攻裏者，涌泄是也。王

---

〔1〕箋　解釋。

〔2〕司氣　司天司地之氣，即五運中當令之氣。

〔3〕司氣用寒時　當今之氣是寒時。

〔4〕塗　通“途”。

〔5〕畏日流金　形容天氣極度炎熱。畏日，“夏日可畏”之縮語；流金，使金屬熔化流淌。

太僕云：汗、泄、下痢，皆以其不住[1]於中也。夫不住其中，則其藥一去不留，雖以寒藥犯司氣之寒，熱藥犯司氣之熱，亦無害也。若其藥留而不出，適足以司氣增邪。是謂不發不攻，寒熱內賊[2]，其病益甚，無病者必生病，有病者必甚。若司氣用寒之時，病在表而不在裏，反以寒藥冰其裏，不涌不泄，堅、腹滿、痛急、下痢之病生矣。若司氣用熱之時，病在裏而不在表，反以熱藥燥其中，又非發汗，則身熱、吐下霍亂、癰疽瘡瘍、瞀鬱[3]、注下、瞤瘛[4]、腫脹、嘔吐、衄衊、頭痛、骨節攣、肉痛、血泄、淋閉之病生矣。以此知非熱不能解表，非寒不能攻裏，是解表常宜熱，攻裏常宜寒。若反此法，是謂妄造。今之用藥者，以荊黃湯解表，以薑桂藥[5]攻裏，此與以水濟水，以火濟火何異哉？故非徒不效，輕者危，甚者死。

　　夫《本草》一書，不過酸、苦、甘、辛、鹹、淡六味而已。聖人既以辛甘發散爲陽，酸苦湧泄爲陰，又以鹹味湧泄爲陰，淡味滲泄爲陽。是辛甘淡三味以解表，酸苦鹹三味以攻裏。發表與滲泄，非解表而何？湧泄，非攻裏而何？此二者，聖人之法盡矣，蔑[6]以加矣。然則醫之法，果多乎哉？攻裏以寒，解表以熱而已矣。雖然，表病而裏不病者，可專以熱藥發其表；裏病而表不病者，可專以寒藥攻其裏；表裏俱病者，雖可以熱解表，亦可以寒攻裏。此仲景之大小柴胡湯，雖解表亦兼攻裏，最爲得體。今之用藥者，只知用熱藥解表，不察裏之已病，故前所言熱證皆作矣。醫者不知罪由己作，反謂傷寒變證，以誣病人，非一日也。故劉河間自製通聖散加益元散，名爲雙解。千古之下，得仲景之旨者，劉河間一人而已。然今之議者，以爲雙解不可攻裏，謗議紛紜，坐井小天，誠可

---

〔1〕住　停留。

〔2〕賊　傷害。

〔3〕瞀鬱　悶熱眩暈。

〔4〕瞤(shùn 順)瘛　肌肉抽掣跳動，手足痙攣。

〔5〕薑桂藥　指薑桂丸。張元素方。半夏、官桂、南星爲丸，以生薑湯送服。

〔6〕蔑　無。《爾雅》："蔑，無也，末也。"

憾也！豈知雙解煎以葱鬚豆豉，涌而汗之，一劑立雪[1]所苦，縱不全瘥，亦可小瘳，向所謂熱證，亦復不作。俟六經傳畢，微下而已。今醫者不知其濟物[2]無窮之功，乃妄作損胃無窮之謗。憤劉河間有能醫之名，設堅白之論[3]，以求世譽。孰肯剖璞[4]一試，而追悔和氏之刖足[5]哉！余之所以屢書此者，歎知音之難遇也。

近者，余之故人某官，不欲斥[6]言其名，因病頭項強，狀類傷寒，服通聖散，雖不得其法，猶無害也。醫者見其因通聖散也，立毀其非仲景之藥。渠不察其熱已甚矣，復以辛熱發之，汗出不解，發黃血泄，竟如前所言。後雖以承氣下之不能已。又復下之，至絕汗[7]出，其脈猶搏擊。然余親見其子，言之甚詳。至今士大夫，皆不知辛熱一發之過也，獨歸罪於通聖散。嗚呼！甚矣，道之難明也！

頃[8]，余之舊契[9]，讀孟堅[10]《漢書·藝文志》[11]，載五苦六辛之

---

〔1〕雪　解除。《廣韻》："除也。"
〔2〕濟物　此指治病救人。
〔3〕設堅白之論　巧立詭辯的理論。堅白，離堅白，名家學派的名辯論題。認爲堅和白兩種屬性是絕對互相分離的，只有差別，不能統一，因而導致形而上學的詭辯。
〔4〕璞　含玉的石頭。
〔5〕追悔和氏之刖（yuè 月）足　後悔當初不該將卞和的雙足剁去。據《韓非子·和氏》載，楚人卞和，得一璞玉於山中，獻於厲王，厲王以爲假，以欺君之罪剁其左足。武王時復獻，又以爲假，剁去其右足。文王即位，卞和抱璞坐於路旁痛哭，文王問明原由，派人剖璞，果得寶玉，名之爲和氏璧。刖，斷足，古代一種酷刑。
〔6〕斥　指出。《後漢·孔融傳》："擬斥乘輿。"注："斥，指也。"
〔7〕絕汗　即脫汗。指病情危重，陽氣欲散時，汗出淋漓不止，如珠如油的證狀。
〔8〕頃　近來。
〔9〕舊契　意氣相投的老朋友。
〔10〕孟堅　班固之字。
〔11〕《藝文志》《漢書》的一部分，是我國現存最早的目錄學著作。

説,而顏師古[1]輩皆無注解。渠特以問余。余顧其《内經》諸書中,亦不見其文。既相別矣,乘蹇[2]且十里外,颯然[3]而悟,欲復回以告。予之舊契已歸且遠,乃令載之以示來者。夫五者,五臟也。臟者,裏也。六者,六腑也。腑者,表也。病在裏者屬陰分,宜以苦寒之藥涌之泄之;病在表者屬陽分,宜以辛温之劑發之汗之。此五苦六辛之意也。顏師古不注,蓋闕其疑[4]也。乃知學不博而欲爲醫難矣。余又徐思五積六聚[5],其用藥亦不外於是。夫五積在臟,有常形,屬裏,宜以苦寒之藥涌之泄之;六聚在腑,無常形,屬表,宜以辛温之藥發之汗之。與前五苦六辛亦合。亦有表熱[6]而可用柴胡之涼者,猶宜熱而行之;裏寒而可用薑附之熱者,猶宜寒而行之。余恐來者不明《内經》發表功裏之旨,故併以孟堅五苦六辛之説,附於卷末。

汗下吐三法該盡治病詮　十三

人身不過表裏,氣血不過虛實。表實者裏必虛,裏實者表必虛;經實者絡必虛,絡實者經必虛,病之常也。良工之治病者,先治其實,後治其虛,亦有不治其虛時。粗工之治病,或治其虛,或治其實,有時而幸中,有時而不中。謬工之治病,實實虛虛[7],其誤人之迹常著,故可得而罪也。惟庸工之治病,純補其虛,不敢治其實,舉世皆曰平穩,誤人而不見其迹,渠亦自不省其過,雖終老而不悔。且曰:吾用補藥也,何罪焉? 病人亦曰:彼以補藥補我,

----

〔1〕顏師古　唐代訓詁學家。曾考定《五經》文字,多所釐正。對古文字研究頗多貢獻。

〔2〕乘蹇(jiǎn剪)　騎着劣馬。蹇,跛足。此指劣馬。

〔3〕颯然　猛然。

〔4〕闕其疑　存疑之意。闕,通“缺”。

〔5〕五積六聚　此泛指五臟之積病和六腑之聚病。

〔6〕熱　原脱。據上下文義補。

〔7〕實實虛虛　使實證更實,使虛證更虛。即實證用補法,虛證用攻法。

彼何罪焉？雖死而亦不知覺。夫粗工之與謬工，非不誤人，惟庸
工誤人最深，如鯀湮洪水[1]，不知五行之道。夫補者人所喜，攻者
人所惡，醫者與其逆病人之心而不見用，不若順病人之心而獲利
也，豈復計病者之死生乎？嗚呼！世無真實，誰能別之？今余著
此吐汗下三法之詮，所以該治病之法也，庶幾來者有所憑藉耳。

　　夫病之一物，非人身素有之也。或自外而入，或由內而生，皆
邪氣也。邪氣加諸身，速攻之可也，速去之可也，攬[2]而留之，可
乎[3]？雖愚夫愚婦，皆知其不可也。及其聞攻則不悅，聞補則樂
之。今之醫者曰：當先固其元氣，元氣實，邪自去。世間如此妄
人，何其多也！夫邪之中人，輕則傳久而自盡，頗甚則傳久而難
已，更甚則暴死。若先論固其元氣，以補劑補之，真氣未勝而邪已
交馳橫騖[4]而不可制矣。惟脈脫下虛，無邪無積之人，始可議補。
其餘有邪積之人而議補者，皆鯀湮洪水之徒也。今予論吐汗下三
法，先論攻其邪，邪去而元氣自復也。況予所論之法，識練[5]日
久，至精至熟，有得無失，所以敢為來者言也。

　　天之六氣，風、暑、火、濕、燥、寒；地之六氣，霧、露、雨、雹、
冰、泥；人之六味，酸、苦、甘、辛、鹹、淡。故天邪發病，多在乎
上；地邪發病，多在乎下；人邪[6]發病，多在乎中。此為發病之三
也。處之者三，出之者亦三也。諸風寒之邪，結搏皮膚之間，藏於
經絡之內，留而不去，或發疼痛走注[7]，麻痺不仁，及四肢腫癢拘

---

〔1〕鯀(gǔn滾)湮洪水　傳說舜命鯀治水，鯀用築堤堵塞之法治理洪水，九
　　年未能治平，被舜處死於羽山。此喻庸醫濫用補法。鯀，夏禹之父。湮，
　　阻塞。
〔2〕攬　招引。
〔3〕可乎　原作"可也"。文義不屬，據四庫本改。排印本作"何也"。可參。
〔4〕交馳橫騖　此指病邪盛實擴散。橫騖，混亂奔馳。
〔5〕識練　四庫本作"諳練"。可參。識練，認識與實踐。
〔6〕人邪　指人之六味太過。
〔7〕走注　風痺的別稱，又名行痺。

攣，可汗而出之。風痰宿食，在膈或上脘，可涌而出之。寒濕固[1]
冷，熱客下焦，在下之病，可泄而出之。《內經》散論[2]諸病，非一
狀也；流言[3]治法，非一階[4]也。《至真要大論》等數篇[5]，言運氣
所生諸病，各斷以酸、苦、甘、辛、鹹、淡以總括之。其言補，時見
一二。然其補，非今之所謂補也。文具於補論條下，如辛補肝，鹹
補心，甘補腎，酸補脾，苦補肺。若此之補，乃所以發腠理、致津
液、通血氣。至其統論諸藥，則曰：辛、甘、淡三味爲陽，酸、苦、鹹
三味爲陰。辛、甘發散，淡滲泄，酸、苦、鹹涌泄。發散者歸於汗，
涌者歸於吐，泄者歸於下。滲爲解表歸於汗，泄爲利小溲歸於下。
殊不言補，乃知聖人止有三法，無第四法也。

　　然則聖人不言補乎？曰：蓋汗、下、吐，以若草木治病者也；
補者，以穀、肉、果、菜養口體者也。夫穀、肉、果、菜之屬，猶君
之德教[6]也；汗、下、吐之屬，猶君之刑罰也。故曰：德教，興平[7]
之粱肉；刑罰，治亂之藥石。若人無病，粱肉而已；及其有病，當
先誅伐有過。病之去也，粱肉補之，如世已治矣，刑措[8]而不用，
豈可以藥石爲補哉？必欲去大病大瘵[9]，非吐、汗、下未由[10]也
已。然今之醫者，不得盡汗、下、吐法，各立門墻，誰肯屈己之高
而一問哉？且予之三法，能兼衆法。用藥之時，有按有蹻[11]，有揃

[1]　固　通“痼”。
[2]　散論　各個討論。
[3]　流言　分別論述。
[4]　階　途徑。
[5]　數篇　指《素問》中論述運氣學説的七篇大論，即《至真要大論》《天元紀
　　大論》《五運行大論》《六微旨大論》《五常政大論》《氣交變大論》《六元正
　　紀大論》。
[6]　德教　道德教化。
[7]　興平　興盛太平時期。
[8]　措　擱置。《説文》：“措，置也。”
[9]　瘵(zhài債)　勞瘵。
[10]　未由　無從(治療)。
[11]　蹻　抬足。此指活動下肢。

有導[1]，有減有增，有續有止。今之醫者，不得予之法，皆仰面傲笑曰：吐者，瓜蒂而已矣；汗者，麻黃、升麻而已矣；下者，巴豆、牽牛、朴硝、大黃、甘遂、芫花而已矣。既不得其術，從而誣之。予固難與之苦辯，故作此詮。

　　所謂三法可以兼衆法者，如引涎、漉涎[2]、嚔氣[3]、追淚[4]，凡上行者，皆吐法也；炙、蒸、熏、渫[5]、洗、熨、烙、針刺、砭射[6]、導引、按摩，凡解表者，皆汗法也；催生、下乳、磨積、逐水、破經、泄氣[7]，凡下行者，皆下法也。以余之法，所以該衆法也。然予亦未嘗以此三法遂棄衆法，各相其病之所宜而用之。以十分率之，此三法居其八九，而衆所當纔一二也。或言《內經》多論針而少論藥者，蓋聖人欲明經絡。豈知針之理，即所謂藥之理。即今著吐、汗、下三篇，各條[8]藥之輕重寒溫於左。仍於三法之外，別著《原補》一篇，使不預[9]三法。恐後之醫者泥於補，故置之三篇之末，使用藥者知吐中有汗，下中有補，止有三法。《內經》曰：知其要者，一言而終。是之謂也。

凡在上者皆可吐式　十四

　　夫吐者，人之所畏，且順而下之，尚猶不樂，況逆而上之，不

---

〔1〕有揃（jiǎn剪）有導　有静養有導引。揃，以静養之法養生治病，如氣功中的坐功、臥功等。導，導引，古代體育療法，如五禽戲、太極拳等。

〔2〕漉涎　使涎液滲出。漉，滲出。

〔3〕嚔氣　將藥吹入鼻孔，使打噴嚔，以通氣開竅。

〔4〕追淚　將藥搐入鼻孔，使淚流出。

〔5〕渫（xiè屑）　用藥洗滌，除去患處污穢。

〔6〕砭射　用砭石等磨刮患處。

〔7〕破經泄氣　通經行血，降氣下氣。

〔8〕條　列出，説明。

〔9〕預　參與，摻雜。

悦者多矣。然自胸已上，大滿大實，痰[1]如膠粥，微丸微散，皆兒
戲也。非吐，病安能出？仲景之言曰：大法春宜吐。蓋春時陽氣
在上，人氣與邪氣亦在上，故宜吐也。涌吐之藥，或丸或散，中病
則止，不必盡劑，過則傷[2]人。然則四時有急吐者，不必直待春時
也。但仲景言其大法耳。今人不得此法，遂廢而不行。試以名方
所記者略數之。如仲景《傷寒論》中，以葱根白豆豉湯，以吐頭痛；
梔子厚朴湯，以吐懊憹；瓜蒂散，以吐傷寒六七日，因下後腹滿無
汗而喘者。如此三方，豈有殺人者乎？何今議予好涌者多也！又
如孫氏《千金方》風論中散[3]方，往往皆效。近代《本事方》[4]中稀
涎散，吐膈實中滿、痰厥失音[5]牙關緊閉、如喪神守。《萬全方》[6]
以鬱金散吐頭痛、眩運、頭風、惡心，沐浴風。近代《普濟方》以
吐風散、追風散，吐口噤不開、不省人事；以皂角散吐涎潮。《總
錄》[7]方中，以常山散吐瘧。孫尚方[8]以三聖散吐發狂，神驗方吐
舌不正。《補亡篇》以遠志去心，春分前服之，預吐瘟疫。此皆前
人所用之藥也，皆有效者，何今之議予好涌者多也！

　　惟《養生必用方》言如吐其涎，令人跛躄。《校正方》[9]已引風
門中碧霞丹爲證，予不須辨也。但《內經》明言：高者越之。然《名

[1] 痰　原作“病”。文義不屬，據排印本改。
[2] 傷　原作“陽”。文義不屬，據四庫本、醫學大成本改。
[3] 散　四庫本作“數”。義長。
[4]《本事方》　即《普濟本事方》，南宋許叔微著。主要收載內科常見病的治
　　療方劑和針灸法，三百餘方。
[5] 音　原作“旨”。文義不屬，據四庫本、醫學大成本改。
[6]《萬全方》　即《安氏萬全方》，宋代安文恢著。已佚。
[7]《總錄》　即《聖濟總錄》。宋徽宗時由朝廷組織人員編撰。本書是採輯
　　歷代醫籍并徵集民間驗方和醫家獻方整理彙編而成，內容廣泛，有方有
　　論，集方近二萬個。
[8] 孫尚方　指孫尚《家傳秘寶方》。孫尚，字用和，北宋衛州（今河南汲縣）
　　人，通經學，精醫道，擅以傷寒方治疾。
[9]《校正方》　即《校正金蘭方》。日本管原岑嗣著。其方多取於《千金方》
　　《外臺秘要》。

醫録》[1]中，惟見太倉公[2]、華元化、徐文伯[3]能明律[4]用之，自餘無
聞。乃知此法廢之久矣。今予驟用於千載寂寥之後，宜其驚且駭
也。惜乎黄帝、岐伯之書，伊摯[5]、仲景之論，棄爲閑物。縱有用
者，指爲山野無韻之人，豈不謬哉？予之用此吐法，非偶然也。嘗
見病之在上者，諸醫盡其技而不效[6]，余反思之，投以涌劑，少少
用之，頗獲徵應。既久，乃廣訪多求，漸臻精妙，過則能止，少則
能加。一吐之中，變態無窮，屢用屢驗，以至不疑。

　　故凡可吐令條達者，非徒木鬱然。凡在上者，皆宜吐之。且
仲景之論，胸上諸實鬱而痛不能愈，使人按之，及有涎唾，下痢十
餘行，其脈沉遲，寸口脈微滑者，此可吐之，吐之則止。仲景所謂
胸上諸實，按之及有涎唾者，皆邪氣在上也。《内經》曰：下痢脈遲
而滑者，内實也；寸口脈微滑者，上實也。皆可吐之。王冰曰：上
盛不已，吐而奪之。仲景曰：宿食在上脘，當吐之。又如宿飲酒積
在上脘者，亦當吐之。在中脘者，當下而去之。仲景曰：病人手足
厥冷，兩手脈乍結，以客氣在胸中，心下滿而煩，欲食不能食者，
知病在胸中，當吐之。余嘗用吐方，皆是仲景方，用[7]瓜蒂散，吐
傷寒頭痛；用葱根白豆豉湯，以吐雜病頭痛；或單瓜蒂，名獨聖，
加茶末少許，以吐痰、飲食；加全蝎梢[8]，以吐兩脇肋刺痛、濯濯[9]
水聲者。《内經》所謂濕在上，以苦吐之者，其是謂歟[10]。

　　今人亦有竊予之法者，然終非口授，或中或否，或涌而不能

---

〔1〕《名醫録》　即《名醫別録》。晉代陶弘景著。

〔2〕太倉公　即淳于意，西漢名醫。因曾任太倉長，故稱太倉公或倉公。

〔3〕徐文伯　南北朝醫家，丹陽（今江蘇鎮江）人。著有《藥方》二卷，《療婦
　　　人瘕》《辨脚弱方》各一卷。均佚。

〔4〕律　法則。

〔5〕伊摯　即伊尹。商湯宰相，相傳精於本草，創製湯液。

〔6〕效　原作“校”。文義不屬，據四庫本、排印本改。

〔7〕用　原作“中”。文義不屬，據排印本改。

〔8〕梢　原作“稍”。文義不屬，據醫學大成本、排印本改。

〔9〕濯濯　流水聲。

〔10〕其是謂歟　大概说的就是這個道理了。其，大概；是，此。

出，或出而不能止。豈知上涌之法，名曰撩痰。撩之一字，自有擒縱卷舒[1]。頃有一工，吐陳下一婦人，半月不止，涎至數斗，命懸須臾，倉皇失計，求予解。予使煎麝香湯，下咽立止。或問麝香何能止吐？予謂之曰：瓜苗聞麝香即死。吐者，瓜蒂也，所以立解。如藜蘆吐者不止，以葱白湯解之；以石藥吐者不止，以甘草、貫衆解之；諸草木吐者，可以麝香解之。以《本草》考之，吐藥之苦寒者，有豆豉、瓜蒂、茶末、梔子、黃連、苦參、大黃、黃芩；辛苦而寒者，有鬱金、常山、藜蘆；甘苦而寒者，有地黃汁；苦而溫者，有木香、遠志、厚朴；辛苦而溫者，有薄荷、芫花；辛而溫者，有穀精草[2]、葱根鬚；辛而寒者，有輕粉；辛甘而溫者，有烏頭、附子尖；酸而寒者，有晉礬、綠礬、虀[3]汁；酸而平者，有銅碌；甘酸而平者，有赤小豆；酸而溫者，有飯漿；酸辛而寒者，有膽礬；酸而寒者，有青鹽、白米飲；辛鹹而溫者，有皂角；甚鹹而寒者，有滄鹽；甘而寒者，有牙硝；甘而微溫且寒者，有參蘆頭；甘辛而熱者，有蝎梢[4]。凡此三十六味，惟常山、膽礬、瓜蒂有小毒，藜蘆、芫花、輕粉、烏附尖有大毒，外二十六味，皆吐藥之無毒者。各對證擢[5]而用之。此法宜先小服，不滿[6]，積漸加之。

　　余之撩痰者，以釵股、鷄羽探引；不出，以虀投之；投之不吐，再投之；且投且探，無不出者。吐至昏眩，慎勿驚疑。《書》[7]曰：若藥不瞑眩，厥疾弗瘳[8]。如發頭眩，可飲冰水立解。如無冰時，

---

[1] 擒縱卷舒　意爲伸縮性、靈活性。
[2] 穀精草　原作“穀菁草”。據排印本改。
[3] 虀（jī 基）　切碎的醃菜或醬菜。
[4] 梢　原作“稍”。文義不屬，據醫學大成本、排印本改。
[5] 擢（zhuó 灼）　選。《戰國策·樂毅報惠王書》：“先王過舉，擢之乎賓客之中，而立之乎羣臣之上。”
[6] 不滿　不足以吐之意。
[7]《書》《尚書》，亦稱《書經》。儒家經典之一，是一部上古歷史文件和部分追述古代事迹著作的彙編。
[8] 藥不眩瞑，厥疾弗瘳　意爲服藥不夠分量，他的病就不能痊愈。厥，其。

新汲水亦可。強者可一吐而安，弱者可作三次吐之，庶無損也。
吐之次日，有頓快者，有轉甚者，蓋引之而吐未平也。俟數日，當
再湧之。如覺渴者，冰水、新水、瓜、梨、柿及涼物，皆不禁[1]。惟
禁貪食過飽硬物、乾脯難化之物。心火既降，中脘衝和，陰道[2]必
強，大禁房勞、大憂、悲思。病人既不自責，衆議因而噪之，歸罪
於吐法，起謗其由此也。故性行剛暴、好怒喜淫之人，不可吐；左
右多嘈雜之言，不可吐；病人頗讀醫書，實非深解者，不可吐；主
病者不能辨邪正之説，不可吐；病人無正性[3]，妄言妄從，反覆不
定者，不可吐；病勢巇危[4]，老弱氣衰者，不可吐；自吐不止，亡陽
血虛者，不可吐；諸吐血、嘔血、咯血、衄血、嗽血、崩血、失血者，
皆不可吐。吐則轉生他病，浸[5]成不救，反起謗端。雖懇切求，慎
勿強從，恐有一失，愈令後世不信此法，以小不善累大善也。必標
本相得，彼此相信，真知此理，不聽浮言，審明某經某絡，某臟某
腑，某氣某血，某邪某病，決可吐者，然後吐之，是予之所望於後
之君子也。庶幾不使此道湮微，以新傳新耳。

凡在表者皆可汗式　十五

　　風寒暑濕之氣，入於皮膚之間而未深，欲速去之，莫如發汗。
聖人之《刺熱》五十九刺，爲無藥而設也。皆所以開玄府而逐邪
氣，與汗同。然不若以藥發之，使一毛一竅，無不啟發之爲速也。
然發汗亦有數種。世俗止知惟溫熱者爲汗藥，豈知寒涼亦能汗
也。亦有薰漬而爲汗者，亦有導引而爲汗者，如桂枝湯、桂枝麻
黄各半湯、五積散、敗毒散，皆發汗甚熱之藥也；如升麻湯、葛根
湯、解肌湯、逼毒散，皆辛溫之藥也；如大柴胡湯、小柴胡湯、柴胡

---

〔1〕禁　原作"藥"。文義不屬，據四庫本改。
〔2〕陰道　此指性欲。
〔3〕正性　正直的本性。此爲"主見"之意。
〔4〕巇（xī 西）危　危險。巇，危險。
〔5〕浸　原作"侵"。文義不屬，據四庫本改。浸，逐漸。

飲子,苦寒之藥也;如通聖散、雙解散、當歸散子,皆辛涼之藥也。
故外熱內寒宜辛溫,外寒內熱宜辛涼。平準所謂導引而汗者,華
元化之虎、鹿、熊、猴、鳥五禽之戲,使汗出如傅粉,百疾皆愈。所
謂薰漬而汗者,如張苗[1]治陳廩丘,燒地布桃葉蒸之,大汗立愈。
又如許胤宗[2]治許太后感風不能言,作防風湯數斛,置於牀下,氣
如煙霧。如其言,遂愈能言。此皆前人用之有驗者。

以《本草》校之,荆芥、香白芷、陳皮、半夏、細辛、蒼术,其辛
而溫者乎;蜀椒、胡椒、茱萸、大蒜,其辛而大熱者乎;生薑,其辛
而微溫者乎;天麻、葱白,其辛而平者乎;青皮、薄荷,其辛苦而溫
者乎;防己、秦艽,其辛而且苦者乎;麻黃、人參、大棗,其甘而溫
者乎;葛根、赤茯苓,其甘而平者乎;桑白皮,其甘而寒者乎;防
風、當歸,其甘辛而溫者乎;附子,其甘辛而大熱者乎;官桂、桂
枝,其甘辛而大熱者乎;厚朴,其苦而溫者乎;桔梗,其苦而微溫
者乎;黃芩、知母、枳實、地骨皮,其苦而寒者乎;前胡、柴胡,其苦
而微寒者乎;羌活,其苦辛而微溫者乎;升麻,其苦甘且平者乎;
芍藥,其酸而微寒者乎;浮萍,其辛酸而寒者乎。凡此四十味,皆
發散之屬也。

惟不善擇者,當寒而反熱,當熱而反寒,此病之所以變也。仲
景曰:大法春夏宜汗。春夏陽氣在外,人氣亦在外,邪氣亦在外,
故宜發汗。然仲景舉其略耳。設若秋冬得春夏之病,當不發汗
乎?但春夏易汗而秋冬難耳!凡發汗欲周身漐漐然[3],不欲如水
淋漓,欲令手足俱周遍汗出一二時爲佳。若汗暴出,邪氣多不出,
則當重發汗,則使人亡陽。凡發汗中病則止,不必盡劑。要在劑
當,不欲過也。此雖仲景調理傷寒之法,至於雜病,復何異哉?且
如傷寒,麻黃之類,爲表實而設也;桂枝湯之類,爲表虛而設也;

---

[1] 張苗　晉人,好醫術,善脈診。
[2] 許胤宗　南北朝至隋唐間醫藥學家,常州義興(今江蘇宜興縣)人,曾任
　　尚藥奉御。善於脈診,擅治中風、骨蒸病等證。
[3] 漐漐然　漐漐,原作“熱熱”。文義不屬,據醫學大成本、排印本改。漐
　　漐然,微微汗出貌。

承氣湯爲陰虛[1]而設也；四逆湯爲陽虛而設也。表裏俱實者，所謂陽盛陰虛，下之則愈；表裏俱虛者，所謂陰盛陽虛，汗之則愈也。所謂陽爲表而陰爲裏也。如表虛亡陽，發汗則死。發汗之法，辨陰陽，別表裏，定虛實，然後汗之，隨治隨應。

　　設若飧泄不止，日夜無度，完穀下出，發汗可也。《内經》曰：春傷於風，夏生飧泄。此以風爲根，風非汗不出。昔有人病此者，腹中雷鳴泄注，水[2]穀不分，水便濇滯，皆曰脾胃虛寒故耳。豆蔻、烏梅、罌粟殼、乾薑、附子，曾無一效；中脘臍下，灸已數十，燥熱轉甚，小溲涸竭，瘦削無力，飲食減少。命予視之。余以謂《應象論》[3]曰：熱氣在下，水穀不分，化生飧泄[4]；寒氣在上，則生䐜脹[5]。而氣不散，何也？陰靜而陽動故也。診其兩手脈息，俱浮大而長，身表微熱。用[6]桂枝麻黃湯，以薑棗煎，大劑，連進三服，汗出終日，至旦而愈。次以胃風湯，和平臟腑，調養陰陽，食進病愈。

　　又貧家一男子，年二十餘，病破傷風，搐，牙關緊急，角弓反張。棄之空室，無人問者，時時呻呼。余憐其苦，以風藥投之。口噤不能下，乃從兩鼻竅中灌入咽喉，約一中碗，死中求生。其藥皆大黃、甘遂、牽牛、硝石之類。良久，上涌下泄，吐且[7]三四升，下一二十行，風搐立止，肢體柔和，且已自能起。口雖開，尚未能言。予又以桂枝麻黃湯三兩，作一服，使啜[8]之，汗出周匝如洗，不三

―――――――――

〔1〕陰虛　此指裏熱盛而陰津少。

〔2〕水　原作“米”。文義不屬，據排印本改。

〔3〕《應象論》　《素問·陰陽應象大論》。

〔4〕熱氣在下，水穀不分，化生飧泄　《陰陽應象大論》原文爲：寒氣生濁，熱氣生清，清氣在下，則生飧泄。意爲寒氣能化生濁陰，熱氣能化生清陽。清陽之氣在下而不上，就會發生飧泄。

〔5〕寒氣在上，則生䐜脹　《陰陽應象大論》原文爲：濁氣在上，則生䐜脹。䐜脹，胸腹脹滿。

〔6〕用　原作“而”。文義不屬，據四庫本、醫學大成本改。

〔7〕且　將近。

〔8〕啜（chuò綽）　飲。

日而痊。

又如小兒之病，驚風搐搦，涎潮熱鬱，舉世皆用大驚丸、抱龍丸、鎮心丸等藥。間有不愈者，余潛[1]用瓜蒂、赤小豆等分，共爲細末，以豬膽汁浸，蒸餅爲丸，衣以螺青或丹砂，以漿水、乳汁送之。良久，風涎涌出一兩杓，三五日一涌，涌三五次。漸以通聖散稍熱服之，汗漐漐然，病日已矣。

頃又治一狂人。陰不勝其陽，則脈流薄厥，陽併乃狂。《難經》曰：重陽[2]者狂，重陰[3]者癲。陽爲腑，陰爲臟，非陽熱而陰寒也。熱併於陽則狂，狂則生寒；併於陰則癲，癲則死。《內經》曰：足陽明有[4]實則狂，故登高而歌，棄衣而走，無所不爲，是熱之極也。以調胃承氣，大作湯，下數十行。三五日，復上涌一二升。三五日，又復下之。凡五六十日，下百餘行，吐亦七八度。如吐時，暖室置火，以助其熱，而汗少解，數汗方平。

又治一酒病人，頭痛、身熱、惡寒，狀類傷寒。診其脈，兩手俱洪大，三兩日不圊[5]。余以防風通聖散約一兩，用水一中碗，生薑二十餘片，葱鬚根二十莖，豆豉一大撮，同煎三五沸，去滓，稍熱分作二服。先服一服多半。須臾，以釵股探引咽中，吐出宿酒，酒之香味尚然，約一二兩杓，頭上汗出如洗。次服少半，立愈。《內經》曰：火鬱發之。發爲汗之，令其疏散也。

又嘗治一稅官，病風寒濕痺，腰腳沉重，浮腫，夜則痛甚。兩足惡寒，經五、六月間，猶綿脛靴足[6]。腰膝皮膚，少有跣露[7]，則冷風襲之，流入經絡，其痛轉劇，走注上下，往來無定。其痛極處，

---

〔1〕潛　私下。

〔2〕重陽　指屬陽的寸部見陽脈，而屬陰的尺部亦見陽脈。

〔3〕重陰　指屬陰的尺部見陰脈，而屬陽的寸部亦見陰脈。

〔4〕有　排印本作“胃”。義長。

〔5〕圊（qīng青）　大便。

〔6〕綿脛靴足　以綿纏腿，以靴裹足。

〔7〕少有跣露　稍有外露。跣，赤腳。此爲外露之意。

便攣[1]急而腫起，肉色不變，腠理間如蟲行。每遇風冷，病必轉增，飲食轉減。肢體瘦乏，須人扶掖，猶能行立。所服者，烏、附、薑、桂，種種燥熱；燔針着灸，莫知其數。前後三年，不獲一愈。一日，命予脈之，其兩手皆沉滑有力。先以導水丸、通經散各一服，是夜瀉三十餘行，痛減半。遂漸服赤茯苓湯、川芎湯、防風湯。此三方在《宣明論》[2]中，治痹方是也。日三服，煎七八錢，漐漐然汗出。余又[3]作玲瓏竈法薰蒸，血熱病必增劇。諸汗法古方亦多有之，惟以此[4]發汗者，世罕知之。故余嘗曰：吐法兼汗，良以此夫[5]！

凡在下者皆可下式　十六

下之攻病，人亦所惡聞也。然積聚陳莝[6]於中，留結寒熱於內，留之則是耶？逐之則是耶？《內經》一書，惟以氣血通流爲貴；世俗庸工，惟以閉塞爲貴。又止知下之爲瀉，又豈知《內經》之所謂下者，乃所謂補也。陳莝去而腸胃潔，癥瘕盡而榮衛昌，不補之中有真補者存焉。然俗不信[7]下之爲補者，蓋庸工妄投下藥，當寒反熱，當熱反寒，未見微功，轉成大害，使聰明之士，亦復不信者，此也。

所以謂寒藥下者，調胃承氣湯泄熱之上藥也；大、小桃仁承氣，次也；陷胸湯，又其次也；大柴胡又其次也。以涼藥下者，八正散泄熱兼利小溲；洗心散抽熱兼治頭目；黃連解毒散，治內外上

---

〔1〕攣　原作"摩"。文義不屬，據排印本改。

〔2〕《宣明論》　即《黃帝素問宣明論方》。金代劉完素著。

〔3〕又　若。

〔4〕此　四庫本作"吐"。可參。

〔5〕良以此夫　的確如此啊！良，的確。

〔6〕陳莝　此指陳腐之物。

〔7〕俗不信　原作"信不俗"。文義不屬，據四庫本、排印本移轉。

下畜[1]熱而不泄者；四物湯涼血而行經者也；神芎丸解上下畜熱而泄者也。以溫藥而下者，無憂散下諸積之上藥也；十棗湯下諸水之上藥也。以熱藥下者，煮黃丸、纏金丸之類也。急則用湯，緩則用丸，或以湯送丸，量病之微甚，中病即止，不必盡劑，過而生愆[2]。

　　仲景曰：大法秋宜瀉。謂秋則陽氣在下，人氣與邪氣亦在下，故宜下。此仲景言其大概耳。設若春夏有可下之疾，當不下乎？此世[3]之庸工跔踤[4]遷延，誤人大病者也。皆曰：夏月豈敢用過藥瀉脫胃氣？嗚呼！何不達造化之甚也！《內經》稱土火之鬱，發四時之氣，以五月先取化源，瀉土補水。又曰：土鬱則奪之。王太僕注云：奪，謂下之。令無壅礙也。然則於五月先防土壅之發，令人下奪，《素問》之言非歟？然隨證不必下奪，在良工消息[5]之也。予所以言此者，矯世俗，期不誤大病、暴病者耳。故上鬱之爲奪，雖大承氣湯亦無害也。試舉大承氣之藥論，大黃苦寒，通九竅，利大小便，除五臟六腑積熱；芒硝鹹寒，破痰，散熱，潤腸胃；枳實苦寒爲佐使，散滯氣，消痞滿，除腹脹；厚朴辛溫，和脾胃，寬中通氣。此四味雖爲下藥，有泄有補，卓然有奇功。劉河間又加甘草以爲三一承氣，以甘和其中，最得仲景之秘也。余嘗以大承氣改作調中湯，加以薑棗煎之。俗見薑棗，以爲補脾胃而喜服，不知其中有大黃、芒硝也。惡寒喜暖取補，故自古及今，天下皆然。此《內經》之法抑屈而不伸者也。此藥治中滿痞氣、不大便者，下五七行，殊不困乏，次日必神清氣快，膈空食進。《內經》曰：脾爲之使[6]，胃

---

[1] 畜　通“蓄”。

[2] 愆（qiān 千）　過失。

[3] 世　醫學大成本、排印本此下有“上”字。可參。

[4] 跔踤　腰彎背駝，步行艱難。此喻不辨證施治，死守教條。跔，腰背彎曲；踤，小步走。

[5] 消息　變通。

[6] 脾爲之使　脾去運化水穀津液，以“使”字喻其功能作用。

爲之市[1]。人之食飲酸鹹甘苦百種之味，雜湊於此，壅而不行，蕩
其舊而新之，亦脾胃之所望也。況中州之人，食雜而不勞者乎！
中州，土也，兼載四象，木、金、水、火，皆聚此中。故脾胃之病，奈
何中州之醫，不善掃除倉廩，使陳莝積而不能去也。猶曰：我善
補。大罪也。此藥有奇功，皆謂服之便成傷敗，乃好丹而非素[2]
者也。

　　或言：男子不可久泄，婦人不可久吐。何妄論之甚也！可吐
則吐，可下則下，豈問男女乎？大人小兒，一切所傷之物在胃脘，
如兩手脈遲而滑者，內實也，宜下之。何以別乎？蓋傷宿食者惡
食，傷風者惡風，傷寒者惡寒，傷酒者惡酒，至易辨也。故凡宿食
在胃脘，皆可下之，則三部脈平。若心下按之而硬滿者，猶宜再下
之。如傷寒大汗之後，重復勞發而爲病者，蓋下之後熱氣不盡故
也，當再下之。若雜病腹中滿痛不止者，此爲內實也。《金匱要略》
曰：痛而腹滿，按之不痛爲虛，痛者爲實。《難經》曰：痛者爲實。
腹中滿痛，裏壅爲實，故可下之，不計雜病、傷寒，皆宜急下之。
宜大承氣湯，或導水丸，或泄水丸等藥，過十餘行。如痛不已，亦
可再服，痛已則止。至如傷寒大汗之後，發熱、脈沉實，及寒熱往
來，時時有涎嗽者，宜大柴胡湯加當歸，煎服之，下三五行，立愈。
產後慎不可作諸虛不足治之，必變作骨蒸寒熱，飲食不入，肌膚瘦
削，經水不行。《經》曰：寒則衰飲食，熱則消肌肉。人病瘦削，皆
粗工以藥消爍之故也。嗚呼！人之死者，豈爲命乎！《難經》曰：
實實虛虛。損不足而益有餘，如此死者，醫殺之耳！至如目黃、九
疸、食勞，皆屬脾土，可下之，宜茵陳蒿湯。或用導水丸、禹功散，
瀉十餘行，次以五苓散、桂苓甘露散、白术丸等藥，服之則愈矣。
或腰脚胯痛，可用甘遂粉二三錢，以豶豬[3]腰子薄枇七八片，摻藥
在內，以濕紙包數重，文武火燒熟，至臨臥細嚼，以溫酒或米飲湯

---

〔1〕胃爲之市　胃爲水穀之海，五味咸歸，如市雜聚，以“市”字喻之。
〔2〕好丹而非素　喜紅則責白。此喻喜補則責攻。
〔3〕豶（fén 憤）豬　閹割過的豬。

調下。至平明，見一二十行，勿訝[1]。意欲止瀉，則飲水或新水頓服之，瀉立止。次服通經和氣定痛烏金丸、蝙馬丹之類則愈矣。《內經》有不因氣動而病生於外者，太僕以爲瘴氣賊魅[2]、蟲毒、蜚尸[3]鬼擊、衝薄[4]墜墮、風寒暑濕，斫射剝割、撞撲之類。至如諸落馬墮井、打撲閃肭損折、湯沃火燒、車碾大[5]傷、腫發焮痛、日夜號泣不止者，予尋常談笑之間，立獲大效。可峻瀉三四十行，痛止腫消。乃以通經散下導水丸等藥。如瀉水少，則可再加湯劑瀉之。後服和血消腫散毒之藥，病去如掃。此法得之睢陽高大明、候德和。使外傷者，不致癃殘跛躄之患。余非敢掩人之善，意在救人耳。

　　曾有鄰人，杖瘡發作腫痛。焮及上下，語言錯亂，時時嘔吐，數日不食，皆曰不救。余以通經散三四錢，下神佑丸百餘丸，相併而下，間有嘔出者，大[6]半已下膈矣！良久，大瀉數行，穢不可近，膿血、涎沫、瘀毒約一二斗，其病人困睡不省一日一夜。鄰問予，予曰：喘息勻停，腫消痛減，故得睡也。來旦語清食進，不數日痊。救杖瘡欲死者，四十年間二三百，余追思舉世杖瘡死者，皆枉死也。自後，凡見冤人被責者，急以導水丸、禹功散大作劑料，瀉驚涎一、兩盆，更無腫發痛焮之難。如導水丸、禹功散泄瀉不動，更加之通經散、神佑丸瀉之。瀉訖，須忌熱物，止可吃新汲水一二頓。瀉止立愈。至如沉積多年羸劣者，不可便服陡攻之藥，可服纏積丹、三棱丸之類。《內經》曰：重者，因而減之。若人年老衰弱，有虛中積聚者，止可五日一服萬病無憂散。故凡積年之患，豈

---

〔1〕訝　原作“呀”。文義不屬，據四庫本改。
〔2〕賊魅　害人的怪物。
〔3〕蜚尸　即飛尸。忽然而生的急證。此指使人忽然致病的邪氣。蜚，通“飛”。
〔4〕衝薄　撞擊而受傷。薄，通“迫”。
〔5〕大　四庫本作“犬”。義長。
〔6〕大　原作“太”。文義不屬，據四庫本改。

可一藥而愈？即[1]可減而去之。

以《本草》考之，下之寒者，有戎鹽之鹹，犀角之酸鹹，滄鹽、澤瀉之甘鹹，枳實之苦酸，膩粉之辛，澤漆之苦辛，杏仁之苦甘。下之[2]微寒者，有猪膽之苦。下之大寒者，有牙硝之甘，大黄、瓜蒂、牽牛、苦瓠子、蘭汁、牛膽、羊蹄根苗之苦，大戟、甘遂之苦甘，朴硝、芒硝之苦辛。下之温者，有檳榔之辛，芫花之苦辛，石蜜之甘，皂角之辛鹹。下之熱者，有巴豆之辛。下之辛涼者，有猪羊血之鹹。下之平者，有郁李仁之酸，桃花萼之苦。右三十味，惟牽牛、大戟、芫花、皂角、羊蹄根、苦瓠子、瓜蒂有小毒，巴豆、甘遂、膩粉、杏仁之有大毒，余皆無毒。

設若疫氣，冒風中酒，小兒瘡疹，及產後潮熱，中滿敗血，勿用銀粉、杏仁大毒之藥，下之必死，不死即危。且如檳榔、犀角、皂角皆温平，可以殺蟲透關節，除腸中風火燥結。大黄、芒硝、朴硝等鹹寒，可以治傷寒熱病，時氣瘟毒，發班[3]瀉血，燥熱發狂，大作湯[4]劑，以蕩滌積熱。澤瀉、羊蹄苗根、牛膽、蘭葉汁、苦瓠子亦苦寒，可以治水腫遍身、腹大如鼓、大小便不利及目黄、濕毒、九疸、食癆、疳蟲、食土生米[5]等物，分利水濕，通利大小便，蕩滌腸胃間宿穀相搏。又若備急丸，以巴豆、乾薑、大黄三味，蜜和丸之，亦是下藥。然止可施於辛苦勞力、貧食粗辣之輩，或心腹脹滿、脇肋刺痛、暴痛不住。服五七丸，或十丸，瀉五七行以救急。若施之富貴城郭之人則非矣。此藥用砒石治瘧相類，止可施之於貧食之人。若備急丸，治傷寒風温，中酒冒風，及小兒瘡疹，產後滿悶，用之下膈，不死則危。及夫城郭之人，富貴之家，用此下藥，亦不死則危矣！奈何庸人畏大黄而不畏巴豆，粗工喜巴豆而不喜大

---

〔1〕即　通"只"。

〔2〕之　此上有"之"字。據上下文例刪。

〔3〕班　通"斑"。

〔4〕湯　原作"蕩"。文義不屬，據排印本改。

〔5〕食土生米　指疳蟲病人嗜異食，喜食沙土及生米之類。

黃？蓋庸人以巴豆性[1]熱而不畏，以大黃性寒而畏，粗工以巴豆劑小而喜，以大黃劑大而不喜，皆不知理而至是也。豈知諸毒中，惟巴豆爲甚。去油匱之蠟[2]，猶能下後使人津液涸竭，留毒不去，胸熱口燥，他病轉生，故下藥以巴豆爲禁。

余嘗用前十餘藥，如身之使臂，臂之使手。然諸洞泄寒中者，不可下，俗謂休息痢也。傷寒脈浮者，不可下。表裏俱虛者，不宜下。《內經》中五癋心證，不宜下。厥而脣青，手足冷，內熱深者，宜下；寒者，不宜下。以脈別之。小兒內瀉，轉生慢驚及兩目直視，魚口[3]出氣者，亦不宜下。若十二經敗甚，亦不宜下。止宜調養，溫以和之。如下則必誤人病耳！若其餘大積大聚、大病大秘、大涸大堅，下藥乃補藥也。余嘗曰：瀉法兼補法，良以此夫！

推原補法利害非輕說　十七

《原補》一篇，不當作，由近論補者，與《內經》相違，不得不作耳。夫養生當論食補，治病當論藥攻。然聽者皆逆耳，以予言爲怪。蓋議者嘗知補之爲利，而不知補之爲害也。論補者蓋有六法：平補、峻補、溫補、寒補、筋力之補、房室之補。以人參、黃耆之類爲平補，以附子、硫黃之類爲峻補，以豆蔻、官桂之類爲溫補，以天門冬、五加皮之類爲寒補，以巴戟、肉蓯蓉之類爲筋力之補，以石燕、海馬、起石、丹砂之類爲房室之補。此六者，近代之所謂補者也。若施之治病，非徒功效疏闊[4]，至其害不可勝言者。

《難經》言東方實，西方虛，瀉南方，補北方。此言肝木實而肺金虛，瀉心火，補腎水也。以此論之，前所謂六補者，了不相涉。試舉補之所以爲害者。如癋，本夏傷於暑，議者以爲脾寒而補之，溫補之則危，峻補之則死。傷寒熱病下之後，若以溫辛之藥補之，

───────────────

〔1〕性　原作"惟"。文義不屬，據排印本改。
〔2〕去油匱之蠟　指除去皮殼及油脂。
〔3〕魚口　此指呼吸困難時兩脣略張，如魚之汲水狀。
〔4〕疏闊　不周密。此指沒有療效。

熱當復作，甚則不救。瀉血，血止之後，若溫補之，血復熱，小溲不利，或變水腫。霍亂吐瀉，本風濕暍合而爲之，溫補之則危，峻補之則死。小兒瘡疱之後，有溫補之，必發癰腫燉痛。婦人大產之後，心火未降，腎水未升，如黑神散補之，輕則危，甚則死。老人目暗耳聵，腎水衰而心火盛也，若峻補之，則腎水彌涸，心火彌盛。老人腎虛，腰脊痛，腎惡燥，腰者腎之府也，峻補之則腎愈虛矣。老人腎虛無力，夜多小溲。腎主足，腎水虛而火不下，故足痿；心火上乘肺而不入胕囊，故夜多小溲。若峻補之，則火益上行，胕囊亦寒矣！老人喘嗽，火乘肺也，若溫補之則甚，峻補之則危。停飲之人不可補，補則痞悶轉增。腳重之人不可補，補則脛膝轉重。

　　男子二十上下而精不足，女子二十上下而血不流，皆二陽之病也。時人不識，便作積冷極憊治之，以溫平補之。夫積溫尚成熱，而況燔針於臍下，火灸手足腕骨？《內經》本無勞證，由此變而爲勞。煩渴，咳嗽涎痰，肌瘦，寒熱往來，寢汗不止，日高則顏赤，皆以爲傳尸勞[1]，不知本無此病，醫者妄治而成之耳。夫二陽者，陽明也，胃之經也。心受之則血不流，脾受之則味不化。故男子少精，女子不月，皆由使內[2]太過。故隱蔽委屈之事，各不能爲也。惟深知涌瀉之法者能治之。又如春三月，風傷于榮，榮爲血，故陰受之。溫傷於衛，衛爲氣，故陽受之。初發之後，多與傷寒相似，頭痛，身熱，口乾，潮熱，數日不大便，仲景所謂陰陽俱浮，自汗出，身重，多眠睡，目不欲開者是也。若以寒藥下之，則傷臟氣；若以溫藥補之，則火助風溫，發黃發斑，溫毒熱增劇矣！風溫外甚，則直視、潮熱、譫語、尋衣撮空、驚惕而死者，溫補之罪也。《內經》雖言：形不足者，溫之以氣；精不足者，補之以味。氣屬陽，天食[3]人以五氣；血屬陰，地食人以五味者，戒乎

[1] 傳尸勞　即勞瘵。因其傳染性強，死者可能把病傳染予人，故稱傳尸勞。勞，通“癆”。

[2] 使內　指房事。

[3] 食　通“飼”。供給。

偏勝，非便以溫爲熱也。又若《經》云：損者補之，勞者溫之。此
溫乃溫存[1]之溫也，豈以溫爲熱哉！又如虛則補其母，實則瀉其
子者，此欲權衡之得其平也。又烏[2]在燔針壯火，煉石燒砒、硫、
薑、烏、附，然後爲補哉！所謂補上欲其緩，補下欲其急者，亦焉
在此等而爲急哉！自有酸、苦、甘、辛、鹹、淡、寒、涼、溫、熱、
平，更相君、臣、佐、使耳。所謂平補者，使陰陽兩停[3]，是謂平
補。奈時人往往惡寒喜溫，甘受酷烈之毒，雖死而不悔也。可勝
歎哉！

余用補法則不然[4]。取其氣之偏勝者，其不勝者自平矣。醫之
道，損有餘，乃所以補其不足也。余嘗曰：吐中自有汗，下中自有
補，豈不信[5]然？余嘗用補法，必觀病人之可補者，然後補之。

昔維陽府判趙顯之，病虛羸，泄瀉褐色，乃洞泄寒中證也，每
聞大黃氣味即注泄。余診之，兩手脈沉而軟，令灸水分[6]穴一百餘
壯，次服桂苓甘露散、胃風湯、白术丸等藥，不數月而愈。

又息城酒監趙進道，病腰痛，歲餘不愈，診其兩手脈，沉實有
力。以通經散下五七行，次以杜仲去粗皮，細切，炒斷絲，爲細末，
每服三錢，猪腰子一枚，薄批五七片，先以椒鹽淹，去腥水，摻藥
在內，裹以荷葉，外以濕紙數重封，以文武火燒熱，臨卧細嚼，以
溫酒送下。每旦以無比山藥丸一服，數日而愈。

又相臺監酒岳成之，病虛滑瀉，日夜不止，腸鳴而口瘡，俗呼
爲心勞口瘡，三年不愈，予以長流水，同薑棗煎五苓散五七錢，
空心使服之，以治其下；以宣黃連與白茯苓去皮，二味各等分
爲末，以白麪糊爲丸，食後，溫水下三五十丸，以治其上，百日
而愈。

---

〔1〕存　養。《漢書·張敞傳》：“願盡力摧挫其暴虐，存撫其孤弱。”
〔2〕烏　哪裏。《正韻》：“烏，何也。”
〔3〕停　平。
〔4〕然　原作“法”。文義不屬，據四庫本、排印本改。
〔5〕信　確實。《集韻》：“信，不疑也，不差爽也。”
〔6〕水分　原作“分水”。據《針灸甲乙經》移轉。

又汝南節度副使完顏君寶，病臟毒，下衃血，發渴，寒熱往來，延及六載，日漸瘦弱，無力，面黃如染。余診其兩手脈沉而身涼，《內經》寒以爲榮氣在，故生可治。先以七宣丸下五七行，次以黃連解毒湯加當歸、赤芍藥，與地榆散同煎服之，一月而愈。

若此數證，余雖用補，未嘗不以攻藥居其先，何也？蓋邪未去而不可言補，補之則適足資寇。故病蠲之後，莫若以五穀養之，五果助之，五畜益之，五菜充之，相五臟所宜，毋使偏傾可也。凡藥有[1]毒也，非止大毒、小毒謂之毒，雖甘草、苦參，不可不謂之毒，久服必有偏勝。氣增而久，夭之由也。是以君子貴流不貴滯，貴平不貴強。盧氏云：強中[2]生百病。其知[3]言哉！人惟恃強，房勞之病作矣。何貴於補哉？以太宗[4]、憲宗[5]高明之資，猶陷於流俗之蔽，爲方士燥藥所誤；以韓昌黎[6]、元微之[7]猶死於小溲不通、水腫。有服丹置數妾，而死於暴脫；有服草烏頭如聖丸，而死於鬚瘡；有服乳石、硫黃，小溲不通；有習氣求嗣，而死於精血；有嗜酒而死於發狂見鬼；有好茶而爲癖。乃知諸藥而[8]不可久服，但可攻邪，邪去則已。近年運使張伯英病宿傷[9]，服硫黃、薑、附數月，一日[10]喪明。監察陳威卿病嗽，服鍾乳粉數年，嘔血而殞。嗚呼！後之談補者，尚監茲哉[11]！

---

〔1〕有　四庫本作“皆”。可參。
〔2〕強中　此指妄用藥物，使臟氣偏亢。氣增而久，病患由生。
〔3〕知　通“智”。高明。
〔4〕太宗　指唐太宗李世民。
〔5〕憲宗　指唐憲宗李純。
〔6〕韓昌黎　唐代文學家韓愈。
〔7〕元微之　唐代詩人元稹。
〔8〕而　四庫本作“皆”。義長。
〔9〕宿傷　陳舊性損傷。
〔10〕日　石印本作“目”。可參。
〔11〕尚監茲哉　尚需以此爲借鑒啊！監，通“鑒”；茲，此。

證口眼喎斜是經非竅辨　十八

口眼喎斜者,俗工多與中風掉眩證一概治之,其藥則靈寶、至寶、續命、清心、一字急風烏犀鐵彈丸,其方非不言治此病也,然而不愈者何也? 蓋知竅而不知經,知經而不知氣故也。何謂知竅而不知經? 蓋人之首有七竅,如日月、五星七政[1]之在天也。故肝竅目,目爲肝之外候;肺竅鼻,鼻爲肺之外候;心竅舌,舌無竅,心與腎合而寄竅於耳。故耳與舌,俱爲心之外候。俗工止知目病歸之肝,口病歸之脾,耳病歸之腎,舌病歸之心,更無改張。豈知目之内眥,上下二網[2],足太陽及足陽明起於此;目之銳眥,足少陽起於此,手少陽至於此;鼻之左右,足陽明、手陽明俠乎此;口之左右,亦此兩經環乎此。故七竅有病,不可獨歸之五臟,當歸之六陽經也。余曰:俗工知竅而不知經者,此也。

何謂知經而不知氣? 蓋世之談方藥者,不啻千萬世[3],不過堅執[4]《本草》性味,其知十二經所出所入,所循所環,所交所合,所過所注,所起所會,所屬所絡,所上所下,所俠所貫,所布所散,所結所繞,所抵所連,所繫所約,所同所別,千萬人中,或見一二名明,可謂難其人矣! 然而不過執此十二經,便爲病本,將陽經爲熱,陰經爲寒,向《本草》中尋藥,藥架上撿方而已矣。病之不愈,又何訝焉? 豈知《靈樞經》曰:足之陽明,手之太陽,筋急則口目爲僻。此十二經及受病之處也,非爲病者也。及爲病者,天之六氣也。六氣爲何? 風、暑、燥、濕、火、寒是也。故曰:俗工知經而不知氣者,此也。

然則口目喎斜者,此何經也? 何氣也? 足之太陽,足之陽明,左目有之,右目亦有之;足之陽明,手之陽明,口左有之,口右亦有之。此兩道也。《靈樞》又言:足陽明之筋,其病頰筋。有寒則急引頰移口,熱則筋弛縱,緩不勝收,故僻。是左寒右熱,則左急而右緩;右

---

〔1〕七政　日、月和金、木、水、火、土五星。

〔2〕網　原作"綱"。文義不屬,據醫學大成本、排印本改。

〔3〕世　排印本作"人"。義長。

〔4〕堅執　原脱。據四庫本補。堅執,固執、堅持。

寒左熱，則右急而左緩。故偏於左者，左寒而右熱；偏於右者，右寒而左熱也。夫寒不可徑用辛熱之劑，蓋左中寒則逼熱於右，右中寒則逼熱於左，陽氣不得宣行故也。而況風者，甲乙木[1]也。口、眼、陽明，皆爲胃土。風偏賊之，此口目之所以僻也，是則然矣。

　　七竅惟口目喎斜，而耳鼻獨無此病者，何也？蓋動則風生，静則風息，天地之常理也。考之《易》象[2]，有足相符者。震、巽主動[3]，坤、艮主静[4]。動者皆屬木，静則皆屬土。觀卦者，視之理也。視者，目之用也。目之上網則眨，下網則不眨。故觀卦上巽而下坤。頤卦[5]者，養之理也。養者，口之用也。口之下頷則嚼，上頷則不嚼，故頤卦上艮而下震。口目常動，故風生焉；耳鼻常静，故風息焉。當思目雖斜，而目之眦眶未嘗[6]斜；口之喎，而口之輔車[7]未嘗喎。此經之受病，非竅之受病明矣！而況目有風輪[8]，脣有飛門[9]者耶！

　　余嘗治此證，未嘗用世俗之藥。非故與世參商[10]，方鑿圓枘[11]，自然齟齬[12]者。過穎，一長吏病此，命予療之。目之斜，灸以承泣；口之喎，灸以地倉，俱效。苟不效者，當灸人迎。夫氣虛風入而爲偏，上不得出，下不得泄，真氣爲風邪所陷，故宜灸。《內

---

〔1〕甲乙木　按十天干分屬五運六氣，當丁壬屬木。

〔2〕《易》象　指《易經》中的八卦所代表的八種自然現象。即：乾（天）、坤（地）、坎（水）、離（火）、艮（山）、兌（澤）、巽（風）、震（雷）。

〔3〕震、巽主動　震代表雷，巽代表風。雷動、風行，故兩者主動。

〔4〕坤、艮主静　坤代表地，艮代表山。地平、山穩，故兩者主静。

〔5〕頤卦　六十四卦之一。《易經·序卦》："頤者，養也。"

〔6〕眦眶未嘗　原作"眶眶未常"。文義不屬，據四庫本改。

〔7〕輔車　此指牙牀骨。

〔8〕風輪　此指黑睛。

〔9〕飛門　此指上下脣。

〔10〕參（shēn 深）商　星宿名。兩星於天空不會同時出現。此喻意見不合。

〔11〕方鑿圓枘（ruì 鋭）　枘，原作"柄"。文義不屬，據日本本改。方鑿圓枘，方孔圓榫，彼此不合。比喻格格不入。

〔12〕齟齬（jǔyǔ 舉雨）　牙齒上下對不齊。此喻意見不合。

《經》曰：陷下則灸之。正謂此也，所以立愈。

又嘗過東杞，一夫亦患此，予脈其兩手，急數如弦之張，甚力而實，其人齒壯氣充，與長吏不同，蓋風火交勝。余調承氣湯六兩，以水四升，煎作三升，分四服，令稍熱啜之，前後約瀉四、五十行，去一兩盆；次以苦劑投之解毒，數服，以升降水火，不旬日而愈。《脈訣》云：熱則生風。若此者，不可純歸其病於顖[1]隙之間而得，亦風火素感而然也。蓋火勝則制金，金衰則木茂，木茂則風生。若東杞之人，止可流濕潤燥。大下之後，使加飧[2]通鬱爲大。

《靈樞》雖有馬膏桂酒雙塗之法[3]，此但治其外耳！非治其內也。今人不知其本，欲以單服熱水，強引而行之，未見其愈者也。向之用薑、附、烏、桂、起石、硫黄之劑者，是耶？非耶？

疝本肝經宜通勿塞狀[4]　十九

疝有七，前人論者甚多。非《靈樞》、《素問》、《銅人》[5]之論，余皆不取。非余好異也，但要窮其原耳。七疝者何？寒疝、水疝、筋疝、血疝、氣疝、孤疝、㿗疝，是謂七疝。俗工不識，因立謬名，或曰膀胱，或曰腎冷，或曰小腸氣，小兒曰偏氣。立名既謬，併喪其實。何哉？蓋醫者既斷爲膀胱、腎冷、小腸氣，又曰虛寒所致。其藥之用也，不鹿茸、巴戟，則杜仲、蓯蓉；不附子、烏頭，則乾薑、官桂；不楝實、蘹香，則金鈴、補骨脂。朝吞暮餌，曾無殊效。

---

[1] 顖　同窓。

[2] 飧　同“餐”。飲食。

[3] 馬膏桂酒雙塗之法　出《靈樞·經筋》。用馬膏貼於拘急之一側，用白酒調肉桂末塗於鬆弛之一側。馬膏，馬脂。其性味甘平柔潤，能養筋療痺。

[4] 狀　陳述。《莊子·德充符》：“自狀其過。”

[5] 《銅人》　《銅人腧穴針灸圖經》之簡稱。北宋針灸學家王惟一著。

三二十年，牢不可去。間因微病，稍似開通。執此微芒[1]，浸[2]成大錯。標既不除，本必歸甚。處處相傳，曾無覺者。

岂知諸疝，皆歸肝經。其奈[3]通[4]流，歸之小腸脬囊。夫膀胱水府，專司滲泄。小腸水道，專主流流。腎爲少陰，總統二水。人之小溲，自胃入小腸，滲入膀胱。膀胱者，脬囊也。氣化則水出莖端，此常道也。及其爲疝，乃屬足厥陰肝經。蓋環陰器而上入小腹者，足厥陰肝經也。夫肝腎皆屬於下，與衝、任、督相附。然《靈樞經》言足厥陰肝經病，則有遺溺、癃閉、狐疝，主腎與膀胱、小腸三經。則不言疝，是受疝之處，乃肝之部分也。且《內經》男子宗筋，爲束骨之會也。而肝主筋，睪者，囊中之丸。雖主外腎，非厥陰環而引之，與玉莖無由伸縮。在女子則爲篡户[5]。其内外爲二：其一曰廷孔[6]，其二曰窈漏[7]。此足厥陰與衝、任、督之所會也。《靈樞》言足厥陰之經筋聚於陰器，其病傷於寒則陰縮入，傷於熱則縱挺不收。治在行水[8]清陰氣。故陽明[9]與太陰、厥陰之筋，皆會於陰器。惟厥陰主筋，故爲疝者，必本之厥陰。《靈樞》又言足厥陰之別，名曰蠡溝，去内[10]踝五寸，別走少陽，循脛上睪，結於莖。其病氣逆，睪腫卒疝。實則挺長，虛則暴癢，取之所別矣。岂非厥陰爲受病之處耶？《靈樞》又言邪在小腸，連睪系，屬於腎，貫肝絡肺，結[11]心系。氣盛厥逆，上衝腸胃，熏肝，散於肓，結於臍。

---

〔1〕微芒　小刺。此指微效。

〔2〕浸　逐漸。

〔3〕奈　治。白居易《九日醉吟》："奈老應無計，治愁或有方。"

〔4〕通　原作"痛"。文義不屬，據排印本改。

〔5〕篡户　即會陰。

〔6〕廷孔　陰道口。

〔7〕窈漏　女子陰器下極前處。

〔8〕水　原作"卧"。文義不屬，據排印本改。

〔9〕明　原作"則"。文義不屬，據四庫本、醫學大成本改。

〔10〕内　原作"肉"。文義不屬，據四庫本改。

〔11〕結　原脱。據排印本補。

故取之肓原[1]以散之，刺太陰以平之，取厥陰以下之，取巨虚、下
臁以去之，按其所過之經以調之。此其初，雖言邪在小腸，至其治
法，必曰取厥陰以下之，乃知諸疝關於厥陰，可以無疑。

以脈考之，《素問》云：厥陰滑爲狐疝，少陽滑爲肺風疝，太陰
滑爲脾風疝，陽明滑爲心風疝，太陽滑爲腎風疝，少陰滑爲肝風
疝。凡此六疝，雖見於他脈中，皆言風疝者，足厥陰肝經之氣也。
《靈樞》亦曰：心脈微滑爲心疝，肝脈滑甚爲潰癃[2]，腎脈滑甚爲癃
潰[3]。凡此三臟脈之疝，亦以滑爲疝也。《素問》又云：脈大急，皆
爲疝。心脈滑，傳爲心疝；肺脈沉，傳爲肺疝。三陰急爲疝，三陽
急爲瘕。王太僕云：太陽受寒，血凝爲瘕；太陰受寒，氣聚爲疝。
此言太陰受寒，傳之肝經也。可以温藥逐之，不可以温藥補之。
若補之者，是欲病去而強挽留之也。歷考《素問》，三陽爲病，發寒
熱，其傳爲癩疝。此亦言膀胱非受病之處，必傳於厥陰部分，然後
爲疝也。又言病在少腹，腹痛，不得大小便，病名曰疝。得之寒，
言脈急者曰疝瘕，少腹痛。凡言少腹者，豈非厥陰之部分耶？又
言脾風傳胃，名曰疝瘕。此謂非肝木不能爲風氣，名曰厥疝。蓋
脾土虚而不能制水，又爲肝木所凌。又言督脈爲衝疝，蓋厥陰
與衝、任、督，俱會於前陰也。豈不明哉！至如運氣中，又言歲太
陽在泉[4]，寒淫所勝，民病少腹控睾。蓋寒客於小腸膀胱，則肝木
縮而不得伸行，母傳之子也。陽明司天[5]，燥淫所勝，丈夫癩疝，
婦人少腹痛，此言肝氣不得上行，爲金所抑，鬼賊故也。又言太陰
在泉，土勝則寒氣逆滿，食飲不下，甚則爲疝。此亦言寒客太陰濕
上，土不勝水，水傳之肝經也。

又嘗遍閱《銅人》俞穴，亦相表裏。如背上十三椎俞，肝經言

---

〔1〕肓原　十二經原穴之一。此指氣海穴。
〔2〕潰(tuí 頹)癃　即潰疝。指寒邪侵犯肝胃二經，内蓄瘀血，致使少腹拘急
　　疼痛，牽引睾丸。或下腹部有包塊，内裹膿血。潰，通"癩"。
〔3〕癃潰　即癃疝。指少腹痛引睾丸，小便不通之病證。
〔4〕在泉　運氣學説專用名詞。主地氣。
〔5〕司天　運氣學説專用名詞。主天氣。

寒疝。腹部中行，惟陰交一穴，言寒疝，任脈之所發也；關元一
穴，言暴疝，小腸之募，足三陰、任脈之會也；中極一穴，言疝瘕，
膀胱之募，亦足三陰、任脈之會也；曲骨一穴，言㿗疝，任脈、足
厥陰之會也。其腹部第二行肓腧二穴，言寒疝，衝脈、足少陰之
會也；四病上穴，言疝瘕，衝任脈、足少陰腎之會也。其腹部第
三行大巨二穴，言㿗疝，足陽明脈氣之所發也。氣衝二穴，言癩
疝，莖中痛，兩丸寒痛，亦足陽明脈氣之所發也。其腹部第四行，
府合二穴[1]，言疝痛，足六陰、厥陰、陰維之交會也，亦太陰部三
陰、陽明支別也。衝門二穴，言陰疝，足太陰、厥陰之會也。其在
側脅者，五樞二穴，言寒疝，陰邪上入少腹，帶脈下三寸也。其在
足六經者，足厥陰穴十名，言疝者七，謂大敦、行間、太衝、中封、
蠡溝、中都、曲泉。足少陽穴十四名，言疝者一，謂丘墟穴也。足
太陰穴十一名，言疝者一，謂陰陵泉也。足陽明穴十五名，言疝
者一，謂陰市穴也。足少陰穴十名，言疝者五，謂然谷、大谿、照
海、交信、築賓也。足太陽穴十八名，言疝者二，謂金門、合陽
也。由是言之，惟厥陰言疝獨多，爲疝之主也。其餘[2]經穴，雖
亦治疝，終非受疝之地，但與足厥陰相連耳。或在泉寒勝，木氣
攣縮，禁於此經；或[3]司天燥勝，木氣抑鬱於此經；或忿怒悲哀，
憂抑頓挫，結於此經；或藥淋外固閉，尾縮精壅於此經，其病差
別如此。

　　不知世間之藥多熱補，從誰而受其方也？信其方，則《素
問》、《靈樞》、《銅人》皆非也；信《素問》、《靈樞》、《銅人》，則俗方
亦皆非也。不知後之君子，以孰爲是。嗚呼！余立於醫四十餘
歲，使世俗之方，人人可療，余亦莫知敢廢也。識[4]練日久，因
經識病，然後不惑。且夫遺溺閉癃，陰痿脬痹，精滑白淫，皆男
子之疝也，不可妄歸之腎冷。血涸不月，月罷腰膝上熱，足躄，

---

〔1〕穴　原作“府”。文義不屬，據四庫本改。
〔2〕餘　原作“穴”。文義不屬，據上下文改。
〔3〕或　原作“哉”。文義不屬，據四庫本、排印本改。
〔4〕識　四庫本作“諳”。可參。

嗌乾，癃閉，少腹有塊，或定或移，前陰突出，後陰痔核，皆女子之疝也。但女子不謂之疝，而謂之瘕。若年少而得之，不計男子婦人，皆無子。故隱蔽委曲之事，了不干脬腎小腸之事，乃足厥陰肝經之職也。奈[1]俗方止言脬、腎、小腸，殊不言肝木一句，惑人甚矣！且肝經，乙木也。木屬東方，爲心火之母也。凡疝者，非肝木受邪，則肝木自甚也，不可便言虛而補之。《難經》所謂東方實，西方虛，瀉南方，補北方，此言瀉火，木自平、金自清、水自旺也。

　昔審言爲蔡之參軍也，因坐濕地，疝痛不可堪，諸藥莫救。余急以導水丸、禹功散，瀉三十餘行，腫立消，痛立減。又項關一男子，病卒疝暴痛不任[2]，倒於街衢，人莫能動，呼予救之。余引經證之，邪氣客於足厥陰之絡，令人卒疝，故病陰丸痛也。余急瀉大敦二穴，大痛立已。夫大敦穴者，乃是厥陰之二穴也。珍寇鎮一夫，病癉瘧發渴，痛飲蜜漿，劇傷冰水，醫者莫知瀉去其濕，反雜進薑、附，濕爲燥熱所壅，三焦閉溢，水道不行，陰道不興，陰囊腫墜，大於升斗。余先以導水百餘丸，少頃，以豬腎散投之，是夜瀉青赤水一斗，遂失痛之所在。近潁尾一夫，病卒疝，赤腫大痛，數日不止，諸藥如水投石。余以導水一百五十丸，令三次咽之。次以通經散三錢，空腹淡酒調下。五更，下臟腑壅積之物數行，痛腫皆去。不三日，平復如故。《內經》曰：木鬱則達之。達，謂吐也，令條達。肝之積，本當吐者，然觀其病之上下，以順爲貴，仲景所謂上宜吐、下宜瀉者，此也。敢列七疝圖於左，以示後之君子，庶幾有所憑藉者焉。

　寒疝，其狀囊冷，結硬如石，陰莖不舉，或控睾丸而痛。得於坐臥濕地，或寒月涉水，或冒[3]雨雪，或臥坐磚石，或風冷處使內過勞。宜以溫劑下之，久而無子。

---

〔1〕奈　原作“李”。文義不屬，據排印本改。
〔2〕不任　不能支持。
〔3〕冒　原作“置”。文義不屬，據四庫本改。

水疝，其狀腎囊腫痛，陰汗時出，或囊腫而狀如水晶，或囊癢而燥出黃水，或少腹中按之作水聲。得於飲水醉酒，使內過勞，汗出而遇風寒濕之氣，聚於囊中，故水多，令人爲卒疝。宜以逐水之劑下之。有漏針去水者，人多不得其法。

筋疝，其狀陰莖腫脹，或潰或膿，或痛而裏急筋縮，或莖中痛，痛極則癢，或挺縱不收，或白物如精，隨溲而下，久而得於房室勞傷，及邪術所使。宜以降心之劑下之。

血疝，其狀如黃瓜，在少腹兩傍、橫骨兩端約中，俗云便癰。得於重感春夏大燠[1]，勞動使內，氣血流溢，滲入胕囊，留而不去，結成癰腫，膿少血多。宜以和血之劑下之。

氣疝，其狀上連腎區，下及陰囊，或因號哭忿怒，則氣鬱之而脹，怒哭號罷，則氣散者是也。有一治法，以針出氣而愈者。然針有得失，宜以散氣之藥下之。或小兒亦有此疾，俗曰偏氣。得於父已年老，或年少多病，陰痿精怯，強力入房，因而有子，胎中病也。此疝不治，惟築賓一穴針[2]之。

狐疝，其狀如瓦，臥則入小腹，行立則出小腹入囊中。狐則晝出穴而溺，夜則入穴而不溺。此疝出入，上下往來，正與狐相類也。亦與氣疝大同小異。今人帶鈎鈐是也。宜以逐氣流經之藥下之。

癩疝，其狀陰囊腫縋[3]，如升如斗，不癢不痛者是也。得之地氣卑濕所生，故江淮之間，湫塘[4]之處，多感此疾。宜以袪濕之藥下之。女子陰戶突出，雖亦此類，乃熱則不禁固也。不可便謂虛寒而瀹之、燥之、補之。本名曰㿗。宜以苦下之，以苦堅之。王冰云：陽氣下墜，陰氣上爭，上爭則寒多，下墜則筋緩，故睾垂縱緩，因作癩疝也。

已上七疝，下去其病之後，可調則調，可補則補，各量病勢，

---

〔1〕燠　熱。
〔2〕針　原作“言”。文義不屬，據排印本改。石印本作“灸”。可參。
〔3〕縋（zhuì墜）　下垂。
〔4〕湫塘　池塘。

勿拘俗法。《經》所謂陰盛而腹脹不通者，癲癃疝也，不可不下。

五虛五實攻補懸絕法　二十

虛者補之，實者瀉之，雖三尺之童，皆知之矣。至於五實五虛，豈可與泛泛虛實用藥哉？《内經》明言其狀，如[1]俗工不識何？此二證所以見殺於委靡[2]之手也。坐視人之死，猶相誇曰：吾藥穩，以誑病家。天下士大夫亦誠以爲然，以誑天下後世，豈不怪哉！夫一身猶一國也，如尋邑百萬圍昆陽[3]，此五實證也；故蕭王親犯中原而篤戰[4]。如河内饑而又經火災[5]，此五虛證也；故汲黯不避矯詔而發倉[6]。此可與達權知變者論，不可與貪常嗜瑣[7]者說也。故曰：庸人誤天下，庸工誤病人，正一理也。

《内經》曰：五實者死，五虛者亦死。夫五實者，謂五臟皆實也；五虛者，謂五臟皆虛也。腑病爲陽，易治而鮮死；臟病爲陰，而難治多死。經明言，脈盛、皮熱、腹脹、前後不通、悶瞀者，五實也。脈盛爲心，皮熱爲肺，腹脹爲脾，前後不通爲腎，悶瞀爲肝，五臟皆實之證也。五虛者反是，脈細、皮寒、氣少、瀉利前後、飲食不入者，五虛也。脈細爲心，皮寒爲肺，氣少爲肝，泄利前後爲腎，飲食不入爲脾，此五臟皆虛之證也。夫五實爲五臟俱太過，五

---

〔1〕如　奈。

〔2〕委靡　精神不振，庸碌無爲。此指庸醫。

〔3〕尋邑百萬圍昆陽　指王莽派王尋、王邑率軍四十二萬（號稱百萬）圍困緑林軍於昆陽事。事見《嘉慶一統志》。昆陽，今河南葉懸。

〔4〕蕭王親犯中原而篤戰　指漢朝開國功臣蕭何於楚漢戰争中固守關中事。事見《史記·蕭相國世家》。

〔5〕河内饑而又經火災　指漢武帝時，河内（黄河以北地區，相當於今河南省）發生延燒千餘家的大火災及因水、旱災發生大饑荒事。事見《史記·汲鄭列傳》。

〔6〕汲黯不避矯詔而發倉　指汲黯未經皇上允准，私自持節啓開河南粮倉以賑災民事。事見《史記·汲鄭列傳》。

〔7〕貪常嗜瑣　貪求陳規喜歡繁瑣。

虛爲五臟俱不及。《內經》言此二證皆死，非謂必死也，謂不救則死，救之不得其道亦死也。其下復言：漿粥入胃則虛者活，身汗後利則實者活。此兩證自是前二證之治法也。後人不知是治法，只作辨驗生死之斷句，直謂病人有此則生，無此則死。虛者聽其漿粥自入胃，實者聽其自汗、自利，便委之死地，豈不謬哉！夫漿粥入胃而不注泄，則胃氣和。胃氣和則五虛皆實也，是以生也。汗以泄其表，利以泄其裏，併泄則上下通，上下通則五實皆啓矣，是以生也。此二證異常，却不宜用。班氏所謂有病不服藥之言，蓋其病大且篤[1]故也。

余向日從軍于江淮之上，一舟子病，予診之，乃五實也。余自幼讀醫經，嘗記此五實之證，竟未之遇也。既見其人，竊私料[2]之，此不可以常法治，乃可大作劑而下之。殊不動搖，計竭智窮，無如之何。忽憶桃花蕚丸，頓下七八十丸，連瀉二百餘行，與前藥相兼而下，其人昏困，數日方已。蓋大疾之已去，自然臥憩。不如此，則病氣無由衰也。徐以調和胃氣之藥，饘粥[3]日加，自爾平復。

又嘗過鳴鹿邸中，聞有人呻吟聲息，瘦削痿然無力。余視之，乃五虛也。余急以聖散子，二服作一服。此證非三錢、二錢可塞也。續以胃風湯、五苓散等藥，各大作劑，使頓服，注瀉方止。而漿粥入胃，不數日，而其人起矣。

故五虛之受，不加峻塞不可得而實也。彼庸工治此二證，草草補瀉，如一杯水，救一車薪之火也。竟無成功，反曰：虛者不可補，實者不可瀉。此何語也？吁！不虛者強補，不實者強攻，此自是庸工不識虛實之罪也。豈有虛者不可補，實者不可瀉之理哉？予他日又思之，五實證，汗、下、吐三法俱行更快；五虛證，一補足矣！今人見五實證，猶有塞之者，見五虛者，雖補之而非其藥。本

---

〔1〕篤　原作“驚”。文義不屬，據四庫本改。
〔2〕料　估計。
〔3〕饘(zhān沾)粥　稠粥。

當生者，反鈍滯遷延，竟至於死耳！夫聖散子有乾薑，尋常瀉利勿用，各有標本；胃風、五苓有桂，所以温經散表，而分水道。聖散子之濇燥，胃風、五苓之能分，皆辛熱、辛温之劑也。俗工往往聚訕[1]，以予好用寒涼，然予豈不用温補？但不遇可用之證也。譊譊謗喙[2]，咸欲誇己以標名，從誰斷之？悲夫！

〔1〕訕（shàn 汕）　誹謗、説人壞話。《説文》：“謗也。”
〔2〕譊譊（náonáo 撓撓）謗喙（huì 會）　衆人紛紛攻擊誹謗。譊譊，喧鬧聲；喙，嘴。

戴人張子和　著

喉舌緩急砭藥不同解　二十一

咽與喉，會厭與舌，此四者同在一門，而其用各異。喉以呼[1]氣，故喉氣通於天；咽以嚥物，故咽氣通於地；會厭與[2]喉，上下以司開闔，食下則吸而掩，氣上則呼而出。是以舌抵上腭，則會厭能閉其咽矣。四者相交爲用，闕一則飲食廢而死矣，此四者乃氣與食出入之門戶最急之處。故《難經》言七衝門[3]，而會厭之下[4]爲吸門。及其爲病也，一言可了。一言者何？曰火。《內經》曰：一陰一陽結，謂之喉痺。王太僕註云：一陰者，手少陰君火，心主之脈氣也；手[5]少陽相火，三焦之脈氣也。二火皆主脈，併絡於喉。氣熱則內結，結甚則腫脹，腫脹甚則痺，痺甚而不通則死矣。

夫足少陰，循喉嚨，俠[6]舌本，少陰上俠咽，此二者誠是也。至於足陽明，下人迎，循喉嚨。足太陰，俠咽，連舌本。手太陽，循咽，下鬲。足厥陰，循喉嚨之後。此數經皆言咽喉，獨少陽不言咽喉。

而《內經》言：一陰一陽結[7]，謂之喉痺，何也？蓋人讀十二

----

〔1〕呼　原作“喉”。文義不屬，據四庫本改。

〔2〕與　石印本作“于”。義長。

〔3〕七衝門　指消化、呼吸系統中七個要衝部位。據《難經·四十四難》，唇爲飛門，齒爲戶門，會厭爲吸門，胃爲賁門，太倉下口爲幽門，大腸、小腸會爲闌門，下極爲魄門。

〔4〕之下　《難經·四十四難》無此二字。

〔5〕手　據上下文義，此上疑脫“一陽者”三字。

〔6〕俠　通“挾”。

〔7〕結　原脫。據《素問·陰陽別論》及上下文義補。

經，多不讀《靈樞經》，經[1]別十一篇具戴十二經之正[2]，其文云：足少陽之正，繞髀[3]，入毛際，合於厥陰，別者入季脅間，循胸裏，屬膽，散之，上肝，貫心，從上俠咽，出頤頜[4]，散於面，繫目系，合少陽於外眥也。又手心主之正，別下淵腋三寸，入胸中，別屬三焦，出循喉嚨，出耳後，合少陽完骨之下。是手少陽三焦之氣與手心主少陰之氣相合而行於喉嚨也。推十二經，惟足太陽別項下，其餘皆湊於喉嚨。然《內經》何爲獨言一陰一陽結爲喉痺？蓋君、相二火獨勝，則熱結正絡，故痛且速也。余謂一言可了者，火是也。故十二經中言嗌乾、嗌痛、咽腫、頷腫、舌本强，皆君火爲之也，惟喉痺急速，相火之所爲也。

夫君火者，猶人火也；相火者，猶龍火也。人火焚木其勢緩，龍火焚木其勢速。《內經》之言喉痺，則咽與舌在其間耳，以其病同是火，故不分也。後之醫者，各詳其狀，强立八名，曰單乳蛾、雙乳蛾、單閉喉、子舌脹、木舌脹、纏喉風、走馬喉閉。熱氣上行，結薄於喉之兩旁，近外腫作，以其形似，是謂乳蛾，一爲單，二爲雙也。其比乳蛾差小者，名閉喉。熱結於舌下，復生一小舌子，名曰子舌脹。熱結於舌中，舌爲之腫，名曰木舌脹，木者，强而不柔和也。熱結于咽，項腫遶[5]於外，且麻且痒，腫而大者，名曰纏喉風。喉痺暴發暴死者，名走馬喉痺。此八種之名雖詳，若不歸之火，則相去遠矣。

其微者，可以鹹軟之；而大者，以辛散之。今之醫者，皆有其藥也，如薄荷、烏頭、殭[6]蠶、白礬、朴硝、銅綠之類也。至於走馬喉痺，何待此乎？其生死人反掌之間耳。其最不誤人者，無如砭

---

〔1〕經　原作“中”。文義不屬，據《靈樞·經別》改。
〔2〕正　正經。
〔3〕髀　原作“脾”。文義不屬，據日本本及《靈樞·經別》改。
〔4〕頤頜（yí hàn 宜捍）　面頰、下巴。
〔5〕遶　通“繞”。
〔6〕殭　原作“疆”。文義不屬，據四庫本、醫學大成本改。

針出血,血出則病已。《易》曰:血去惕出[1]。良以此夫。昔余以
治一婦人木舌脹,其舌滿口,諸藥不愈,余以鈹針[2]小而銳者砭之
五七度,腫減,三日方平,計所出血幾至盈斗。又治一男子纏喉
風,腫,表裏皆作,藥不能下,余以涼藥灌於鼻中,下十餘行,外以
拔毒散傅[3]之,陽起石燒赤,與伏龍肝各等份,細末,每日以新水
掃百遍,三日熱始退,腫始消。又嘗治一貴婦喉痹。蓋龍火也,雖
用涼藥,而不可使冷[4]服;爲龍火,宜以火逐之。人火者,烹飪之
火是也。乃使爆於烈日之中,登於高堂之上,令侍婢携火爐,坐藥
銚[5]於上,使藥常極熱,不至大沸,通口時時呷之,百餘次,龍火自
散。此法以熱行寒,不爲熱病扞格[6]故也。

　　大抵治喉痹,用針出血最爲上策,但人畏針,委曲傍求,瞬息
喪命。凡用針而有針創者,宜搗生薑一塊,調以熱白湯,時時呷
之,則創口易合。《銅人》中亦有灸法,然痛微者可用,病速者恐
遲則殺人。故治喉痹之火,與救火同,不容少待。《內經》:火鬱發
之。發,謂發汗,然咽喉中豈能發汗,故出血者,乃發汗之一端也。
後之君子,毋[7]執小方,而曰吾藥不動臟腑,又妙於出血,若幸遇
小疾而獲功,不幸遇大病而死矣。毋遺後悔矣。

五積六聚治同鬱斷　二十二

　　先賢說五積六聚甚明,惟治法獨隱。其言五積,曰肝之積,名

---

〔1〕血去惕出　語出《易經·小畜》。意思是血是受傷的現象,惕是憂懼,若除
　　去傷害,驅出憂懼,即無害無憂。此喻砭針放血治病無害。
〔2〕鈹(pī披)針　又稱鈹針、劍針。尖如劍鋒。用於破癰。
〔3〕傅　原作“傳”。文義不屬,據四庫本、醫學大成本改。傅,通“敷”。
〔4〕冷　原作“令”。文義不屬,據四庫本改。
〔5〕銚(diào吊)　古代一種有柄的小鍋。此指藥煲。
〔6〕扞格　扞,原作“杆”。據四庫本改。扞格,抵禦、抵觸。
〔7〕毋　原作“母”。文義不屬,據四庫本等改。

曰肥氣，在左脇下，如覆杯，有頭足，久不已，令人發咳逆、瘖瘧[1]，連歲不已者，是也。心之積，名曰伏梁，起於臍上[2]，大如臂，上至心下，久不已，令人煩心。脾之積，名曰痞氣，在胃脘，覆大如盤，久不已，令人四肢不收，發黃疸，飲食不爲肌膚，俗呼爲食勞黃也。肺之積，名曰息賁，在右[3]脇下，大如覆杯，久不愈，令人洒淅[4]寒熱，喘嗽，發肺癰。腎之積，名曰賁豚，發於少腹，上至心下，若豚狀[5]，或上或下無時，久不已，令人喘逆，骨痿，少氣。此五積之狀，前賢言之豈不分明！

遍訪醫門，人人能道，及問治法，不過三稜、廣茂、乾漆、硇砂、陳皮、礞石、巴豆之類。復有不明標本者，又從而補之，豈有病積之人大邪不出而可以補之乎？至於世之磨積、取積之藥，余初學醫時，苦曾用之，知其不效，遂爲改轍[6]，因考《內經》，驟然大悟。《內經》曰：木鬱則達之，火鬱發之，土鬱奪之，金鬱泄之，水鬱折之。王太僕曰：達，謂吐；發，謂汗；奪，謂下；泄，謂利小便；折，謂折其衝逆。此五者，五運爲司天所制[7]，故立五法，與五積若不相似然。

蓋五積者，因受勝己之邪，而傳於己之所勝，適當旺時，拒而不受，復還於己者，勝己者不肯受，因留結爲積。故肝之積，得於季夏戊己日；心之積，得于秋庚辛日；脾之積，得於冬壬癸日；肺之積，得於春甲乙日；腎之積，得於夏丙丁日。此皆抑鬱不伸而受其邪也，豈待司天克運然後爲之鬱哉！且積之成也，或因暴

---

〔1〕瘖(jiē 皆)瘧　二日一發的瘧疾。此指久瘧不愈。
〔2〕上　原脱。據《難經·五十六難》補。
〔3〕右　原作“左”。據四庫本及《難經·五十六難》改。
〔4〕洒淅　淅，原作“浙”。文義不屬，據醫學大成本改。洒淅，惡寒戰慄的樣子。
〔5〕狀　原作“壯”。文義不屬，據四庫本、醫學大成本等改。
〔6〕轍　原作“轍”。文義不屬，據日本本、四庫本等改。轍，車跡。此指治法。
〔7〕制　原作“刺”。文義不屬，據醫學大成本改。制，制勝。

怒、喜、悲、思、恐之氣，或傷酸、苦、甘、辛、鹹之食，或停溫、涼、熱、寒之飲，或受風、暑、燥、寒、火、濕之邪。其初甚微，可呼吸按導方寸大而去之。不幸而遇庸醫，強補而留之，留而不去，遂成五積。

夫肥氣者，不獨氣有餘也，其中亦有血矣，蓋肝藏血故也。

伏梁者、火之鬱也，以熱藥散之則益甚，以火灸之則彌聚。況伏梁證有二，名同而實異，不可不詳焉。其一伏梁，上下左右皆有根，在腸胃之外，有大膿血，此伏梁義同肚癰；其一伏梁，身體髀、股、胻皆腫，環臍而痛，是爲風根[1]。不可動[2]，動則爲水溺濇之病。此二者，《內經》雖言不可動，止謂不可大下，非謂全不可下，恐病去而有害。

痎氣者，舉世皆言寒則痎，《內經》以爲濕則痎。雖因飲冷而得，其陽氣爲濕所畜，以熱攻之則不散，以寒攻之則濕去而寒退矣。

息賁者，喘息憤而上行也。此舊説也。余以謂[3]賁者，賁門也。手太陰之筋，結胸裏而貫賁，入賁下，抵季脇，其病支轉筋，痛甚則成息賁。手心主[4]結於臂，其病胸痛息賁。又云：肺下則居賁迫肝，善脇下痛；肝高則上支賁，兩脇悗爲息賁。若是言之，是積氣於賁而不散。此《靈樞》説五臟處，言此賁自是多，故予發之。

賁豚者，賁，與“奔”同。《銅人》言：或因讀書得之。未必皆然也。腎主骨，此積最深難療，大忌吐涌，以其在下，此宜下之。

故予嘗以獨聖散吐肥氣，揃[5]以木架，必燠[6]室中，吐兼汗也。肝之積，便言風也，吐出數升後，必有血一二滴，勿疑病，當然也，

---

〔1〕風根　風邪久留。

〔2〕動　此指瀉下。

〔3〕謂　原作“調”。文義不屬，據日本本、四庫本等改。

〔4〕手心主　此指手少陰心之經筋。

〔5〕揃（jiǎn剪）　削、斷。此指修理、裝置。

〔6〕燠（yù毓）　溫暖。

續以磨積之藥調之。嘗治伏梁，先以茶調散吐之兼汗，以禹功、導水奪之，繼之以降火之藥調之。又嘗治痞氣，萬舉萬全，先以瓜蒂散吐其酸苦黃膠腥腐之物三二升，次以導水、禹功下二三十行，末以五苓淡劑等藥調之。又嘗治息賁，用瓜蒂散，不計四時，置之燠室中，更以火一爐，以助其汗。吐、汗、下三[1]法齊行，此病不可逗留，久則傷人。又嘗治賁豚，以導水通經，三日一下之，一月十下，前後百行，次用治血化氣磨積之藥調之。此積雖不傷人，亦與人偕老。

若六聚之物，在腑屬陽而無形，亦無定法，故[2]此而行之，何難之有？或言余[3]之治積太峻，予曰：不然。積之在臟，如陳莝之在江河，且積之臟，中間多着脂膜曲折之處，區臼[4]之中。陳莝之在江河[5]，不在中流，多在汀灣洄薄之地，遇江河之溢，一漂而去。積之在臟，理亦如之。故予先以丸藥驅逐新受之食，使無梗塞，其碎着之積，已離而未下，次以散藥，滿胃而下。橫江之筏[6]，一壅而盡。設未盡者，以藥調之。惟堅積不可用此法，宜以漸除。

《內經》曰：堅者削之。今人言塊癖是也。因述九積圖，附於篇末，以俟來哲，知余用心獨苦。久矣，而世無知者。

食積，酸心、腹滿，大黃、牽牛之類。甚者，礞石、巴豆。

酒積，目黃、口乾，葛根、麥蘗之類。甚者，甘遂、牽牛。

氣積，噫氣、痞塞，木香、檳榔之類。甚者，枳殼、牽牛。

涎積，咽如拽鋸，朱砂、膩粉之類。甚者，瓜蒂、甘遂。

痰積，涕唾稠粘，半夏、南星之類。甚者，瓜蒂、藜蘆。

癖積，兩脇刺痛，三稜、廣茂之類。甚者，甘遂、蝎梢[7]。

---

〔1〕三　原作“二”。文義不屬，據四庫本及上下文義改。
〔2〕故　四庫本作“倣”。義長。
〔3〕言余　原作“余言”。文義不屬，據四庫本、醫學大成本、石印本等改。
〔4〕區臼　小陷窩。區，小；臼，舂米的凹陷器具。
〔5〕江河　原作“河江”。據上下文例移轉。
〔6〕筏　原作“笩”。文義不屬，據四庫本、醫學大成本改。
〔7〕梢　原作“稍”。文義不屬，據排印本及文義改。

水積，足經脹滿，郁李、商陸之類。甚者，甘遂、芫花。

血積，打撲朒[1]瘀、産後、不月，桃仁、地榆之類。甚者，䗪蟲、水蛭。

肉積，癭瘤、核癧，膩粉、白丁香，砭刺出血。甚者，硇砂、信石。

九積皆以氣爲主，各據所屬之狀，而對治之。今人總此諸藥，併爲一方，曰可治諸積，大謬也。吾無此病，焉用此藥？吾無彼病，焉用彼藥？十羊九牧[2]，何所適從，非徒無益，而又害之。

斥十膈五噎浪[3]分支派疏　二十三

病派之分，自巢氏始也；病失其本，亦自巢氏始也。何者？老子曰：少則得，多則惑。且俗謂噎食一證，在《内經》苦無多語，惟曰三陽結謂之膈。三陽者，謂大腸、小腸、膀胱也；結，謂結熱也。小腸熱結，則血脈燥；大腸熱結，則後不圊；膀胱熱結，則津液涸；三陽既結，則前後閉塞。下既不通，必反上行，此所以噎食不下，縱下而復出也。謂胃爲水穀之海，日受其新，以易其陳，一日一便，乃常度也。今病噎者，三日、五日，或五七日不便，是乖其度也，亦明矣。豈非三陽俱結於下，廣腸枯涸，所食之物，爲咽所拒，縱入太倉[4]，還出咽嗌。此陽火不下，推而上行也。故經曰：少陽所至爲嘔涌。溢食不下，此理豈不曉然。又《氣厥論》云：肝移寒於心，爲狂、膈中。陽氣與寒相薄，故膈食而中不通，此膈陽與寒爲之也，非獨專於寒也。《六節臟象》又云：人迎四盛[5]以上爲格陽。王太僕云：陽盛之極，故膈拒而食不得入。正理論曰：格則吐

〔1〕朒（nà 納）　肌肉肥大鬆軟。此指瘀血腫脹。

〔2〕十羊九牧　比喻民少官多。此指組方不嚴謹，濫用藥物。

〔3〕浪　孟浪。不精細、不精當。

〔4〕太倉　此指胃。《靈樞·脹論》：“胃者，太倉也。”

〔5〕人迎四盛　頸部兩側的人迎脈增大四倍。人迎，此指頸動脈。

逆。故"膈"亦當爲"格"。

後世强分爲五噎，謂氣、憂、食、思、勞也，後世又分爲十膈、五噎，其派既多，其惑滋[1]甚。

人之溢[2]食，初未必遽然[3]也，初或傷酒食，或胃熱欲吐，或冒風[4]欲吐。醫氏不察本原，火裏燒薑，湯中煮桂，丁香未已，豆蔻繼之；蓽撥未已，胡椒繼之。雖曰和胃，胃本不寒；雖曰補胃，胃本不虛。設如傷飲，止可逐飲；設如傷食，止可逐食。豈可言虛，便將熱補？《素問》無者，於法猶非。

素熱之人，三陽必結，三陽既結，食必上潮，醫氏猶云胃寒不納，燔針鑽肉，炷艾灼肌，苦楚萬千。三陽熱結，分明一句，到了[5]難從。不過抽薪，最爲緊要，揚湯止沸，愈急愈增。歲月彌深，爲醫所誤。人言可下，退陽養陰[6]，張眼吐舌，恐傷元氣，止在衝和，閉塞不通，經來無路。腸宜通暢，是以腸鳴，腸既不通，遂成噎病。

世傳五噎寬中散，有薑有桂；十膈散，有附有烏。今予既斥其方，信乎可否？以聽後賢。或云憂恚氣結，亦可下乎？余曰：憂恚磐礴[7]，便同火[8]鬱，太倉公[9]見此皆下。法廢以來，千年不復。今代劉河間治膈氣噎食，用承氣三湯，獨超近代。今用藥者，不明主使，如病風狂嘻嘻，不及觀其效，猶昧本原，既懶問咨，妄興非毁。

今予不恤[10]，姑示後人。用藥之時，更詳輕重，假如閉久，慎

〔1〕滋　更加。

〔2〕溢　滿盈流出。此指嘔吐。

〔3〕遽(jù具)然　急速的樣子。遽，急速。

〔4〕冒風　冒，原作"胃"。文義不屬，據上下文義改。冒風，感受風邪。

〔5〕了　明瞭。

〔6〕退陽養陰　指瀉下泄熱而保存陰津。

〔7〕磐礴　廣大的樣子。《文選·郭璞江賦》"荊門闕竦而磐礴"注："磐礴，廣大貌。"在此比喻憂愁深、怨恨大。

〔8〕火　原作"大"。文義不屬，據日本本及文義改。

〔9〕太倉公　西漢名醫。因任齊國太倉長之職，故稱。又稱倉公。

〔10〕恤(xù敘)《説文》："憂也。"此處引申作"顧慮"。

勿陡[1]攻。縱得攻開，必慮後患。宜先潤養，小着湯丸，累累加之，關扃[2]自透。其或咽嗌上阻涎痰，輕用苦酸，微微涌出。因而，治下藥勢易行，設或不行，蜜鹽下導，始終勾引，兩藥相通，結散陽消，飲食自下。莫將巴豆耗却天真[3]，液燥津枯，留毒不去。人言此病，曾下奪之，從下奪來，轉虛轉痞，此爲巴豆，非大黃、牽牛之過。

　　箕城一酒官，病嘔吐，逾年不愈，皆以胃寒治之，丁香、半夏、青、陳、薑、附種種燥熱，燒錐燎艾，莫知其數，或少愈，或復劇，且十年，大便澀燥，小便赤黃，命予視之。予曰：諸痿喘嘔，皆屬於上。王太僕云：上，謂上焦也。火氣，炎上之氣，謂皆熱甚而嘔。以四生丸，下三十行，燥糞腸垢何啻[4]數升，其人昏困一二日，頻以冰水呷之，漸投涼乳酪、芝麻飲，時時嚼之，數日外大啜飲食，精神氣血如昔，繼生子，至五旬而卒。

飲當去水溫補轉劇論　二十四

　　留飲，止證也，不過畜水而已。王氏[5]《脈經》[6]中派[6]之爲四[7]：痰飲、懸飲、支飲、溢飲。《千金方》又派之爲五飲[8]。皆觀病之形狀而定名也。今予皆不論此，論飲之所得。其來有五：有憤鬱而得之者，有困乏而得之者，有思慮而得之者，有痛飲而得之

---

〔1〕陡　日本本作"頃"。可參。陡，突然。

〔2〕扃（jiōng 坰）門閂。此泛指門户。

〔3〕天真　此指真元之氣。

〔4〕啻（chì 熾）僅僅，只有。

〔5〕王氏　指西晉名醫王熙，字叔和。所撰《脈經》是我國現存最早脈學專著。

〔6〕派　《博雅》："水自分出爲派。"引申作"劃分"、"區分"。

〔7〕《脈經》中派之爲四　王叔和《脈經》根據張仲景《金匱要畧》把痰飲仍分爲四種類型。

〔8〕五飲　除上述四飲外，尚有泛稱之留飲。

者,有熱時傷冷而得之者。飲證雖多,無出於此。

　　夫憤鬱而不得伸,則肝氣乘脾,脾氣不化,故爲留飲。肝主慮,久慮而不決,則飲氣不行。脾主思,久思而不已,則脾結,故亦爲留飲。人因勞役遠來,乘困飲水,脾胃力衰,因而嗜臥,不能布散於脈,亦爲留飲。人飲酒過多,腸胃已滿,又復增之,胮[1]經不及滲泄,久久如斯,亦爲留飲。因隆暑津液焦涸,喜飲寒水,本欲止渴,乘快過多,逸而不動,亦爲留飲。人若病飲者,豈能出此五者之外乎?

　　夫水者,陰物也。但積水則生濕,停酒則生燥,久則成痰。在左脇者,同肥氣;在右脇者,同息賁。上入肺則多嗽,下入大腸則爲瀉,入腎則爲涌,水濯濯[2]如囊漿,上下無所之[3]。故在太陽則爲支飲,皆由氣逆而得之。故濕在上者,目黃面浮;在下者,股膝腫厥;在中者,支滿痞隔痰逆。在陽不去者,久則化氣;在陰不去者,久則成形。

　　今之用方者,例言飲爲寒積,皆用溫[4]熱之劑以補之燥之。夫寒飲在中,反以熱藥從上投之,爲寒所拒。水濕未除,反增心火;火既不降,水反下注。其上焦枯,其下焦寒慄[5]。《內經》曰:出入廢則神機化滅,升降息則氣立孤危[6]。渠[7]不信夫!況乎留飲下無補法。氣方隔塞,補則轉增。豈知《內經》所謂留者攻之,何後人不師古之甚也!且以白术參苓飲[8]者,服之尚加閉塞;況燔針艾

〔1〕胮(pāo 泡)　膀胱。
〔2〕濯濯(zhuózhuó 酌酌)　水震盪響聲;有光澤。
〔3〕無所之　無所適從。此指位置不定。
〔4〕溫　原作“濕”。文義不屬,據日本本、石印本等改。
〔5〕慄　原作“慓”。文義不屬,據四庫本及文義改。
〔6〕出入廢則神機化滅,升降息則氣立孤危　語出《素問·六微旨大論》。意爲生命物體的吐故納新、新陳代謝活動一旦廢止,則生命活動將會立即消亡;宇宙萬物的運行一旦停息,則一切氣機將會衰滅喪失。在此用以説明人體陰陽氣血動態平衡的重要性。
〔7〕渠(jù 巨)　通“詎”。難道。
〔8〕白术參苓飲　疑爲參苓白术散之誤。

火,其瘕可知。前人處五飲丸三十餘味,其間有礬石、巴豆、附子、烏頭,雖是下攻,終同燥熱,雖亦有寒藥相參,力孤無援。故今代劉河間依仲景十棗湯,製三花神祐丸,而加大黃、牽牛。新得之疾,下三五十丸,氣流飲去。

昔有病此者,數十年不愈,予診之,左手脈,三部皆微而小;右手脈,三部皆滑而大。微小爲寒,滑大爲燥。余以瓜蒂散,涌其寒痰數升,汗出如沃,次以導水禹功,去腸胃中燥垢亦數升,其人半愈,然後以淡劑,流其餘蘊[1],以降火之劑,開其胃口,不逾月而痊。

夫黃連、黃柏,可以清上、燥濕;黃芪、茯苓,可以補下、滲濕。二者可以收後,不可以先驅。復未盡者,可以苦葶藶、杏仁、桑白皮、椒目逐水之藥,伏水皆去矣。

夫治病有先後,不可亂投。邪未去時,慎不可補也。大邪新去,恐反增其氣,轉甚於未治之時也。

昔河內有人病飲,醫者斷爲脾濕,以木香、牽牛二味散之,下十餘行,因紿[2]病人復變散爲丸,又下十餘行;復變丸爲散,又十餘行,病者大困,睡幾一晝夜,既覺,腸胃寬潤,惟思粥食少許,日漸愈。雖同斷爲濕,但補瀉不同,其差至此。

《內經》曰:歲土[3]太過,雨濕流行,腎水受邪,甚則飲發中滿。太陽司天[4],濕氣變物,水飲內畜,中滿不食。注云:此年太陰在泉[5],濕監於地,病之原始,地氣生焉。少陰司天,濕土爲四

---

〔1〕餘蘊　鬱留的餘邪。蘊,蘊積、鬱結。
〔2〕紿(dài 代)　哄騙。《史記·項羽本紀》:"迷失道,問一田父,田父紿曰:左。"
〔3〕歲土　運氣學說術語。即土運。
〔4〕司天　運氣學說術語。象徵在上。
〔5〕在泉　運氣學說術語。象徵在下。

之氣[1]，民病軌衄飲發。又土鬱之發，民病飲發，注下、跗[2]腫、身重。又太陰所至，爲積、飲、否[3]、隔。又太陰所至，畜滿。又太陰之勝與太陰之復，皆云飲發於中。以此考之，土主濕化不主寒，水主寒化不主濕。天多黔雨[4]，地有積潦[5]，皆以爲水。在《内經》屬土。冰霜凝沍[6]，風氣淒凛，此水之化也。故曰：丑未，太陰濕土；辰戌，太陽寒水。二化本自不同，其病亦異。夫濕土太過，則飲發於中，今人以爲脾土不足，則軒岐千古之書可以乎，不可以乎？

嗽分六氣毋拘以寒述　二十五

嗽與咳，一證也。後人或以嗽爲陽，咳爲陰，亦無考據。且《内經·咳論》一篇純説嗽也，其中無咳字，由是言之，咳即嗽也，嗽即咳也。《陰陽應象大論》云：秋傷於濕，冬生咳嗽。又《五臟生成篇》云：咳嗽上氣。又《診要經終》云：春刺秋分，環爲咳嗽[7]。又《示從容篇》云：咳嗽煩寃者，腎氣之逆也。《素問》惟以四處連言咳嗽，其餘篇中止言咳，不言嗽，乃知咳、嗽一證也。或言嗽爲別一證，如《傷寒》書中説：咳逆，即咽中作梯磴之聲[8]者是也。此一

---

〔1〕四之氣　主氣的第四氣，爲太陰濕土之氣，主秋分前六十日又八十七點五刻，即大暑至秋分。

〔2〕跗　原作“附”。文義不屬，據四庫本改。跗，足背。

〔3〕否　通“痞”。

〔4〕黔雨　黔雷大雨。黔雷，天上司造化之水神。

〔5〕潦(lào 酪)　通“澇”。雨大成災。

〔6〕沍(hù 戶)　寒凍不解。《集韻》：“沍，堅凍也。”《左傳·昭四年》：“深山窮谷，固陰沍寒。”

〔7〕春刺秋分，環爲咳嗽　《素問·診要經終論》作“春刺秋分，筋攣逆氣，環爲咳嗽”。意爲針刺治病，必須根據四時變化，若春天誤刺了秋天所主的部位，傷及肺氣，則邪氣將環周於肺，發爲咳嗽。

〔8〕梯磴(dèng 鄧)之聲　上樓梯登石階樣的聲音。此喻咳聲清響。磴，山頭石階。

説非《內經》止以嗽爲咳。《生氣通天論》云：秋傷於濕，上逆而咳。與《大象論》[1]文義同，而無嗽字。乃知咳即是嗽明矣。余所以若論此[2]者，孔子曰：必也正名乎。

嗽之爲病，自古歸之肺，此言固不易也。《素問》言：肺，病喘咳逆。又曰：咳嗽上氣，厥在胸中，過在手太陰、陽明。《靈樞》十二經，惟太陰肺經云：肺脹滿，膨膨而喘咳，他經則不言。《素問。咳論》雖言五臟六腑皆有咳，要之止以肺爲主。《素問》言：皮毛者，肺之合也，皮毛先受邪氣。注云：邪，謂寒氣。《經》又曰：邪氣以從其合也。其寒飲食入胃，從脾[3]脈上至於肺則肺寒，寒則內外合邪，因而客之，則爲肺咳。後人見是言，斷嗽爲寒，更不參較他篇，豈知六氣皆能嗽。

人若謂咳止爲寒耶？何以歲火太過，炎暑流行，金肺受邪，民病咳嗽？歲木不及，心氣晚治，上勝肺金，咳而鼽。從革之紀[4]，金不及也，其病嚏咳；堅成之紀[5]，金太過也。上徵與正商[6]同，其病咳。少陽司天，火氣下臨，肺金上從，咳、嚏、衄；少陽司天，火淫所勝，咳、唾血、煩心；少陽司天，主勝，則胸滿、咳；少陽司天之氣，熱鬱於上，咳逆嘔吐。三之氣[7]，炎暑至，民病咳嘔；終之氣，

―――――――――

〔1〕《大象論》　指《素問·陰陽應象大論》。

〔2〕論此　醫學大成本作"此論"。義長。

〔3〕脾　《素問·咳論》作"肺"。可參。

〔4〕從革之紀　指五運主歲之中的金運不及之年。六十年中有乙丑、乙亥、乙未、乙巳共四年。從革，運氣學説術語，謂金運不及順從變革之意。

〔5〕堅成之紀　指五運主歲之中的金運太過之年。六十年中有庚辰、庚戌共二年。堅成，運氣學説術語，金運太過之意。

〔6〕上徵與正商　商，原作"商"。文義不屬，據四庫本改。上徵與正商，指火運司天之年與金運司天之年。徵，古代五音的次高音，代表火；上，司天之意。商，五音的次低音，代表金；正，平年之意。

〔7〕三之氣　主氣的第三氣。爲少陽相火之氣，主夏至前後各三十日又四十三點七五刻，即小滿至大暑。

陽氣不藏而咳。少陽之復[1]，枯燥煩熱，驚、瘛、咳、衄，甚則咳逆
而血泄。少陰司天，熱氣生於上，清氣生於下，寒熱凌犯而生於
中，民病咳喘。三之氣，天政布[2]，大火行，餘火内格，腫於上，咳
喘，甚則血溢。少陰司天，客勝，則鼽嚏，甚則咳喘。少陰之復，
燠熱内作，氣動於左，上行於右，咳、皮膚痛，則入肺，咳而鼻淵。
若此之類，皆生於火與熱也，豈可專於寒乎？

　謂咳止於熱與火耶？厥陰司天，客勝，則耳鳴、掉眩，甚則咳。
若此之類，乃生於風，豈可專於熱與火也？

　謂咳專於風耶？太陰司天，濕淫所勝，咳唾則有血。太陰之
復，濕變乃舉，飲發於中，咳喘有聲。若此之類，乃生於濕，豈可
專於風也？

　謂咳止於濕耶？金鬱之發，民病咳逆、心脇痛。歲金太過，燥
氣流行，肝木受邪，民病咳、喘逆，逆甚則嘔血。陽明司天，金火
合德，民病咳嗌。陽明司天，燥淫所勝，咳、腹中鳴。陽明司天，
清復内餘，則咳、衄、嗌塞、心膈中熱、咳不止，而目出血者，死。
陽明之勝，清發於中，嗌塞而咳。陽明之復，清氣大舉，咳、噦、煩
心。若此之類，皆生於燥，豈可專於濕也？

　謂咳止於燥耶？太陽司天，客氣勝，則胸中不利，出清涕，感
寒則咳。若此之類，乃生於寒，豈可專於燥也？

　又肺風之狀，多汗惡風，色皏然[3]白，時咳，短氣，晝夜則差，
夜暮則甚，亦風咳也。勞風，咳出青黃涕，其狀如膿，大如彈丸，
亦風咳也。有所亡失，所求不得，則發肺鳴，鳴則肺熱葉焦，亦熱
咳也。陽明厥逆，喘咳身熱，亦熱咳也。一陽發病，少氣善咳，亦
火咳也。喘咳者，水氣并于陽明，亦濕[4]咳也。風水，不能正偃[5]，

〔1〕復　即復氣。運氣學說術語。指發生勝氣之後，必有相反的復氣，以行
　　報復而平抑
〔2〕天政布　自然規律的分佈情況。天，自然；政，規律。
〔3〕皏然　淺白色的樣子。
〔4〕濕　原作“溫”。文義不屬，據日本本改。
〔5〕偃（yǎn 演）　仰卧。

則咳，亦濕[1]咳也。腎氣，腹大、脛腫、喘咳、身重，亦濕[1]咳也。脾痺者，四肢懈墮，發咳、嘔、汗，上爲大寒，亦寒咳也。

咳之六氣，固然可以辨。其六者之狀：

風乘肺者，日夜無度，汗出，頭痛，涎痰不利，非風咳之云乎？

熱乘肺者，急喘而嗽，面赤，潮熱，手足寒，乳子亦多有之，非暑咳之云乎？

火乘肺者，咳喘上壅，涕唾出血，甚者七竅血溢，非火咳之云乎？

燥乘肺者，氣壅不利，百節內痛，頭面汗出，寒熱往來，皮膚乾枯，細瘡燥癢，大便秘濇，涕唾稠粘，非燥咳之云乎？

寒乘肺者，或因形寒冷飲，冬月坐臥濕地，或冒冷風寒，秋冬水中感之，嗽急而喘，非寒咳之云乎？

其法治也，風之嗽，治以通聖散加半夏，大人參半夏丸，甚者汗之。暑之嗽，治以白虎湯、洗心散、涼膈散，加蜜一匙，爲呷之。火之嗽，治以黃連解毒湯、洗心散、三黃丸，甚者，加以鹹寒大下之。濕之嗽，治以五苓散、桂苓甘露散及白术丸，甚者，以三花神祐丸下之。燥之嗽，治以木香葶藶散、大黃黃連阿膠丸，甚者，以鹹寒大下之。寒之嗽，治以寧神散、寧肺散，有寒痰在上者，以瓜蒂散越之。

此法雖已幾於萬全，然老幼強弱虛實肥瘦不同，臨時審定，權衡可也。病有變態，而吾之方亦與之俱變，然則枯礬、乾薑、烏梅、罌粟殼，其誤人也不爲少矣！

嗚呼！有人自幼咳嗽，至老不愈而亦不死者，余平生見此等無限。或小年咳嗽，不計男女，不數月而殞者，亦無限矣。夫寧神、寧肺散，此等之人，豈有不曾服者哉！其不愈而死者，以其非寒嗽故也。彼執款冬花、佛耳草至死不移者[2]，雖與之，割席而

---

〔1〕濕　原作"溫"。文義不屬，據上下文義改。

〔2〕至死不移者　此指固守一方一法，始終一成不變的人。

坐[1]可也。曹魏時，軍吏李成，苦咳嗽，晝夜不寐，時吐膿血，華佗以謂咳之所吐，非從肺來，以苦劑二錢匕，吐膿血二升餘而瘥。若此之嗽，人不可不知也。

九氣感疾更相爲治衍[2]　二十六

天以氣爲燾[3]，地以氣以持[4]。萬物盈乎天地之間，咸以氣而生。及其病也，莫不以氣而得。且風之氣，和平而璺啟[5]；熱之氣，暄[6]而舒榮[7]；火之氣，炎暑而出行；濕之氣，埃溽[8]而員盈[9]；燥之氣，清勁而凄愴；寒之氣，寒氣而歸藏。此六氣時化，司化之常也。

及其變，風之氣，飄怒而反大涼；熱之氣，大暄而反寒；火之氣，飄風燔燎而反霜凝；濕之氣，雷霆驟注而反烈風；燥之氣，散落而反濕；寒之氣，寒雪霜雹而反白埃[10]。此六氣之變也。

故天久寒則治之以暑，天久涼則治之以暄，天久晦則治之以明，天久晴則治之以雨。

夫天地之氣常則安，變則病。而況人禀天地之氣，五運迭侵於其外，七情交戰於其中。是以聖人嗇氣[11]，如持至寶；庸人役

---

〔1〕割席而坐　遠遠離開之意。此指不要再用原來的方藥。
〔2〕衍　石印本作“術”。義長。
〔3〕燾（tāo 滔）　覆蓋。《小爾雅》：“燾，覆也。”
〔4〕持　支持，支撐。
〔5〕璺（wèn 問）啟　破裂，打開。此指生物萌發生長。璺，器物裂痕。《方言》：“器破而未離謂之璺。”
〔6〕暄（xuān 宣）　溫暖。
〔7〕舒榮　舒展榮美。此指極爲茂盛。
〔8〕埃溽　塵土濕潤。溽，濕潤。
〔9〕員盈　員，原作“負”。文義不屬，據《素問·六元正紀大論》改。員盈，周全完滿。此指植物豐滿茂盛。
〔10〕白埃　起自地面的白色雲氣。
〔11〕嗇氣　愛惜保護原氣。嗇，吝嗇。此指愛護珍惜。

物[1]，而反傷大和[2]。此軒岐[3]所以論諸痛皆因於氣，百病皆生於氣。遂有九氣不同之説。

氣，本一也，因所觸而爲九。所謂九者，怒、喜、悲、恐、寒、暑、驚、思、勞也。其言曰：怒則氣逆，甚則嘔血及飧泄，故氣逆上矣。王太僕曰：怒則陽氣逆上，而肝木乘脾，故甚則嘔血及飧泄也。

喜則氣和志達，榮衛通利，故氣緩矣。

悲則心系急，肺布葉舉，而上焦不通，榮衛不散，熱氣在中，故氣消矣。

恐則精却，却則上焦閉，閉則氣還，還則下焦脹，故氣不行矣。王太僕云：恐則傷精，却上而不下流，下焦陰氣亦迴環而不散，故聚而脹也。然上焦固禁，下焦氣還，故氣不行也。《新校正》云：不行，當作“下行”。

寒則腠理閉，氣不行，故氣收矣。王太僕云：身涼則衛氣沉，故皮膚之理及滲泄之處皆閉密而氣不流行，衛氣收斂於中而不散也。

炅[4]則腠理開，榮衛通，汗大出，故氣泄矣。王太僕云：人在陽則舒，在陰則慘，故熱則膚腠開發，榮衛大通，津液而汗大出也。

驚則心無所依，神無所歸，慮無所定，故氣亂矣。

勞則喘息，汗出，内外皆越，故氣耗矣。王太僕云：疲勞役則氣奔速，故喘息。氣奔速則陽外發，故汗出。内外皆踰越於常紀，故氣耗損也。

思則心有所存，神有所歸，正氣留而不行，故氣結矣。王太僕云：繫心不散，故氣亦停留。

此《素問》之論九氣，其變甚詳，其理甚明。然論九氣所感之疾則畧，惟論嘔血及飧泄，余皆不言。惟《靈樞》論思慮、悲哀、

---

[1] 役物　役使物品。此指不注重養生，過勞而耗氣傷精。

[2] 大和　和順之意。

[3] 軒岐　黄帝和岐伯的著作。此指《素問·舉痛論》。

[4] 炅（jiǒng 窘）　熱。

喜樂、愁憂、盛怒、恐懼而言其病。其言曰：知[1]者，知養生也，必
順四時而適寒暑，和喜怒而安居處，節陰陽而和柔剛，如是則辟邪
不至，而長生久視。是故怵惕[2]思慮則傷神，神傷則恐懼流淫而不
止[3]。因悲哀動中[4]者，竭絕而失生。喜樂者，神蕩散而不藏。愁慮
者，氣閉塞而不行。盛怒者，神迷惑而不治。恐懼者，神蕩憚[5]而
不收。

　　心[6]，怵惕思慮而傷神，神傷則恐懼自失，破䐃脫肉，毛瘁色
夭，死於冬。

　　脾，憂愁而不解則傷意，意傷則悗亂，四肢不舉，毛瘁色夭，
死於春。

　　肝，悲哀動中則傷魂，魂傷則狂忘[7]，不精不正[8]，當人陰縮[9]
而攣筋，兩脇不舉，毛瘁色夭，死於秋。

　　肺，喜樂無極則傷魄，魄傷則狂，狂者，意不存人[10]，皮革焦，
毛瘁色夭，死於夏。

　　腎，盛怒不止則傷志，志傷則喜忘其前，腰脊不可俛仰屈伸，
毛瘁色夭，死於季夏。

　　恐懼不解則傷精，精傷則骨痠厥，精時自下。

　　是故五臟主藏精者也，不可傷，傷則失守而陰虛，虛則無氣，
無氣則死矣。

　　《靈樞》論神、意、魂、魄、志、精所主之病，然無寒、暑、驚、勞

---

〔1〕知　通"智"。
〔2〕怵惕（chù tì 畜替）　恐懼、擔心。
〔3〕止　原作"至"。文義不屬，據醫學大成本改。
〔4〕動中　傷及體内臟氣。
〔5〕憚（dàn 但）　畏懼。
〔6〕心　原脫。據《靈樞·本神》及上下文例補。
〔7〕忘　通"妄"。
〔8〕不精不正　處事不精，行為越軌。
〔9〕縮　原脫。據醫學大成本及《靈樞·本神》補。
〔10〕意不存人　意識錯亂時旁若無人。

四證。余以是推而廣之。

怒氣所至，爲嘔血，爲飧泄，爲煎厥[1]，爲薄厥[2]，爲陽厥，爲胸滿、脇痛。食則氣逆而不下，爲喘、渴、煩心，爲消癉，爲肥氣，爲目暴盲，耳暴閉，筋解，發於外爲疽癰。

喜氣所至，爲笑不休，爲毛髮焦，爲内病，爲陽氣不收，甚則爲狂。

悲氣所至，爲陰縮，爲筋攣，爲肌痹，爲脈痿，男爲數溲血，女爲血崩，爲酸鼻辛頞，爲目昏，爲少氣不足以息，爲泣，爲臂麻。

恐氣所至，爲破䐃脱肉，爲骨酸痿厥，爲暴下綠水，爲面熱膚急，爲陰痿，爲懼，而脱頤。

驚氣所至，爲潮涎，爲目睘[3]，爲口呿[4]，爲癡癎，爲不省人，爲僵仆，久則爲痛痹。

勞氣所至，爲咽噎病，爲喘促，爲嗽血，爲腰痛、骨痿，爲肺鳴，爲高骨壞，爲陰痿，爲唾血，爲瞑視[5]，爲耳閉，男爲少精，女爲不月，衰甚則潰潰乎若壞都[6]，汩汩乎不可止[7]。

思氣所至，爲不眠，爲嗜臥，爲昏瞀[8]，爲中痞，三焦閉塞，爲咽嗌不利，爲膽癉嘔苦，爲筋痿，爲白淫，爲得後與氣，快然如衰[9]，爲不嗜食。

寒氣所至，爲上下所出，水液澄澈清冷，下痢清白，吐、痢腥

〔1〕煎厥 因激怒太過，久鬱化熱傷陰，虛火上炎，陰氣竭絶所致的昏厥病證。
〔2〕薄厥 因大怒而氣血上逆所致的昏厥病證。
〔3〕睘 驚視。
〔4〕呿（qū曲） 口張開。
〔5〕瞑視 視物昏暗不清。瞑，昏暗。
〔6〕潰潰乎若壞都 指病情惡化，像水堤崩塌。潰潰，水堤崩決；都，堤壩。
〔7〕汩汩（gǔgǔ古古）乎不可止 指病勢兇猛，像水流急促洶湧不可收拾。汩汩，水流洶湧急湍。
〔8〕瞀（mào冒） 此指心中煩亂。
〔9〕得後與氣，快然如衰 大便和放屁之後，感到輕快，好像病情大大好轉。

穢，食已不饑，堅痞腹滿急痛，癥瘕癩疝，屈伸不便，厥逆禁固[1]。

　　炅氣所至，爲喘、嘔、吐酸，暴注下迫，轉筋，小便渾濁，腹脹大，而鼓之有聲如鼓，瘡疽瘍疹，瘤氣結核，吐下霍亂，瞀鬱腫脹，鼻窒鼽衄，血溢血泄，淋閉，身熱惡寒，甚則瞀瘛，目昧不明，耳鳴或聾，躁擾狂越罵詈，驚駭禁慄，如喪神守，氣逆衝上，嚏腥涌溢，食不下，跗[2]腫疼痠，暴瘖[3]、暴注，暴病暴死。

　　凡此九者，《內經》有治法，但以五行相勝之理治之。

　　夫怒傷肝，肝屬木，怒則氣併於肝，而脾土受邪，木太過則肝亦自病。

　　喜傷心，心屬火，喜則氣併於心，而肺金受邪，火太過則心亦自病。

　　悲傷肺，肺屬金，悲則氣併於肺，而肝木受邪，金太過則肺亦自病。

　　恐傷腎，腎屬水，恐則氣併於腎，而心火受邪，水太過則腎亦自病。

　　思傷脾，脾屬土，思則氣併於脾，而腎水受邪，土太過則脾亦自病。

　　寒傷形，形屬陰，寒勝熱則陽受病，寒太過則陰亦自病。

　　炅傷氣，氣屬陽，熱勝寒則陰受病，熱太過則陽亦自病。

　　凡此七者，更相爲治。故悲可以治怒，以愴惻[4]苦楚之言感之；喜可以治悲，以謔浪褻狎[5]之言娛之；恐可以治喜，以迫遽[6]

〔1〕禁固　此指大便不通。

〔2〕跗　原作“附”。文義不屬，據文義改。

〔3〕瘖　聲啞。

〔4〕愴惻（chuàng cè 創測）　悲傷、悲痛。

〔5〕謔浪褻狎（xiè xiá 泄霞）　褻，原作“藝”，文義不屬，據上下文義改。謔浪褻狎，指無拘束的玩笑。謔，開玩笑。李白《陌上桑》：“調笑來相謔。”浪，無約束。褻狎，不莊重、輕慢。《舊唐書·王㐽傳》：“素太子之所褻狎。”

〔6〕迫遽（jù 具）　逼迫恐懼。遽，恐懼。《集韻》：“窘也，懼也。”劉義慶《世說新語·雅量》：“孫、王諸人色併遽。”

死亡之言怖之；怒可以治思，以污辱欺罔之言觸之；思可以治恐，以慮彼志此之言奪之。凡此五者，必詭詐譎怪[1]，無所不至，然後可以動人耳目，易人視聽，若胸中無材器之人，亦不能用此五法也；炅可以治寒，寒在外者，以焠針[2]煨[3]熨烙灸，湯而汗之，寒在內者，以熱食溫劑平之；寒可以治炅，炅在外者，以清房凉榻薄衣，以清劑汗之，炅在內者，以寒飲寒劑平之。

　　惟逸可以治勞。《經》曰：勞者溫之。溫，謂溫存而養之。今之醫者，以溫爲溫之藥，差之久矣。岐伯曰：以平爲期，亦謂休息之也。

　　惟習可以治驚。《經》曰：驚者平之。平，謂平常也。夫驚以其忽然而遇之也，使習見習聞則不驚矣。

　　此九者，《內經》自有是理，庸工廢而不行。今代劉河間治五志，獨得言外之意，謂五志所發，皆從心造，故凡見喜、怒、悲、驚[4]、思之證，皆以平心火爲主。

　　至於勞者，傷於動，動便屬陽；驚者駭於心，心便屬火。二者亦以平心爲主。今之醫者，不達此旨，遂有寒凉之謗，羣聚而譟[5]之，士大夫又從而惑之，公議何時而定耶？

　　昔余治一書生，勞苦太過，大便結燥，咳逆上氣，時喝喝然[6]有音，唾嘔鮮血，余以苦劑解毒黃連湯，加木香、漢防己，煎服，時時啜之，復以木香檳榔丸，泄其逆氣，不月餘而痊。余又嘗以巫躍妓抵[7]，以治人之悲結者。余又嘗以針下之時，便雜舞[8]，忽

---

〔1〕詭詐譎怪　欺騙欺詐。譎，欺騙，玩弄手段。《廣雅》：“欺也。”《楊子方言》：“詐也。”此指用奇談怪論、以假亂真的語言，使病人相信，達到心理治療目的。

〔2〕焠針　燒針，又稱火針。

〔3〕煨　熱。

〔4〕驚　原作“怒”。文義不屬，據醫學大成本改。

〔5〕譟　喧嘩，叫嚷。

〔6〕喝喝然　呼吸急促時呵呵有聲的樣子。

〔7〕巫躍妓抵　讓巫婆蹦蹦跳跳，裝神弄鬼，讓歌妓前來獻技。此指分散病人注意力的一種精神療法。

〔8〕舞　原作“無”。文義不屬，據石印本改。

笛鼓應之，以治人之憂而心痛者。余嘗擊拍門窗，使其聲不絕，
以治因驚而畏響，魂氣飛揚者。余又嘗治一婦人，久思而不眠，
余假醉而不問，婦果呵怒，是夜困睡。又嘗以酸棗仁丸治人多
憂，以白虎湯不計四時調理人之暑。余又以無憂散，瀉人冬月得
水中寒痹，次以麻黃湯數兩作一劑，煎以棗薑，熱服，汗出而愈。
如未愈者，以瓜蒂散涌之，以火助其汗。治寒厥亦然。余嘗治大
暑之病，諸藥無效，余從其頭數刺其痏[1]，出血立愈。余治此數
者，如探囊然。

　　惟勞而氣耗、恐而氣奪者爲難治。喜者少病，百脈舒和故
也。昔聞山東楊先生，治府主洞泄不已，楊初未對病人，與眾人
談日月星晨躔度[2]及風雲雷雨之變，自辰至未，而病者聽之而忘
其圊。楊嘗曰：治洞泄不已之人，先問其所好之事，好碁[3]者與
之碁，好樂者與之笙笛，勿輟。又聞莊先生者，治以喜樂之極而
病者，莊切其脈，爲之失聲，佯曰：吾取藥去。數日更不來，病
者悲泣，辭其親友曰：吾不久矣。莊知其將愈，慰之。詰[4]其
故，莊引《素問》曰：懼勝喜。此二人可謂得玄關[5]者也。然華
元化以怒郡守而幾見殺[6]，文摯以怒齊王而竟殺之[7]，千萬人中
僅得一二人而反招暴禍。若乃醫[8]，本至精至微之術，不能自

---

〔1〕痏（wěi 偉）　疤痕。此指針刺穴位。
〔2〕躔度　日月星辰運行的度數。躔，日月五星在天空運行所經過的某一
　　　區域。
〔3〕碁（qí 奇）　棋，下棋。
〔4〕詰（jié 結）　追問。
〔5〕玄關　妙道玄旨之關鍵處。此指竅門。
〔6〕華元化以怒郡守而幾見殺　據《後漢書》記載，三國時名醫華佗，有意用
　　　激怒方法爲郡守治病，使郡守大怒而派人追殺，而華佗已走遠，因而幸
　　　免。郡守病亦因此一怒而愈。
〔7〕文摯以怒齊王而竟殺之　據《呂氏春秋》記載，宋國名醫文摯，應齊王之
　　　請，爲齊王診病，爲了治癒其病，有意對齊王無禮，結果被下油鍋，烹煮
　　　而死。
〔8〕若乃醫　像華佗、文摯這樣的醫生。

保，果賤技也哉？悲夫！

三消之說當從火斷　二十七

八卦之中，離能烜[1]物；五行之中，惟火能焚物；六氣之中，惟火能消物。故火之爲用，燔木則消而爲炭，焚上則消而爲伏龍肝，煉金則消而爲汁，煅石則消而爲灰，熬水則消而爲湯，煎海則消而爲鹽，乾汞則消而爲粉，熬錫則消而爲丹。故澤中之潦，涸於炎暉[2]；鼎中之水，乾於壯火。

蓋五臟，心爲君火正化[3]，腎爲君火對化[4]；三焦爲相火正化，膽爲相火對化。得其平，則烹煉飲食，糟粕去焉；不得其平，則燔灼臟腑，而津液竭焉。故入水之物，無物不長；入火之物，無物不消。

夫一身之心火，甚於上，爲膈膜之消；甚於中，則爲腸胃之消；甚於下，爲膏液之消；甚於外，爲肌肉之消。上甚不已，則消及於肺；中甚不已，則消及於脾；下甚而不已，則消及於肝、腎；外甚不已，則消及於筋骨。四臟皆消盡，則心始自焚而死矣。

故《素問》有消癉、消中、消渴、風消、膈消、肺消之說。消之證不同，歸之火則一也。故消癉者，衆消之總名；消中者，善饑之通稱；消渴者，善飲之同謂。惟風消、膈消、肺消，此三說不可不分。

風消者，二陽之病。二陽者，陽明也。陽明者，胃與大腸也。心受之，則血不流，故女子不月；脾受之，則味不化，故男子少精，皆不能成隱曲之事。火伏於內，久而不已，爲風所鼓，消渴腸胃，其狀口乾，雖飲水而不嗛，此風熱格拒於賁門也。口者，病之上源，故病如是。又經曰：二陽結謂之消。此消乃腸胃之消也。善

---

[1] 烜（xuǎn 選）　通"暄"。曝，晒乾。
[2] 暉（huī 輝）　日光。
[3] 正化　發揮正常作用規律。
[4] 對化　發揮特殊作用規律。

食而瘦者，名曰食㑊，此消乃肌肉之消也。

膈消者，心移熱於肺，傳爲膈消。王太僕云：心肺兩間，中有斜膈膜，下際内連橫膈膜。故心移熱於肺，久久傳化，内爲膈熱。消渴多而飲者，此雖肺金受心火之邪，然止是膈消，未及於肺也，故飲水至斗亦不能止[1]。其渴也，其狀多飲而數溲，或不數溲變為水腫者，皆是也。此消乃膈膜之消也。

肺消者，心移寒於肺，肺主氣，經曰：飲食入胃，遊溢精氣，上輸於脾，脾之精氣，上歸於肺，通調水道，下輸膀胱，水精四布，五經併行，以爲常也。《靈樞》亦曰：上焦如霧，中焦如漚，下焦如瀆。今心爲陽火，先受陽邪，陽火内鬱，火鬱内傳，肺金受制，火與寒邪皆來乘肺，肺外爲寒所薄，氣不[2]得施；内爲火所燥，亢極水復，故皮膚索澤[3]而辟著[4]，溲溺積濕而頻併，上飲半升，下行十合，故曰：飲一溲二者，死。

膈消不爲寒所薄，陽氣得宣散於外，故可治；肺消爲寒所薄，陽氣自潰於中，故不可治。此消乃消及於肺臟者也。又若脾風傳之腎，名曰疝瘕，少腹寃熱[5]而痛，出白液，名曰蠱。王太僕云：消爍脂肉，如蟲之蝕，日漸損削。此消乃膏液之消也。故後人論三焦，指以爲腎消，此猶可治。久則變瘇，不救必死。此消乃消及於腎臟者也。

夫消者必渴。渴亦有三：有甘之渴，有石之渴，有火燥之渴。

肥者令人内熱，甘者令人中滿，其氣上溢，轉爲消渴。經又曰：味厚者發熱。《靈樞》亦曰[6]：鹹走血，多食之人渴。鹹入於胃

---

〔1〕止　原作“也”。文義不屬，據日本本改。

〔2〕氣不　原作“陽氣”。文義不屬，據日本本、四庫本、石印本改。

〔3〕索澤　失去潤澤。索，盡。此引申爲消散、喪失。

〔4〕辟著　辟，原作“群”。文義不屬，據日本本、醫學大成本等改。辟著，乾燥皺褶顯著。辟，通“襞”，衣裙皺褶。

〔5〕寃熱　煩熱。

〔6〕曰　原作“由”。文義不屬，據日本本、四庫本等改。

中,其氣上[1]走中焦,注於肺,則血氣走之。血與鹹相得,則凝乾而善渴。血脈者,中焦之道也。此皆肥甘之渴。

夫石藥之氣悍,適足滋熱,與熱氣相遇,必內傷脾,此藥石之渴也。

陽明司天,四之氣,嗌乾引飲,此心火爲寒水所鬱故然焉;少陽司天,三之氣,炎暑至,民病渴;太陽司天,甚則渴而欲飲,水行凌火,火氣鬱故然。少陰之復,渴而欲飲;少陽之復,嗌絡經槁,渴引水漿,色變黃赤。又傷寒五日,少陰受之,故口燥舌乾而渴。腎熱病者,苦渴數飲。此皆燥熱之渴也。

故膏粱之人,多肥甘之渴、石藥之渴;藜藿[2]奔走之人,多燥熱之渴。二者雖殊,其實一也。故火在上者,善渴;火在中者,消穀善饑;火在上中者,善渴多飲而數溲;火在中下[3]者,不渴而溲白濁;火徧上中下者,飲多而數溲。此其別也。

後人斷消渴爲腎虛,水不勝火則是也。其藥則非也,何哉?以八味丸[4]治渴,水未能生而火反助也。此等本不知書,妄用王太僕之注:益火之源,以消陰翳;壯水之主,以制陽光[5]。但益心之陽,寒熱通行;強腎之陰,熱之猶可。豈知王太僕之意,以寒熱而行之也。腎本惡燥,又益之以火可乎?

今代劉河間自製神芎丸,以黃芩味苦入心,牽牛、大黃驅火氣而下,以滑石引入腎經。此方以牽牛、滑石爲君,以大黃、黃芩爲

---

〔1〕上　原作"土"。文義不屬,據日本本、四庫本改。

〔2〕藜藿　野草。此引申爲貧苦。

〔3〕下　原作"上"。文義不屬,據石印本及上下文義改。

〔4〕八味丸　此指附桂八味丸。

〔5〕益火之源,以消陰翳;壯水之主,以制陽光　原作"溢水之源,以消陰翳;壯火之主,以制陽光"。文義不屬,據王冰對《素問•至真要大論》中"諸寒之而熱者取之陰,熱之而寒者取之陽"之注文改。全句意思是:補火則可以消陰寒之邪,而治虛寒之證;滋水則可以制陽氣亢盛,而治虛熱之證。

臣,以芎、連、薄荷爲使,將離入坎[1],真得《黃庭》[2]之秘旨也。而
又以人參白术湯、消痞丸、大人參散、碧玉雞蘇散,數法以調之,
故治消渴最爲得體。

　　昔有消渴者,日飲數升,先生以生薑自然汁一盆,置之密室
中,具罍杓於其間,使其人入室,從而鎖其門,病人渴甚,不得已
而飲汁盡,渴減。《內經》辛以潤之之旨。《內經》治渴,以蘭[3]除
其陳氣[4],亦辛平之劑也。先生之湯劑,雖用此一味,亦必有傍藥
助之。初虞世[5]曰:"凡渴疾,未發瘡瘍,便用大黃寒藥利其勢,使
大困大虛自勝;如發瘡瘍,膿血流漓而殞此,真俗言也。故巴郡
太守湊三黃丸能治消渴。余嘗以膈數年不愈者,減去朴硝,加黃
連一升,大作劑,以長流千里水煎五、七沸,放冷,日呷之數百次。
以桂苓甘露散、白虎湯、生藕節汁、淡竹瀝、生地黃汁,相間服之,
大作劑料,以代飲水,不日而痊。

　　故消渴一證,調之而不下,則小潤小濡,固不能殺炎上之勢;
下之而不調,亦旋飲旋消,終不能沃膈膜之乾;下之調之,而不減
滋味,不戒嗜欲,不節喜怒,病已而復作。能從此三者,消渴亦不
足憂矣。

　　況《靈樞》又說:心脈滑爲善渴。經又曰:滑者陽氣勝。又
言:五臟脈,心脈微小爲消癉。又言:五臟脆爲消癉。又言:消
癉之人,薄皮膚,而目[6]堅固以深,長衝直揚[7],其心剛,剛者多

----

〔1〕將離入坎　引火入水。即引火歸源。
〔2〕《黃庭》　道家經典《黃庭經》,爲養生專著。
〔3〕蘭　蘭草。性甘寒,能利水、除痰、生津止渴除積熱。
〔4〕陳氣　指病人體內陳久甘肥不化之氣。
〔5〕初虞世　北宋醫家,字和甫。撰《養生必用方》。
〔6〕目　原作"肉",據《靈樞·五變》改。
〔7〕目堅固以深,長衝直揚　目光堅定而深邃,眉毛寬大而長直。

怒，怒則氣逆上，胸中畜積，血氣逆留[1]，膹[2]皮充[3]肌，血[4]脈不行，轉而爲熱，熱則消肌膚，故爲消癉。又言：五臟皆柔弱者，善病消癉。夫柔弱者，必有剛强。剛强者多怒，柔弱者易傷也。

余以是遂悟，氣逆之人非徒病消渴。若寒薄其外，亦爲癰腫、少氣、狂、膈中、肺消、涌水者；熱客其臟，則亦爲驚、衄、膈消、柔痓[5]、虛腸澼；若[6]客其腑，則爲癰、溺血、口糜、伏瘕爲沉、食㑊[7]、辛頞、鼻淵、衄、衊[8]、瞑目。蓋此二十一證，皆在《氣厥論》中。經曰：諸逆衝上，皆屬於火[9]。一言可了，善讀書者，以是求之。

蟲䘌[10]之生濕熱爲主訣　二十八

《巢氏》[11]之衍九蟲、三䘌，詳矣。然蟲之變不可勝窮，要之皆以濕熱爲主，不可純歸三氣虛與食生具。《巢氏》之衍九蟲也，曰：伏、蚘、白、肉、肺、胃、弱、赤、蟯。

伏蟲，長四分，群蟲之主也。

蚘蟲，長一尺，亦有長五六寸。其發動則腹中痛，發作腫

---

〔1〕留　原作“流”。據《靈樞·五變》改。

〔2〕膹　通“寬”。馳緩，鬆馳。

〔3〕充　原作“克”。文義不屬，據排印本改。

〔4〕血　原作“肉”。文義不屬，據《靈樞·五變》改。

〔5〕柔痓（cì次）　即柔痓。

〔6〕若　原作“夶”。夶，古之“死”字。文義不屬，據日本本、石印本等改。

〔7〕食㑊　多食而形體消瘦的病證。

〔8〕衊（miè滅）　污血。此泛指瘀血。

〔9〕火　原作“上”。文義不屬，據《素問·至真要大論》改。

〔10〕䘌（nì逆）　蟲蝕之病。

〔11〕《巢氏》　指隋代巢元方所撰《諸病源候論》，是我國現存最早的病源學專著。又稱《巢氏病源》。

聚[1]，往來上下，痛有休息，亦攻心痛，口喜吐涎，及吐清水，貫傷心則死，診其脈，腹中痛，其脈法當沉弱，今脈反洪大，是蚘蟲也。

白蟲，長一寸，相生子孫轉大[2]，長四五尺，亦能殺人。

寸白蟲，色白，形[3]扁小，因飲白酒，以桑枝貫牛肉炙食之，并生粟所成，又云食生魚後即飲乳酪亦生。其發動則損人精氣，腰脚疼，此蟲長一尺，則令人死。

肉蟲，狀如爛杏，令人煩滿。

肺蟲，狀如蠶，令人咳嗽。

胃蟲，狀如蝦蟆，令人嘔逆、吐、喜噦。

弱蟲，狀如瓜瓣，又名鬲蟲，令人多唾。

赤蟲，狀如生肉，動則腹鳴。

蟯蟲，至微，形如菜蟲，居胴腸[4]中，多則爲痔，極[5]則爲癩[6]，因以瘡處，以生癰、疽、癬、瘻、痼、痞、疥、齲。

蟲無故不爲人患，亦不盡有，有亦不必盡多，或偏無無者。此諸蟲依腸胃之間，若人臟腑氣實，則不爲害，虛則侵蝕，隨其蟲之動能變成諸疾也。

三蠱者，濕蠱，由脾胃虛，爲水濕所乘，腹內[7]蟲動，侵蝕成蠱。若上唇生瘡，是蟲蝕五臟，則心煩懊；若下唇生瘡，是蟲蝕下部，則肛門爛開。

心蠱者，因虛而動，攻食心，謂之心蠱。

---

〔1〕作腫聚　原作“種聚行”。文義不屬，據排印本改。

〔2〕大　原作“多”。據排印本及上下文義改。

〔3〕形　原作“頭”。據排印本改。

〔4〕胴（dòng 洞）腸　原作“肚腸”。文義不屬，據排印本改。胴腸，即大腸。

〔5〕極　原作“搖”。文義不屬，據四庫本、排印本改。

〔6〕癩　醫學大成本作“癲”。義勝。

〔7〕內　原作“肉”。據日本本、排印本改。

　　疳䘌者有五，曰白、赤、蟯、䘌、黑。凡五疳[1]，白者輕，赤者次，蟯者又次，䘌者又次，黑者最重，皆從腸裏上食咽喉、齒齦，并生瘡，下至穀道傷爛，下利膿血，嘔逆，手足心熱，腰脚痛，嗜臥。秋冬可，春夏甚。

　　《巢氏》之論蟲䘌爲病之狀固詳矣，然蟲之變此數者，天地之間，氣之所至，百蟲争出。如厥陰所至，爲毛化。其應春，其蟲毛，其畜犬；其應夏，其蟲羽，其畜馬；其應長夏，其蟲倮[2]；其應秋，其蟲介，其畜雞；其應冬，其蟲鱗，其畜彘。

　　其畜犬、雞，其蟲毛、介[3]；其畜彘，其蟲羽、鱗；其畜牛、犬，其蟲倮、毛；其畜雞、羊，其蟲介、羽；其畜彘、牛，其蟲鱗、倮。

　　其臟肝、脾，其蟲毛、介；其臟心、肺，其蟲羽、鱗；其臟脾、腎，其蟲倮、毛；其臟肺、肝，其蟲介、羽；其臟腎、心，其蟲鱗、倮。

　　地氣制己勝，天氣制勝己。天制色，地制形。色者，青、黄、赤、白、黑；形者，毛、羽、倮、介、鱗。其生也，胎、卵濕化；其成也，跂行[4]飛走。

　　故五氣、五味根於中，五色、五類形於外。而有一歲之中，互有勝復。故厥陰司天，毛蟲静，羽蟲育[5]，介蟲不成；居泉，毛蟲育，倮蟲耗，羽蟲不育。

　　少陰司天，羽蟲静，介蟲育，毛蟲不成；居泉，羽蟲育，介蟲耗不育。

　　太陰司天，倮蟲静，鱗蟲育，羽蟲不成；居[6]泉，倮蟲育，鱗蟲不成。

---

〔1〕五疳　按五臟命名的五種疳證，即心疳、肝疳、脾疳、肺疳、腎疳。

〔2〕倮　此下疑脱“其畜牛”三字。倮，無毛、無鱗、無甲殼的動物。

〔3〕毛、介、羽、鱗　分别指體表有毛、有甲殼、有翼、有鱗的動物。

〔4〕跂（qí 其）行　用脚走路。此泛指動物走動。

〔5〕育　原作“肎”。文義不屬，據四庫本、醫學大成本及上下文義改。

〔6〕居　此前原有“少陽”二字。文義不屬，據四庫本、排印本及上下文義例删。

少陽司天，羽蟲静，毛蟲育，倮[1]蟲不成；居泉，羽蟲育，介蟲
耗，毛蟲不育。

陽明司天，介[2]蟲静，羽蟲育，介蟲不成；居泉，介蟲育，毛蟲
耗，羽蟲不成。

太陽司天，鱗蟲静，倮蟲育；居泉，鱗蟲耗，倮蟲不育。如風
勝，則倮蟲不滋。

此之類也，皆五行之相克也。惟濕復則鱗見於陸，爲濕土相
克，水長則反增。水鱗雖多[3]，然見於陸，則反當死，故不同也。

切《巢氏》言，脾胃虚而爲水濕所乘者，非也，乃脾胃大甚，熱
爲水濕多也。以《玄珠》[4]考之，蟲得木之氣乃生，得雨之氣乃化，
以知非厥陰風木之氣不生，非太陰濕土之氣不成，豈非風木主熱，
雨澤主濕所致[5]耶？

故五行之中皆有蟲，惟金之中其蟲寡，冰之中無蟲。且諸木
有蠹[6]，諸果有蝐，諸菜有蟲，諸菽[7]有蚄[8]，五穀有蝐、螣[9]、蝥[10]、
蟊[11]。麥杇[12]蛾飜[13]，粟破蟲出；草腐而螢、蚊，糞積而蜉[14]、蠐[15]。若

---

〔1〕少陽司天，羽蟲静，毛蟲育，倮　此十一字原脱。據排印本及上下文義
　　例補。
〔2〕介　四庫本作“毛”。可參。
〔3〕多　原作“灸”。文義不屬，據排印本改。
〔4〕《玄珠》　指《玄珠密語》一書。
〔5〕致　原作“數”。文義不屬，據日本本、排印本、石印本及文義改。
〔6〕蠹（dù 杜）　蛀蟲。
〔7〕菽（shū 叔）　豆類的總稱。
〔8〕蚄（fāng 方）　穀牛，或稱米牛，幼蟲稱好蚄。
〔9〕螣（tè 特）　吃稻葉的小青蟲。
〔10〕蝥（máo 矛）　吃稻根的小蟲。
〔11〕蟊（zéi 賊）　吃稻節的小蟲。
〔12〕杇　原作“朽”。文義不屬，據上下文義改。
〔13〕飜（fān 翻）　同“翻”。飛行。
〔14〕蜉　浮在水面飛行的昆蟲。又稱蜉蝣。
〔15〕蠐（qí 其）　蠐螬。俗稱金龜子。

此者，皆木之蟲也。

烈火之中有鼠，爛灰之中有蠅。若此者，皆火之蟲也。

土中盤蛇，坏中走蚓，穴蟻牆蝎，田螻、崖蜴。若此者，皆土之蟲也。

科蚪[1]孕於古池，蛭馬[2]躍於荒湫[3]，魚滿江湖，蛟龍藏海。若此者，皆水中之蟲也。

昔有冶[4]者，碎一破釜，將入火爐[5]，其截斷處窠臼中有一蟲，如米中蟲，其色正赤。此釜烹飪不啻千萬，不知何以生了？不可曉，亦金火之氣也。

惟冰之中未嘗見蟲焉。北方雖有冰鼠[6]，止是食冰，非生於冰也。

乃知木、火屬春、夏，濕土屬季夏，水從土化，故多蟲；金從秋氣，冰[7]從冬氣，故無蟲焉。

若以生物有被，麴有麴蟲，醬有醬蟲，醯[8]有醯蟲，飲食停久皆有蟲。若以為動物不生蟲，如戶樞不蠹之類，然動勞之人亦有蟲[9]，豈有不動者耶！且文籍衣服，故不閱不衣而不蠹，然非經季夏陰注，或暴乾不待冷納於笥中，亦不生蟲蠧也。或瓮傍地濕，鼠婦[10]來明[11]，牆下壤乾，狗蚤居中，豈均生於濕耶！蓋蚤雖不生於濕，亦有生於冬。熱則蟲生，寒則不生，理故然也。

---

〔1〕科蚪　即蝌蚪。

〔2〕蛭馬　水蛭。俗稱螞蟥。

〔3〕湫（qiū 秋）　低洼地、水池。

〔4〕冶　原作"治"。文義不屬，據四庫本、排印本改。

〔5〕爐　醫學大成本作"鑪"。可參。

〔6〕冰鼠　生於冰寒地帶的鼠類。據《本草綱目·獸部》載："東方朔云：生北荒積冰下，皮毛甚柔，可為席，臥之卻寒。"

〔7〕冰　原作"水"。文義不屬，據石印本及文義改。

〔8〕醯（xī 西）　醋。

〔9〕蟲　醫學大成本作"蠧"。義長。

〔10〕鼠婦　喜棲陰濕處的小蟲，節足動物。

〔11〕明　排印本作"朋"。可參。

夫蟲之所居，必於脾胃深處。藥之所過，在於中流，蟲聞藥氣而避之，群者安得取之？予之法，先令饑甚，次以檳榔、雷丸爲引，予別下蟲藥，大下十數行，可以搯而空。灃上張子政用此法，下蟲數百，相啣長文餘。

若夫瘡久而蟲蛆者，以木香檳榔散，傅之神良。別有墜蛆之藥，皆具[1]方中，此不具陳也。

補論　二十九

予幼歲留心於醫，而未嘗見其達者。貞祐[2]間，自沃來河之南，至頓丘，而從遊張君仲傑之縣舍，得遇太醫張子和先生誨仲傑以醫，而及於遊公君寶暨不肖[3]。猗歟大哉[4]！先生之學，明妙道之淵源，造化之根本，講五運之抑鬱發越，六氣之勝復淫鬱，定以所制之法，配以所宜之方，準繩既陳，曲直自正；規矩既設，方圓自成。先生之學，其學者之準繩規矩歟！雖爲人，天師可也。望而知之，以盡其神；聞而知之，以盡其聖；問而知之，以盡其工；切而知之，以盡其巧。何假飲上池之水而照見人五臟[5]乎。一目而無餘矣。

至約之法，其治有三；所用之藥，其品有六。其治三[6]，則汗、下、吐；其品六，則辛、甘、酸、苦、鹹、淡也。雖不云補，理實具焉。予恐人之惑於補而莫解之，故續“補説”於先生汗、下、吐三論之後。我輩所當聞，醫流所當觀，而人之所當共知也。

---

〔1〕具　原作“其”。據四庫本、醫學大成本改。
〔2〕貞祐　金宣宗完顏珣的年號（公元一二一三至一二一七年）。
〔3〕不肖　不賢，品行不好，沒有才能。在此是張子和門人的自謙之詞。
〔4〕猗歟（yī yú 醫與）大哉　多麼偉大啊！猗歟，嘆詞，表示讚美。
〔5〕飲上池之水而照見人五臟　據《史記·扁鵲倉公列傳》載，扁鵲按長桑君所授，用上池之水服藥，三十天後，可見牆後之人，且可看見人體內五臟病變。上池之水，指未沾地面之水，如竹木之上的露水。
〔6〕三　原作“王”。文義不屬，據日本本、四庫本改。

予考諸經，檢諸方，試爲天下好補者言之。夫人之好補，則有無病而補者，有有病而補者。

無病而補者誰歟？上而縉紳之流，次而豪富之子。有金玉以榮其身，芻豢[1]以悅其口，寒而衣裘[2]，暑則臺榭[3]，動則車馬，止則裀[4]褥，味則五辛，飲則長夜，醉飽之餘，無所用心，而因[5]致力於牀，第以欲竭其精，以耗散其真，故年半百而衰也。

然則奈何以藥爲之補矣？或咨諸庸醫，或問諸遊客。庸醫以[6]要用相求，故[7]所論者輕，輕之則草木而已，草木則蓯蓉、牛膝、巴戟天、菟絲之類；遊客以好名自高，故所論者重，重之則金石而已，金石則丹砂、起石、硫黃之類。

吾不知此爲補也。而補何臟乎？以爲補心耶？而心爲丁火[8]，其經則手少陰，熱則瘡瘍之類生矣；以爲補肝耶？肝爲乙木，其經則足厥陰，熱則掉眩之類生矣；脾爲己土，而經則足太陰，以熱補之，則病腫滿；肺爲辛金，而經則手太陰，以熱補之，則[9]病憤鬱。心不可補，肝不可補，脾不可補，肺不可補，莫非爲補腎乎？人皆知腎爲癸水，而不知經則子午君火焉。補腎之火，火得熱而益熾；補腎之水，水得熱而益涸。既熾其火，又涸其水，上接於心之丁火，火獨用事，肝不得以制脾土，肺金不得以制其肝木。五臟之極，傳而之六腑；六腑之極，遍而之三焦。則百病交起，萬疾俱生，小不足言，大則可懼，不疽則中[10]，不中則暴瘖而死矣。

[1] 芻豢（chú huàn 除煥）　家畜。
[2] 衣裘（qiú 求）　穿華貴皮衣。衣，穿；裘，皮衣。
[3] 臺榭（xiè 謝）　高壇上的樓亭。
[4] 裀（yīn 因）　有裏的上衣。此泛指禦寒衣服。
[5] 因　原作"應"。文義不屬，據四庫本改。
[6] 以　原作"故"。與下文例不協，據排印本改。
[7] 故　原作"以"。與下文例不協，據排印本改。
[8] 丁火　古人把十天干與五行相配屬，並以之聯繫五臟，即心爲丁火、肝爲乙木、脾爲己土、肺爲辛金、腎爲癸水。
[9] 則　原脫。據醫學大成本及上下文例補。
[10]中　此指中風。

以爲無病而補之者所得也。

　　且如有病而補之者誰歟？上而仕宦[1]豪富之家，微而農、商、市、庶之輩，嘔而補，吐而補，泄而補，痢而補，瘧而補，咳而補，勞而補，産而補。嘔吐，則和胃丸、丁沉煎；瀉痢，荳蔻丸、御米殼散；咳，不五味則寧神散；勞，不附桂則山藥；産，不烏金則黑神。吾不知此爲補果何意耶？殊不知，嘔得熱而愈酸，吐得熱而愈暴，泄得熱而清濁不分，痢得熱而休息繼至，瘧得熱而進不能退，咳得熱而濕不能除，勞得熱而火益煩，産得熱而血愈崩。蓋如是而死者八九，生者一二。死者枉，生者幸。幸而一生憔悴之態。人之所不堪也，視其寒用熱以補之矣。若言其補，則前所補者，此病何如？

　　予請爲言補之法，大抵有餘者損之，不足者補之，是則補之義也。陽有餘而陰不足，則當損陽而補陰；陰有餘而陽不足，則當損陰而補陽。熱則芒硝、大黃，損陽而補陰也；寒則乾薑、附子，損陰而補陽也。豈可以熱藥而云補乎哉！而寒藥亦有補之義也。經曰：因其盛而減之，因其衰而彰之。此之謂也。或曰：形不足者，溫之以氣；精不足者，補之以味。執此溫補二字，便爲溫補之法，惟用溫補之藥。且溫補二字，特爲形、精不足而設，豈爲病不病而設哉！雖曰溫之，止言其氣；雖曰補之，止言其味，曷嘗[2]言熱藥哉！

　　至於天之邪氣，感則害人五臟，實而不滿，可下而已；水穀之寒熱，感則害人六腑，滿而不實，可吐而已；地之濕氣，感則害人皮肉筋脈，邪從外入，可汗而已。然發表不遠熱，而無補之意。

　　人之所稟，有強有弱。強而病，病而愈，愈而後必能復其舊矣；弱而病，病而愈，愈而後不必復其舊矣。是以有保養之說。然有是說，熱藥亦安所用哉？慎言語、節飲食是矣。以日用飲食言

---

〔1〕宦　原作"宭"。文義不屬，據醫學大成本及上下文義改。

〔2〕曷嘗　何曾。

之，則黍、稷、禾、麥之餘，食粳者有幾？雞、豚、牛、羊之餘，食血者有幾？桃、杏、李、梅之餘，食梨[1]者有幾？葱、韭、薤、蒜之餘，食葵者有幾？其助則薑、桂、椒、蒔，其和則鹽、油、醯、醬，常而粥羹[2]，別而焦炒，異而燒炙，甚則以五辣生鮓[3]。而薦酒之殽[4]，以薑、醋、羹羊。而按酒之病，大而富貴，比此[5]尤甚；小而市庶[6]，亦得以享。此吾不知何者爲寒，何物爲冷，而以熱藥爲補哉？日用飲食之間，已爲太過矣。

嘗聞人之所欲者，生；所惡者，死。今反忘其寒之生，甘於熱之死，則何如？由其不明《素問》造化之理、《本草》藥性之源，一切委之於庸醫之手。醫者曰：寒涼之藥，雖可去疾，奈何臟腑[7]不可使之久冷，脾胃不可使之久寒，保養則固，可溫補之。是宜斯言，方脫諸口，已深信於心矣，如金石之不可變，山嶽之不可移，以至於殺身而心無少悔。嗚呼！醫者之罪，固不容誅，而用之者，亦當分受其責也。病者之不悔，不足怪也，而家家若是，何難見而難察耶！人惟不學故耳。

亦有達者[8]之論，以《素問》爲規矩準繩，以《本草》爲斤斧[9]法則矣，其藥則寒涼，其劑則兩，其丸則百。人之聞者，如享美饌而見蛆蠅[10]，惟恐去之不亟[11]也。何哉？而所見者丘垤[12]，及

----

〔1〕梨　原作“黎”。文義不屬，據四庫本改。

〔2〕羹　原作“羮”。文義不屬，據排印本改。

〔3〕鮓（zhǎ 眨）　醃製的魚。

〔4〕殽（yáo 堯）　同“餚”。煮熟的魚肉。

〔5〕比此　原作“北此”。文義不屬，據四庫本改。石印本作“此地”。可參。

〔6〕市庶（shù 數）　市民、平民百姓。

〔7〕臟腑　原作“腑臟”。據上下文義改。

〔8〕達者　通達事理的人。此指對醫藥理論有研究的人。

〔9〕斤斧　砍伐樹木的工具。此指糾正錯誤的標準。

〔10〕蠅　原作“繩”。文義不屬，據醫學大成本改。

〔11〕亟（jí 即）　急，趕快。此指及時。

〔12〕垤（dié 諜）　小土墩。此喻見識淺。

見談泰山則必駭，不取唾而遠則幸矣，尚敢冀[1]其言之能從乎！兹正[2]之所以難立，而邪之所以易行也，吾實憂之，且天下之不知。過不在天下而已，在醫流尚不知，何責於天下哉？噫！春秋之法[3]，責賢不責愚。所謂我輩者，猶且棄道學之本源，而拘言語之末節，以文章自富，以談辨自強，坐而昂昂，立而行行[4]，澗其步，翼[5]其手，自以爲高人而出塵表[6]，以天下聰明莫己若也，一旦疾之臨身，瞢然[7]無所知，茫若搏風[8]之不可得，迷若捕影之不可獲，至於不得已，則聽庸醫之裁判。疾之愈，則以爲得人；不愈，則以爲疾之既極，無可奈何，委之於命，而甘於泉下矣。嗚呼！實與愚夫殆去相遠[9]，此吾所以言之喋喋[10]也。然而未敢必其聽之何如耳！雖然吾之説非止欲我輩共知，欲醫流共知，欲天下共知也。我輩共知，醫流共知，天下共知，愜[11]吾之意，滿吾所望矣。

---

〔1〕冀　原作“冀”。文義不屬，據排印本改。冀，希望。《韓非子•五蠹》：“冀復得兔。”

〔2〕兹正　這樣正確的。兹，這樣。

〔3〕春秋之法　我國春秋時代所定的法規。

〔4〕坐而昂昂，立而行行　坐下則昂首挺胸，站立則精神抖擻。此指自我顯示身份高貴，氣宇軒昂，有風度有氣派。行行，剛强貌。《論語•先進》：“子路，行行如也。”

〔5〕翼　擺動。

〔6〕塵表　人世間，現實世界。

〔7〕瞢然　視物不清的樣子。

〔8〕搏（tuán 團）風　把風揑聚起來。此喻辦不到之事。搏，揑聚成團。《考工記•鮑人》：“卷而搏之。”

〔9〕殆（dài 代）去相遠　大概有很大差别。殆，大概、恐怕。《史記•趙世家》：吾嘗見一子於路，殆君之子也。”去，離開、距離。此指相差别。

〔10〕喋喋（dié dié 諜諜）　形容説話很多，反復鄭重其事。

〔11〕愜（qiè 切）　滿足、稱心。《説文》：“快也。”《應劭曰》：“志滿也。”《漢書•文帝紀》：“天下人民，未有愜志。”

水解　三十

　　余昔訪靈臺[1]間太史，見銅壺之漏水焉，太史召司水者曰：此水已三環週，水滑則漏迅，漏迅則刻差，當易新水。余劃然而悟[2]曰：天下之水，用之滅火則同，濡槁則同，至於性從地變，質與物遷，未嘗罔焉。故蜀江濯錦則鮮[3]，濟源烹楮則潝[4]。南陽之潭漸[5]於菊，其人多壽；遼東之澗通於葠[6]，其人多髮。晉之山產礬石，泉可愈痘；戎之麓伏硫黃，湯可浴癘。楊子宜荈[7]，淮菜宜醪[8]，滄鹵[9]能鹽，阿井[10]能膠。澡垢以污，茂田以苦。瘦消於藻、帶之波，痰破於半夏之泇[11]。冰水咽而霍亂息，流水飲而癃閉通。雪水洗目而赤退，鹹水濯肌而瘡[12]乾。菜之以爲齏[13]，鐵之以爲漿，麴之以爲酒，糵之以爲醋。千派萬種，言不容盡。

　　至於井之水也，尚數名焉，況其他者[14]乎！及酌而傾，曰倒

---

〔1〕靈臺　古代觀察天文氣象的壇臺。

〔2〕悟　原作“愓”。文義不屬，據上下文義改。

〔3〕蜀江濯（zhuó 酌）錦則鮮　用蜀江的江水洗滌織錦則特別鮮艷。濯，洗滌。

〔4〕濟源烹楮則潝（hào 浩）　用濟水烹煮楮則特別潔白。濟源，濟水之源泉；楮，造紙用的植物；潝，水深清白貌。

〔5〕漸　浸，灌溉。

〔6〕葠（shēn 申）　人參。

〔7〕楊子宜荈（chuǎn 喘）　楊子江水域適宜種茶。楊子，即楊子江，通稱長江；荈，茶。

〔8〕淮菜宜醪（láo 勞）　淮河水域之菜適宜釀酒。醪，汁滓混和的酒。

〔9〕滄鹵　滄州的鹽鹵水。

〔10〕阿井　山東阿縣的井水。

〔11〕泇（rú 如）　水名。此指藥物水煎液。

〔12〕瘡　原作“瘍”。文義不屬，據排印本改。

〔13〕齏（jī 基）　加醬調和的菜末。

〔14〕者　原作“奢”。文義不屬，據四庫本、排印本改。

流；出甃[1]未放，曰無根；無時初出，曰新汲；將旦首汲，曰井華。夫一井之水，而功用不同，豈烹者[2]之間將行藥勢獨不擇夫水哉！

昔有患小溲閉者，衆工不能瘥，予易之長川之急流，取前藥而沸之，一飲立溲，元疇聞之曰：精乎哉論也！近讀《靈樞經》，有半夏湯治不瞑。以流水千里者八升，揚之萬遍，取其清五升，炊以葦薪[3]火。正與此論合。乃知子和之於醫，觸一事一物皆成治法，如張長史草書妙天下，得之公孫劍器，用心亦勞矣。後之用水者，當以子和之言爲制。余於是乎作水解。

---

〔1〕甃（zhòu 宙）　井壁。此指水井。

〔2〕者　排印本作"煑"。義長。

〔3〕薪　原作"水"。文義不屬，據排印本改。

儒門事親　卷四　治病百法一

戴人張子和　著

風　一

夫風者,厥陰風木之主也。諸風掉眩,風痰風厥,涎潮不利,半身不遂,失音不語,留飲殘泄,痰實嘔逆,旋運,口喎,搐搦,僵仆,目眩,小兒驚悸,狂妄,胃脘當心而痛,上支兩脇,咽膈不通,偏正頭痛,首風沐風[1],手足攣急。肝木爲病,人氣在頭。

防風通聖散　　防風天麻湯　　防風湯　　祛風丸　　排風湯　　小續命湯　　消[2]風散

暑　二

夫暑者,爲少陰君火之主也。諸痛癢瘡瘍,癰疽腫毒,及胃煩熱,嗌乾咳喘,唾血泄血,胕腫,肩胛[3]皆內痛,心痛,肺脹,腹脹,鬱悶。風溫病,多發風傷於榮、溫傷於衛。血爲榮,氣爲衛。其脈兩手多沉,自汗出,身重,多睡必鼾。三日以裏,且宜辛凉解之,或辛溫解之。如不已,表證[4]未罷,大不可下,如下則胃中虛空。四日之外,表熱入裏,則譫語、口乾、發疹、潮熱,直視、失溲者,十死八九。肺金爲病,人氣在胸。及小兒瘡疹、丹熛[5],但發人氣在腹。

---

〔1〕沐風　因洗頭而感受風邪。沐,此指洗頭。
〔2〕消　原作"道"。文義不屬,據四庫本、排印本改。
〔3〕胛　原作"胛"。文義不屬,據排印本改。
〔4〕表證　原作"裏症"。文義不屬,據排印本及上下文義改。
〔5〕丹熛　即丹毒。

白虎湯　　桂苓甘露散　　化痰玉壺丸　　益元散　　玉露散　　石膏散

濕　三

夫濕者，爲太陰濕土之主也。諸濕腫滿，霍亂泄注，胕腫，骨痛，及腰、膝、頭、項痛，風痺，痿厥，唾有血，心懸如饑[1]。熱痛始作，三陽受之。一日太陽，二日陽明，三日少陽，可汗而已。如四日太陰，五日少陰，六日厥陰，可下而已。或七日不愈再傳，至十三日，大邪皆去，六經悉和則愈矣。腎水爲病。

五苓散　　葶藶木香散　　白术木香散　　益元散　　大橘皮湯　　神助散　　桂苓白术丸

火　四

夫火者，少陽相火之主也。諸暴死，發熱惡寒，痛病大作，傳爲水腫，面黃身痿，泄注膿血，赤白爲利，癰腫疽毒，丹熛瘰疹，小兒痁瀉[2]，腹脹，暴下如水，心胸中熱，甚則衄衊，胸脅皆痛，耳聾，口苦，舌乾，與臟毒下血，米穀不化，腸鳴切痛，消渴上喘。肺金爲病。

凉膈散　　黃連解毒湯　　瀉心散　　神芎丸　　八正散　　調胃散　　調胃承氣湯

燥　五

夫燥者，是陽明燥金之主也。諸氣憤鬱，腸胃乾涸，皮膚

---

〔1〕饑　原作“肌”。文義不屬，據四庫本、醫學大成本等及文義改。
〔2〕痁瀉　因痁積而致的反復泄瀉。

皴揭[1]，脇痛，寒瘧，喘咳，腹中鳴，注泄鶩溏，脇肋暴痛，不可反側，嗌乾面塵，肉脱色惡，及丈夫㿉疝[2]，婦人少腹痛，帶下赤白，瘡瘍痤癤，喘咳潮熱，大便濇燥，及馬刀挾癭之瘡。肝木爲病。

　　神功丸　　　脾約丸　　　麻仁丸　　　潤體丸　　　四生丸

寒　六

　　夫寒者，是太陽寒水之主也。諸寒冷濕痺，肘臂攣急。秋濕既多，寒咳爲嗽，痰厥心痛，心中澹澹[3]大動。胸、脇、胃脘痛，不可食，食已不饑，吐利腥穢，屈伸不便，上下所出不禁[4]，目盲，堅痞，色炲[5]，渴而飲冷，積水，足浮腫，囊縮，四肢冷，爪甲青。心火爲病。

　　薑附湯　　　四逆湯　　　二薑湯　　　术附湯　　　大己寒丸
理中湯

解利傷寒　七

　　人[6]冒風時氣、温病、傷寒，三日以裹，頭痛、身熱、惡寒，可用通聖散、益元散各五七錢，水一大碗，入生薑十餘片、葱白連鬚十餘莖、豆豉一撮，同煎三五沸，去滓，稍熱，先以多半投之，良久，用釵子於咽喉中探引吐了，不宜漱口，次用小半，亦稍熱投之，更用葱醋酸辣湯投之，衣被蓋覆，汗出則愈矣。如遇世亂，

---

〔1〕皴（cūn 村）揭　皮膚乾燥枯槁，裂開脱落。皴，皮膚坼裂；揭，揭開。
〔2〕㿉疝　此指陰囊腫大。
〔3〕澹澹（dàn dàn 彈彈）　波浪起伏。此喻心神不定。
〔4〕上下所出不禁　謂淚、涕、涎多，大小便失禁。上，指眼淚、鼻涕和痰涎；下，指大便、小便。
〔5〕炲（tái 台）　暗黑色。
〔6〕人　四庫本作"夫"。據上下文例，義長。

《內經》曰：歲火太過，炎暑流行，火氣太盛，肺金受邪，上應熒惑[1]。大而明現。若用辛涼之劑解之，則萬舉萬全也。若遇治世人安，可用升麻湯、葛根湯、敗毒散，辛溫之劑解之，亦加葱根白、豆豉，上涌而表汗。《內經》曰：因其輕而揚之。揚者，發揚也。吐、汗，發揚寒熱之邪。既吐汗之後，必大將息，旬日之後，其邪不復作也。

又一法，或於無藥之處，可用酸虀汁一大碗，煎三五沸，去菜汁，猛服訖，少間，用釵子咽喉中，探引吐了，如此三次，後煎葱酸辣湯投之，以衣被蓋覆，汗出則解。《內經》曰：酸苦涌泄爲陰。涌者，吐也。傷寒三日，頭痛身熱，是病在上也。在上者，固宜涌之。然後以淡漿粥養之，一二日則愈矣。

又一法，可用不臥散解之，於兩鼻內嗂之，連嚏噴三二十次，以衣被蓋覆。用此藥時，當於暖室中。嚏罷，以酸辣漿粥投之，汗出如洗。嚏噴者，同吐法也。此法可與雙解散爲表裏也。

又有導引一法，可於一間處用之。先教病人盤脚而坐，次用兩手交十指攀腦後風池、風府。二穴乃是風門也。向前叩首，幾至於地，如此連點一百二十數。急以葱醋粥辛辣湯投之，汗出立解。

傷寒、溫疫、時氣、冒風、中暑，俱四時不正之氣也。人若初感之，皆頭痛、惡寒、身熱及寒熱往來、腰脊強，是太陽經受之也。《內經》曰：可先治外而後治內[2]。先用生薑、葱白、豆豉煎雙解散，上涌及汗出則解。如不解者，至五六日，或不大便，喘滿、譫語、實熱，兩手脈沉，可用調胃、大、小承氣湯下之。慎不可用銀粉、巴豆霜、杏仁、芫花熱藥，下之則必死。此先治外而後治內也。如大汗之後，慎不可食葵羹、藿菜、羊、豬、雞、犬、魚、兔等肉。

〔1〕熒（yíng 盈）惑　熒惑星，即火星。
〔2〕可先治外而後治內　原作“可先治內而後治外”。文義不屬，據《素問·至真要大論》中“從外之內而盛於內者，先治其外而後調其內”經旨及上下文義改。

惟不先明，必致重困，後必難治也。傷寒七八日，發黃、有斑、潮熱、腹滿者，或痰實作止，雖諸承氣下過者，仲景曰：寸口脈浮滑者[1]，可用瓜蒂散吐之。然傷寒寸口脈浮滑者可用，雜病寸口脈沉者可吐。叔和云：寸脈沉兮胸有痰。啟玄子曰：上盛不已，吐而奪之是也。

風　八

夫中風失音、悶亂、喎斜口眼，《內經》曰：風之爲病，善行而數變。故百病皆生於風也。可用三聖散吐之。如不省人事，牙關緊閉，粥菜不能下者，煎三聖散，鼻內灌之，吐出涎，口自開也。次服通聖散、涼膈散、大人參半夏丸、桂苓甘露散[2]等。大忌雞、豬、魚、兔、酒、醋、蕎、麵動風引痰之物。吐痰之法，在方論[3]中。

頭風眩運，手足時復麻痺，胃脘發痛，心腹滿悶，按之如水聲，可用獨聖散吐之。吐訖，可服辛涼清上之藥。仲景曰：此寒痰結於胸中之致然也。

痺　九

夫大人、小兒，風寒濕三氣合而爲痺。及手足麻木不仁者，可用鬱金散吐之。吐訖，以導水丸、通經散泄之。泄訖，以辛溫之劑發散，汗出，則可服當歸、芍藥、乳、沒行經和血等藥。如不愈，則便不宜服此等藥。

---

〔1〕寸口脈浮滑者　《傷寒論·太陽篇》作“寸脈微浮”。可參。
〔2〕散　醫學大成本、排印本作“飲”。可參。
〔3〕方論　指本書卷十二吐劑內容。

痿　十

夫男女年少，面黃，身熱，肌瘦，寒熱往來如瘧，更加涎嗽不止，或喘滿面浮，此名曰肺痿，可用獨聖散吐之。吐訖，次用人參柴胡飲子、小柴胡飲子，加當歸桂苓甘露散之類。《內經》曰：男女之病皆同也。男子精不足，是味不化也；女子血不流，是氣不用也。又曰：形不足者，溫之以氣；精不足者，補之以味。是也。

厥　十一

夫厥之爲病，手足及膝下或寒或熱也。舉世傳爲脚氣寒濕之病，豈知《內經》中本無脚氣。陽氣衰於下則爲寒厥，陰氣衰於下〔1〕則爲熱厥。熱厥爲手足熱，寒厥爲手足寒也。陽經起於足指之表，陰經起於足心之下。陽氣勝則足下熱，陰氣勝則足下寒。熱厥者，寒在上也；寒厥者，熱在上也。寒在上者，以溫劑補肺金；熱在上者，以涼劑清心火則愈矣。

若尸厥、痿厥、風厥、氣厥、酒厥，可以涌而醒，次服降火益水、和血通氣之藥，使粥食調養，無不瘥者。若其餘諸厥，仿此行之，愼勿當疑似之間便作風氣。相去邈〔2〕矣。

癇　十二

夫癇病，不至於目瞪如愚者，用三聖散投之。更用大〔3〕盆一個，於暖室中，令汗、下、吐三法俱行。次服通聖散，百餘日則愈矣。至於目瞪愚者，不可治。《內經》曰：神不得守，

〔1〕下　原作“上”。據《素問·厥論》及上下文義改。
〔2〕邈（miǎo 眇）　遠。此指差別很大。
〔3〕大　排印本作“火”。義長。

謂神亂也。

瘧　十三

　　夫富貴膏粱之人病瘧，或間日，或頻日，或作熱，或作寒，或多寒少熱，或多熱少寒，宜以大柴胡湯下之，下過三五行，次服白虎湯、玉露散、桂苓甘露散之類。如不愈者，是積熱大甚，宜以神芎藏用丸、三花神祐丸、調胃承氣湯等藥，大作劑料下之，下訖，以長流水煎五苓散服之，或服小柴胡湯數服亦可。如不愈，復以常山散吐之，後服涼膈散、白虎湯之類必愈矣。大忌熱面及羊肉、雞、豬、魚、兔等物，如食之，瘧疾復作，以至不救。

　　貧賤蒭蕘[1]之人病瘧，以飲食疏糲[2]、衣服寒薄、勞力動作，不可與膏粱之人同法而治。臨發日，可用野夫多效方、溫脾散治之，如不愈，用辰砂丹治之則愈矣。如服藥訖，宜以長流水煎白虎湯、五苓散服之。不宜食熱物及燥熱之藥，以瘧疾是傷暑伏熱之故也。《內經》曰：夏傷於暑，秋必痎瘧。可不信哉！忌物同前。

泄利　十四

　　夫大人小兒暴注，瀉水不已，《內經》曰：注下也。注下者，水利也，火運太過之病，火主暴逆之故也。急宜用水調桂苓甘露散、五苓散、益元散，或以長流水煎過，放冷服則愈。慎不可驟用罌粟殼、乾薑、豆蔻、聖散子之類。縱瀉止則腸胃不通，轉生他疾。止可以分陰陽、利水道[3]而已。

────────

〔1〕蒭蕘（chúráo 除饒）　割草打柴。此指生活貧困。蒭，“芻”之或字。《集韻》：“芻，割草也，或從草。”蕘，草薪、打柴。

〔2〕疏糲（lì 立）　粗劣食物。疏，粗劣；糲，糙米，此指粗糧。

〔3〕分陰陽、利水道　即分清濁，利小便。

痟利　十五

夫病痟利[1]，米穀不化，日夜無度，腹中雷鳴，下利完穀出，可用導水丸、禹功散。瀉訖一二日，可服胃風湯。不愈，則又可與桂枝麻黃湯，發汗則愈矣。《内經》曰：久風入中，爲腸澼[2]飱泄。啟玄子云：風在腸中，上薰於胃，所食不化而出。又云：飱泄者，是暮食不化也。又經云：春傷於風，夏必飱泄。故可汗而愈，《内經》曰：風隨汗出，痛隨利減。若服豆蔻、罌粟殼之類，久而不輟，則變爲水腫，以成不救也。

臟毒下血　十六

夫臟毒下血，可用調胃承氣湯加當歸。瀉訖，次用芍藥蘗皮丸、黃連解毒湯，五苓、益元各停[3]調下，五七錢服之。《内經》曰：腸澼便血何如？答曰：澼者，腸間積水也。身熱則死，寒則生。熱爲血氣敗，故死；寒爲榮氣在，則生。七日而死者，死於火之成數[4]也。

下利膿血　十七

夫下利膿血，腹痛不止，可用調胃承氣湯，加生薑、棗煎，更下藏用七八十丸，量虛實加減。瀉訖，次用長流水調五苓散五、七錢，或加燈心煎調下亦得，調益元散五七錢亦可。大忌油膩一切熱物則愈矣。

---

〔1〕痟利　利，原作"痢"，據下文文義改。痟利，因痟積而致的泄瀉。
〔2〕澼　《素問・風論》作"風"。可參。
〔3〕停　醫學大成本作"散"。可參。
〔4〕火之成數　據天河圖，二、七居上，屬火，即地二生火，天七成之。故謂七日而死者，死於火之成數也。

水泄不止　十八

夫男子、婦人，病水濕瀉注不止，因服豆蔻、烏梅、薑、附峻熱之劑，遂令三焦閉澁[1]，水道不行，水滿皮膚，身體否[2]腫，面黃腹大，小便赤澁，兩足按之陷而復起。《內經》曰：諸濕腫滿，皆屬脾土。可用獨聖散吐之。如時月寒涼，宜於暖室不透風處，用火一盆，以借火力出汗。次以導水禹功散，量虛實，瀉十餘行，濕去腫減則愈矣。是汗、下、吐三法齊行。既汗、下、吐訖，腑臟空虛，宜以淡漿粥養腸胃二三日，次服五苓散，益元同煎，燈心湯調下。如勢未盡，更宜服神助散，舊名葶藶散。可以流濕潤燥，分陰陽，利小便。不利小便，非其法也。既平之後，宜大將息。忌魚、鹽、酒、肉、菓木、房室等事。如此三年則可矣。如或不然，決死而不救也。

痔漏腫痛　十九

夫痔漏腫痛，《內經》曰：因而大飽，筋脈橫解，腸澼爲痔。痔而不愈，變而爲漏。同治濕法而治之，可先用導水丸、禹功散，瀉訖，次服枳殼丸，木香檳榔丸，更加以葵羹、菠菜、豬羊血等，通利腸胃。大忌房室，雞、魚、酒、醋等物勿食之。

霍亂吐瀉　二十

夫霍亂吐瀉不止者，可用五苓散、益元散各停，冰水調下五、七錢。如無冰水，可用新汲水調下桂苓甘露散、玉露散、清涼飲子，調下五七錢，或香薷湯調下五七錢亦可。如無已上諸藥，可

---

[1] 澁　原作"溢"。文義不屬，據醫學大成本、排印本、石印本及上下文義改。

[2] 否　通"痞"。

服地漿三五盞亦可。地漿者，可於净地掘一井子，用新汲水一桶，并於井子，攪令渾，候澄清。連飲三五盞，立愈。大忌白术湯、薑、桂、烏、附種種燥熱之藥，若服之則必死矣。《巢氏》云：霍者，揮霍而成疾；亂者，陰陽亂也。皆由陰陽清濁二氣相干故也。

大便澀滯　二十一

夫老人久病，大便澀滯不通者，可服神功丸、麻仁丸、四生丸則愈矣。時復服葵菜、菠菜、猪羊血，自然通利也。《内經》云：以滑養竅是也。此病不愈，令人失明也。

五種淋瀝　二十二

夫大人小兒病沙石淋，及五種淋瀝[1]、閉癃，并臍腹痛，益元散主之，以長流水調下。八正散、石葦散，依方服用。此三藥皆可加减服之。

酒食不消散　二十三

夫一切冷食不消，宿酒不散，亦同傷寒，身熱、惡寒、戰慄、頭項痛、腰背强。及兩手脈沉，不可用雙解，止可用導飲丸五六十丸，量虛實加减，利五七行。所傷冷食、宿酒，若推盡則頭痛等病自愈也。次以五苓散、生薑、棗，長流水煎服，五六服。不可服酒癥進食丸，此藥皆犯巴豆，有熱毒之故也。

---

[1] 五種淋瀝　指氣淋、血淋、石淋、膏淋、勞淋。

酒食所傷　二十四

夫膏粱之人，起居閑逸，奉養過度，酒食所傷，以致中脘留飲，脹悶、痞膈醋心，可服木香導飲丸以治之。

夫蒭蕘之人，飲食粗糲，衣服寒薄，勞役動作，一切酒食所傷，以致心腹滿悶，時嘔酸水，可用進食丸治之。

沉積水氣　二十五

夫一切沉積水氣，兩脇刺痛，中滿不能食，頭目眩者，可用茶調散。輕涌訖，冷涎一二升，次服七宣丸則愈矣。木香檳榔丸、導飲丸亦妙。不可用巴豆、銀粉等藥。

諸積不化　二十六

夫諸積不化，可服無憂散，每月瀉三五次。可用桂苓白术丸散、妙功丸。大忌生、硬、粘、滑、動風、發熱等物。

骨蒸熱勞　二十七

夫男子、婦人，骨蒸熱勞，皮膚枯乾，痰唾稠粘，四肢疼痛，面赤唇乾，煩躁[1]睡臥不寧，或時喘嗽、飲食少味、困弱無力、虛汗黃瘦等疾。《內經》曰：男子因精不足而成，女子因血不流而得也。可先以茶調散，輕涌訖，次以導水禹功散，輕瀉三、兩行，後服柴胡飲子、桂苓甘露散、搜風丸、白术調中湯、木香檳榔丸、人參犀角散之類，量虛實選而用之。如咯血、吐血、便血，此乃亡血也，並不宜吐，吐之則神昏。《內經》曰：血者，人之神也。故亡血則不宜吐。慎不可服峻熱薑、附之藥，若服之，則飲食難進，肌肉消削，

---

〔1〕躁　原作“燥”。文義不屬，據醫學大成本、排印本及上下文義改。

轉成危篤也。

五勞[1]之病，乃今人不明，發表攻裏之過也。大忌暑月於手
腕、足外踝上著灸。手腕者，陽池穴也，此穴皆肌肉淺薄之處，灸
瘡最難痊。可及胸，次中脘、臍下、背俞、三里等穴，或有灸數十
者，及以燔針，終無一效，病人反受苦，可不思之！

勞疾多饞，所思之物，但可食者宜《食療本草》[2]而與之菠菜、
葵羹、冰[3]水涼物，慎不可禁，以圖水穀入胃，脈道乃行也。若過
忌慎，則胃口閉；胃口閉，則形必瘦。形瘦脈空，乃死亡候也。諸
勞皆可仿此。

虛損　二十八

夫病人多日，虛損無力，補之。以無比山藥丸則愈矣。

上喘中滿　二十九

夫上喘，中滿，醋心，腹脹，時時作聲，否氣上下，不能宣暢。
叔和云：氣壅三焦，不得昌[4]是也。可用獨聖散吐之，吐訖，次用
導水禹功，輕瀉三五行。不愈，更以利膈丸瀉之，使上下宣通，不
能壅滯。後服平胃散、五苓散、益元散、桂苓甘露散、三和散，分
陰陽、利水道之藥則愈。

一切涎嗽　三十

夫富貴之人，一切涎嗽，是飲食厚味，熱痰之致然也。先用

─────────────

〔1〕五勞　指心勞、肺勞、脾勞、肝勞、腎勞五種虛勞病證。
〔2〕《食療本草》　飲食療法專著。唐代孟詵根據周禮食醫之義所撰。後來張
　　鼎又補其不足八十九種，併舊二百二十七條。共三卷。已佚。
〔3〕冰　原作“水”。據日本本、四庫本及文義改。
〔4〕昌　興旺發達。在此引申爲暢通、舒利。

獨聖散吐之,吐訖可服人參散、通聖散加半夏,以此止嗽。更服大人參半夏丸,以之化痰也。大忌酸、鹹、油膩、生、硬、熱物也。

咳嗽　三十一

夫貧難之人咳嗽,内外感風冷寒濕之致然也。《内經》曰:秋傷於濕,冬生咳嗽。可服寧神散、寧肺散加白术之類則愈矣。忌法同前。

咳逆　三十二

夫男子、婦人咳逆,俗呼曰忔忒[1],乃陰陽不和也。乃傷寒亦有咳逆者。并可用既濟散治之。忌寒熱物,宜食温淡物,以養胃氣耳。

風痰　三十三

夫風痰、酒痰,或熱在膈上,頭目不清,涕唾稠粘,或咳嗽上喘,時發潮熱,可用獨聖散吐之,吐訖可服搜風丸、涼膈散之類。《内經》曰:流濕潤燥是也。

咯血衄血嗽血　三十四

夫男子、婦人,咯血、衄血、嗽血、咳膿血,可服三黄丸、黄連解毒湯、涼膈散,加桔梗、當歸,大煎劑料,時時呷之。《内經》曰:治心肺之病最近,藥劑不厭頻而少,時時呷之者是也。

消渴　三十五

夫三消渴,《内經》曰:三消渴者,肺消、膈消、風消也。右

---

[1] 忔忒(tè 特)　即呃逆。因胃氣上衝,呃呃連聲,響聲清脆高亢,故名。

以繅絲煮繭湯，澄清，頓服之則愈。或取生藕汁，頓服之亦
愈矣。

雷頭　三十六

夫雷頭[1]癩子[2]，乃俗之謬名也。此疾是胸中有寒痰，多沐
之致然也。可以茶調散吐之。吐訖冷痰三二升，次用神芎丸，下
三五行，然後服愈風餅子則愈矣。雷頭者，是頭上赤、腫、核，或
如生薑片、酸棗之狀。可用鈹針刺而出血，永除根本也。

頭痛不止　三十七

夫頭痛不止，乃三陽之受病也。三陽者，各分部分。頭與項
痛者，是足太陽膀胱之經也；攢竹痛，俗呼爲眉稜痛者是也；額
角上痛，俗呼爲偏頭痛者，是少陽經也，如痛久不已，則令人喪
目。以三陽受病，皆胸膈有宿痰之致然也。先以茶調散吐之，後
以香薷散[3]、白虎湯投之則愈。然頭痛不止，可將葱白鬚豆豉湯
吐之，吐訖，可服川芎、薄荷辛涼清上，搜風丸、香芎散之類。仲
景曰：葱根豆豉，亦吐傷寒頭痛。叔和云：寸脈急而頭痛是也。

兩目暴赤　三十八

夫兩目暴赤，發痛不止，可以長流水煎鹽湯吐之，次服神芎
丸、四物湯之類。《內經》曰：暴病皆屬火也。又曰：治病有緩急，
急則治其標，緩則治其本。標者，赤腫也；本者，火熱也。以草莖
鼻中，出血最妙。

---

〔1〕雷頭　即雷頭風。證見頭痛，並起核塊，或耳如雷鳴。
〔2〕癩子　原作"懶于"。文義不屬，據上下文義改。
〔3〕散　醫學大成本、排印本作"飲"。義長。

目腫　三十九

夫目暴赤腫痛，不能開者，以清金散鼻內搐之。鼻內出血更捷。

病目經年　四十

夫病赤目，經年不愈者，是頭風[1]所加之，令人頭痛。可用獨聖散、八正散之類。赤目腫作，是足厥陰肝經有熱。利小便能去肝經風熱也。

風衝泣下　四十一

夫風衝泣下者，俗呼風冷淚者是也。《內經》曰：太陽經不禁固也。又曰：熱則五液[2]皆出。肝熱，故淚出。風衝於外，火發於內，風火相搏，由此而泣下也。治之以貝母一枚，白膩者，胡椒七粒，不犯銅鐵，研細，臨臥點之，愈。

風蛀牙疼　四十二

夫風蛀牙疼，久不愈者，用針插巴豆一枚，於燈焰上燎，煙未盡急存性，於牙窩根盤上熏之則愈。

口瘡　四十三

夫大人、小兒口瘡，唇緊，用酸漿水洗去白痂，臨困點綠袍散。如或不愈，貼赴筵散。又不愈，貼鉛白霜散則愈。

---

〔1〕頭風　此指頭痛經久不愈，時作時止的病證。
〔2〕五液　汗、涕、淚、涎、唾等五種分泌物的合稱。

喉閉　四十四

夫男子、婦人喉閉[1]腫痛不能言，微刺兩手大拇指，去爪甲如韭葉，是少商穴。少商，是肺金之井穴也。以鈹針刺血出立愈。如不愈，以溫白湯口中含漱[2]。以熱導熱也。

癭　四十五

夫癭囊腫悶，稽叔夜[3]《養生論》云：頸如險而癭，水土之使然也。可用人參化癭丹，服之則消也。又以海帶、海藻、昆布三味，皆海中之物，但得二味投之於水甕中，常食亦可消矣。

背疽　四十六

夫背瘡初發，便可用藏用丸、玉燭散，大作劑料，下臟腑一、二十行，次[4]以鈹針於腫焮處亂刺出血，如此者三，後以陽起石散傅之。不可便服內托散，內犯官桂，更用酒煎。男子以背爲陽，更以熱投熱，無乃太熱乎！如瘡少愈，或瘡口[5]未合，瘡痂未斂，風癢時作，可服內托散，以避風邪耳。

瘰癧　四十七

夫人頭目有瘡腫、瘰癧，及胸臆肬[6]脇之間，或有瘡痂腫核不消，及有膿水不止，可用滄鹽一二兩，炒過，以長流水一大碗，煎，放溫，作三五次，頓服訖，候不多時，於咽喉中探引，吐涎三二升，後服和血

---

〔1〕喉閉　即喉痹。

〔2〕漱　原作“嗽”。文義不屬，據醫學大成本及上下文義改。

〔3〕稽叔夜　三國時魏國文學家、思想家，名稽康，字叔夜，崇向老莊，講求養生服石之道。爲竹林七賢之一。

〔4〕次　原脱。據四庫本及上下文例補。

〔5〕瘡口　原作“口瘡”。文義不屬，據四庫本、醫學大成本、排印本及上下文義改。

〔6〕臆肬（yì qū 意袪）　胸、腋下。

通經之藥，如玉燭散、四物湯之類是也。《內經》曰：鹹[1]味涌泄爲陰。涌者，吐也；瀉者，泄也。《銅人》[2]曰：少陽起於目銳眥，行耳後，下脇肋，過期門。瘰癧結核，馬刀挾癭，是少陽膽經多氣少血之病也。

便癰　四十八

夫便癰者，乃男子之疝也，俗呼爲便癰，言於不便處害一癰，故名便癰也。便癰者，謬名也，《難》《素》所不載也。然足厥陰肝之經絡，是氣血行流之道路也。衝、任、督脈，亦屬肝經之旁絡也。《難經》曰：男子有七疝[3]是也。便癰者，血疝[4]也。治之以導水丸、桃仁承氣湯，或抵當湯投之。同瘀血不散而治，大作劑料，峻瀉一二十行，次以玉燭散，和氣血、通經絡之類則是也。世之多用大黃牡蠣[5]而已。間不愈者，是不知和血通經之道也。

惡瘡　四十九

夫一切惡瘡，久不愈者，以木香檳榔散貼之則愈。

下疳　五十

夫下疳[6]久不愈者，俗呼曰膝疳是也，先以導水禹功，先瀉肝經，外以木香散傅之，日上三兩度，然後服淡粥，一二日則止。

---

[1] 鹹　原作"醎"。文義不屬，據四庫本、醫學大成本、排印本及上下文義改。

[2]《銅人》《銅人腧穴針灸圖經》的簡稱，又稱《銅人經》。宋代王惟一撰。

[3] 七疝　首見《素問·骨空論》，爲衝疝、狐疝、癞疝、厥疝、瘕疝、㿗疝、癃疝；而《諸病源候論》爲厥疝、癥疝、寒疝、氣疝、盤疝、腑疝、狼疝；本書爲寒疝、水疝、筋疝、血疝、氣疝、狐疝、癞疝。名目繁多不一。

[4] 血疝　此指小腹內瘀血結痛，硬滿有形的病證。

[5] 蠣　疑爲"丹"之誤。

[6] 下疳　梅毒發於男子陰莖、龜頭、包皮，女子大小陰唇、陰道等處，又名疳瘡、妒精瘡。

儒門事親　卷五　百病治法二

戴人張子和　著

瘡癤瘤腫　五十一

夫大人瘡癤，小兒赤瘤，腫發之時，疼痛不止。《内經》曰：夫諸痛癢瘡瘍，皆生於心火。可用一咒法[1]禁之。法者是心法。咒曰：

龍鬼流兮諸毒腫，癰瘡膿血甚被痛，

忘心稱意大悲咒，三唾毒腫隨手消。

右一氣念咒三遍，望日月燈火取氣一口，吹在瘡腫、丹瘤之上，右手在瘡上虛收虛撮三次，左手不動，每一氣念三遍，虛收虛撮三次，百無禁忌。如用之時，心正爲是。此法得於祖母韓氏，相傳一百餘年，用之救人，百發百中。若不食葷酒之人，其法更靈。病瘡腫者，大忌雞、豬、魚、兔發熱動風之物。此法不得輕侮。無藥處可用之。

瘡腫丹毒　五十二

夫大人、小兒，瘡腫、丹毒，發熱疼痛不止者，又有一法：面北端，想北海雪浪滔天，冰山無際，大寒嚴冷之氣，取此氣一口，吹在瘡腫處，立止。用法之人，大忌五辛之菜[2]，五厭[3]之肉。所病

---

〔1〕咒法　封建迷信之人所用的某些宗教或巫術的密語，唸唸有詞，以期消災降禍。

〔2〕五辛之菜　此指葱、蒜、韭、蓼、芥等辛辣之菜。

〔3〕五厭　疑爲"三厭"之誤。三厭，雁、狗、烏魚。爲道家忌食之物。據孫真人歌謂：天厭雁，地厭狗，水厭烏魚。雁有夫婦之倫，狗有扈主之誼，烏魚有忠敬之心，故不忍食。

145

之人，切忌雞、猪、魚、兔、酒、醋、濕面等物。無藥之處，可用此法
救之。

凍瘡　五十三

夫凍瘡者，因寒月行於冰雪中而得之。有經年不愈，用陂野
中净土曝乾，以大蒜搗如泥，和土捏作餅子，如大觀錢[1]厚薄，量
瘡口大小而貼之。泥餅子上，以火艾灸之，不計艾壯數多少，以
泥乾爲度。去乾餅，以換濕餅，貼定灸之，不問灸數多少。有灸
一二日者，直至瘡痂内覺癢，微痛，是凍瘡活也。然後，不含漿水
澄清，用雞翎一二十莖，縛作刷子，於瘡口上洗净。以此而洗之
後，肌膚損痛也，用軟帛拭乾。次用木香檳榔散傅之。夏月醫之
大妙。

金瘡　五十四

夫一切刀箭所傷，有刀箭藥，用風化石灰一斤，龍骨四兩，二
味爲細末，先於端四日[2]採下刺薊菜，於端午日四更，合杵臼内，
搗和所得，團作餅子，若酒麯，中心穿眼，懸於背陰處，陰乾，搗，
羅爲細末，於瘡口上摻貼。亦治裏、外臁[3]并諸瘡腫，大效。

又有咒法，咒曰：

今日不祥，正被物傷，一禁不疼，二禁不痛。

三禁不膿不作血，急急如律令奉勅攝[4]。

又每念一遍，以右手收一遍，收在左手中。如此七遍，則放手

---

[1] 大觀錢　北宋大觀年間的銅錢。大觀，宋徽宗趙佶年號。

[2] 端四日　五月初四日。《歲時雜記》：“京師市廛人以五月初一日爲端一，
初二爲端二，數以至五爲端五。”

[3] 裏、外臁　此指足脛内側和外側的臁瘡。

[4] 如律令奉勅攝　意爲如同執行法令，遵奉（上天）旨意去捉拿收拾（鬼
邪）。

吹去。却望太陽取氣一口，吹在所傷處。如陰晦夜間，望北斗取氣亦得。所傷之人，大忌雞、猪、魚、兔、酒、醋、熱麵動風之物，如食之，則瘡必發。

又一法：默想東方日出，始取氣一口；日出一半，取氣一口；日大圓滿，取氣一口，吹在所傷之處，如此三次則止。用法之人，并無所忌；所傷之人，禁忌同前。可於無藥之處用之。

誤吞銅鐵　五十五

夫誤吞銅鐵，以至羸瘦者，宜用肥猪豚[1]與葵菜羹，同飱數頓，則銅鐵自然下也，神驗。如不食葷腥者，宜以調胃承氣湯，大作其劑，下之亦可也。

魚刺麥芒　五十六

夫魚刺、麥芒、一切竹木籤[2]刺咽喉，及鬚髮惹伴在咽嗌中不能下者，《內經》曰：不因氣動而病生於外。可用《道藏經》[3]一咒法治之。咒曰：

吾請老君[4]東流順，老君奉勅攝攝，攝法毒水，吾托大帝尊，不到稱吾者，各各現帝身。

急急如律令奉勅攝。

一氣念遍，又以左手屈中指、無名指，作三山印，印上坐净水一盞；右手掐印文[5]，作金鎗印。左手在下，右手在上；左手象地，右手象天，虛挽虛卓，九次爲定。左足橫，右足竪，作丁字立。如

---

[1]　豚　疑爲“膟”之誤。膟（liè 冽），腸間脂肪。《説文》：“膟，腸間肥也。”

[2]　籤　同“簽”。

[3]《道藏經》　道教經書的總稱。是道家經典著作。

[4]　老君　太上老君。道家以老子爲始祖，故尊老子爲太上老君。老子，春秋戰國時人，姓李名耳，又號老聃。

[5]　掐印文　謂緊屈中指、無名指和小指，以緊掐掌心手紋。

作法時，望日月燈火，取氣一口，吹在盞内。此法百無禁忌。用法之時，以正神氣是也。如所傷物下，不可便與米湯、米飯吃，恐米粒誤入瘡口中，潰作膿也。姑以拌麵羹，養以數日可也。

蛇蟲所傷　五十七

夫犬咬、蛇傷，不可便貼膏藥及生肌散之類，謂毒氣不出也。《内經》曰：先治内而後治外可也。當先用導水丸、禹功散，或通經[1]，瀉十餘行，即時痛減腫消。然後用膏藥生肌散傅貼。愈。此是先治内而治外之法也。

杖瘡　五十八

夫一切蟲獸所傷，及背瘡腫毒，杖瘡㷜發，或透入裏者，可服木香檳榔丸七八十丸至百丸，或百五十丸至二百丸，生薑湯下，過五、七行。量虛實加減則可矣。

禁蝎　五十九

夫禁蝎，有一咒法。咒曰：

玉女傳仙攝，勅斬蚖蜥[2]滅。

右如有蝎螫[3]之人來求治者，於蝎螫處望，而取氣一口，默念七遍，怒着作法，吹在蝎螫處。《内經》曰：蜂蠆[4]之毒，皆屬於火。可用[5]新水一盆浸之，如浸不得處，速以手帛蘸水搭之，則痛止

---

〔1〕經　此下疑脱"散"字。
〔2〕蚖蜥（yīxī 伊錫）　伊威、蜥蝪。伊威，即鼠婦；蜥蝪，俗稱四脚蛇，亦名石龍子。
〔3〕螫（shì 釋）　蟲放出毒液。此指蟲毒螫刺所傷。
〔4〕蠆（chài 瘥）　蝎類毒蟲。長尾的爲蠆，短尾的爲蝎。
〔5〕可用　原作"用可"。文義不屬，據日本本眉批及四庫本、排印本等改。

也。用法之人，大忌五厭肉。

落馬墜井　六十

夫一切男子、婦人落馬墜井，因而打撲，便生心恙[1]，是痰涎發於上也。《內經》曰：不因氣動而病生於外。可用三聖散，空心吐訖。如本人虛弱疲瘁[2]，可用獨聖散吐之。吐訖，可服安魂寧魄之藥，定志丸、酸棗仁、茯神之類是也。

婦人月事沉滯　六十一

夫婦人月事沉滯，數月不行，肌肉不減，《內經》曰：此名爲瘕爲沉也。沉者，月事沉滯不行也，急宜服桃仁承氣湯加當歸，大作劑料服，不過三服立愈。後用四物湯補之。更可用《宣明方》[3]檳榔丸。

血崩　六十二

夫婦人年及四十以上，或悲哀太甚，《內經》曰：悲哀太甚則心系急，心系急則肺布葉舉，而上焦不通，熱氣在中。故經血崩下。心系者，血山也。如久不愈，則面黃肌瘦，慎不可與燥熱之藥治之。豈不聞血得熱而流散。先以黃連解毒湯，次以涼膈散、四物湯等藥，治之而愈。四物者，是涼血也，乃婦人之仙藥也。量虛實加減，以意消息用之。

---

〔1〕心恙（yàng 樣）　此指神智不寧，驚悸怔忡的心神病證。恙，病。

〔2〕瘁（cuì 翠）　同“悴”。勞累，憔悴。

〔3〕《宣明方》　又稱《宣明論方》，是《黃帝素問宣明論方》的簡稱。金代劉河間撰，對《素問》的理論及所載的病名進行了分析，并制定了相應的處方，從而補充了《素問》所記病候缺乏方藥的不足。

腰胯疼痛　六十三

夫婦人腰胯[1]疼痛，兩足麻木、惡寒喜暖者，《內經》曰：乃是風寒濕痹。先可服除濕丹七八十丸，量虛實以意加減。次以禹功散投之，瀉十餘行清冷積水、青黃涎沫爲驗。後以長流水，同生薑、棗煎五苓散服之，風濕散而血氣和也。

頭風眩運　六十四

夫婦人頭風眩運，登車乘船亦眩運，眼澀、手麻、髮退[2]、健忘、喜怒，皆胸中有宿痰使然也。可用瓜蒂散吐之。吐訖，可用長流水煎五苓散、大人參半夏丸，兼常服愈風餅子則愈矣。

經血暴下　六十五

夫婦人年及五十以上，經血暴下者。婦人經血，終於七七之數[3]。數外暴下，《內經》曰：火主暴速。亦因暴喜、暴怒、憂結驚恐之致然也。慎不可作冷病治之，如下峻熱之藥則死；止可用黃連解毒湯，以清於上，更用蓮殼灰、椶[4]毛，以滲於下，然後用四物湯加玄胡散，凉血和經之藥是也。

赤白帶下　六十六

夫婦人赤白帶下，或出白物如脂，可服導水丸、禹功散，或單

---

〔1〕胯（kuà 跨）　此指腰的兩側。

〔2〕退　脫落。

〔3〕七七之數　四十九歲左右。《素問·上古天真論》認爲，人的生殖機能與天賦的限數有關，女子以七計算其生理年歲階段，至七七四十九歲，則“任脈虛，太衝脈衰少，天癸竭，地道不通”，故經血終止而不能懷子。

〔4〕椶　同“棕”。

用無憂散，量虛實加減。瀉訖，次用桂苓丸、五苓散、葶藶木香散，同治濕、治瀉法治之。或用獨聖散上涌亦可也。室女[1]亦可。

月事不來　六十七

夫婦人月事不來，室女亦可，《内經》曰：月事不來者，是胞脈閉也。胞脈者，屬火[2]，而絡於胕[3]中，令[4]氣上迫肺，心氣不得下通，故月事不來也。可用茶調散吐之。吐訖，可用玉燭散、當歸散，或三和湯、桂苓白术散、柴胡飲子，量虛實選而用之。降心火，益腎水，開胃進食，分陰陽，利水道之藥是也。慎勿服峻熱之藥，若服之，則變成肺痿、骨蒸潮熱、咳嗽咯膿、嘔血而喘、小便濇滯、寢汗不已，漸至形瘦脈大，雖遇良醫，亦成不救。嗚呼！人之死者，豈爲命耶？

婦人無子　六十八

夫婦人年及二三十者，雖無病而無子，經血如常，或經血不調，乃陰不升、陽不降之故也。可獨聖散，上吐訖冷痰三二升。後用導水丸、禹功散，瀉訖三五行，及十餘行。或用無憂散，瀉十餘行。次後吃葱醋白粥三五日。胃氣既通，腸中得實，可服玉燭散，更助以桂苓白术丸、散。二藥是降心火、益腎水，既濟之道[5]。不數月而必有孕也。

若婦人有癃閉、遺溺、嗌乾之諸證，雖服藥、針灸，而不能孕也。

---

〔1〕室女　未婚女子。

〔2〕火　《素問・評熱病論》作"心"，可參。

〔3〕胕（pāo 抛）《素問・評熱病論》作"胞"。可參。胕，膀胱。

〔4〕令　《素問・評熱病論》作"今"。可參。

〔5〕既濟之道　水火相交，相互爲用的規律。此指心火下降以溫腎水，腎水上滋以濟心火，使水火交通，相互平調。既濟，卦名，即離（火）下而坎（水）上，水火相交，則無不安定。

蓋衝、任、督三脈之病，故不治也。表證見内證及《熱論》中[1]。

小產　六十九

夫婦人半產，俗呼爲小產也。或三月，或四、五、六月，皆爲半產，已成男女故也。或因憂、恐、暴怒、悲哀太甚，或因勞力、打撲傷損，及觸風寒，或觸暴熱。不可用黑神散、烏金散之類。内犯乾薑之故。止可用玉燭散、通[2]經散、湯之類是也。

大產　七十

夫婦人大產，十月滿足降誕者是也。或臍腰痛，乃敗血惡物之致然也。舉世便作虛寒，以燥熱治之，誤人多矣。《難經》曰：諸痛爲實。實者，熱也。可用導水丸、禹功散，瀉五七行，慎不可便服黑神散、烏金散燥之。同半[3]產治之則可矣。

產後心風　七十一

夫婦人產後心風[4]者，則用調胃承氣湯一二兩，加當歸半兩，細剉，用水三四盞，同煎，去滓，分作二服，大下三五行則愈。如不愈，三聖散吐之。

乳汁不下　七十二

夫婦人有本[5]生無乳者，不治。或因啼哭、悲、怒、鬱結，氣

---

〔1〕表證見内證及《熱論》中　此九字疑衍。

〔2〕通　原作"和"。文義不屬，據下文通經散改。

〔3〕半　原作"一"。文義不屬，據四庫本改。

〔4〕心風　五臟風之一。《素問·風論》："以夏丙丁傷於風者爲心風……心風之狀，多汗惡風，焦絕，善怒嚇，赤色，病甚則言不可快。"

〔5〕本　四庫本作"天"。義長。

溢閉塞,以致乳脈不行。用精豬肉清湯,調和美食,於食後調益元散五七錢,連服三五服,更用木梳梳乳,周回百餘遍,則乳汁自下也。

又一法:用豬蹄湯調和美味服之,乳汁亦下。合用熟豬蹄四枚食之,亦效。

又一法:針肩井二穴,亦效。

産後潮熱　七十三

夫婦人産後一二日,潮熱,口乾,可用新汲水調玉露散,或冰水調服之亦可。或服小柴胡湯加當歸,及柴胡飲子亦可。慎不可作虛寒治之。

乳癰　七十四

夫乳癰發痛者,亦生於心也,俗呼曰吹乳是也。吹者,風也。風熱結薄於乳房之間,血脈凝注,久而不散,潰腐爲膿也。可用一法禁之。咒曰:

謹請東方護司族,吹奶是灰奶子。

右用之時,當先問病人曰:甚病?病人答曰:吹奶。取此氣一口,但吹在兩手坎字文[1]上,用大拇指緊揑定,面北立,一氣念七遍,吹在北方,如此者三遍。若作法時,以左右二婦人,面病人立,於病乳上痛揉[2]一二百數,如此亦三次,則愈。

雙身大小便不利　七十五

夫婦人雙身[3],大小便不利者,可用八正散,大作劑料,除滑

---

〔1〕坎字文　掌心三條皺紋。因此紋如古之"水"字,水,八卦中屬坎,故稱之爲坎字文。文,通"紋"。

〔2〕揉　原作"操"。文義不屬,據四庫本、醫學大成本、排印本改。

〔3〕雙身　懷孕。又稱重身。意思是身中有身。

石，加葵菜子煎服。《內經》曰：膀胱不利為癃。癃者，是小便閉而不通也。如八正散加木香，取效更捷。經曰：膀胱氣化則能出。然後服五苓散，三五服則愈矣。

雙身病瘧　七十六

夫雙身婦人病瘧，可煎白虎湯、小柴胡、柴胡飲子等藥。如大便結硬，可用大柴胡散，微溏過，不可大吐瀉。恐傷其孕也。《內經》曰：夏傷於暑，秋必病瘧。

雙身傷寒　七十七

夫雙身婦人，傷寒時氣，溫疫頭痛身熱，可用升麻散一兩，水半碗，大煎劑料，去滓，分作二服，先一服，吐了；後一服，不吐。次以長流水，加生薑、棗，煎五苓散，熱啜之，汗出盡，頭痛立止。

身重瘖瘂　七十八

夫婦人身重[1]九月，而瘖瘂不能言者，是胞之[2]絡脈不相接也，則不能言。經曰：無治也[3]。雖有此論，可煎玉燭散二兩，水一碗，同煎至七分，去滓，放冷，入蜜少許，時時呷之，則心火下降，而肺金自清，故能作聲也。

[1] 身重　懷孕。
[2] 之　原作“生”。文義不屬，據排印本及《素問·奇病論》改。
[3] 無治也　《素問·奇病論》此下有“當十月復”四字。無治也，意思是不需治療可以康復。

懷身入難　七十九

夫婦人懷身，入難月[1]，可用長流水調益元散，日三服，欲其易產也。產後自無一切虛熱、血氣不和之疾。如未入[2]月，則不宜服也，以滑石滑胎故也。

眉煉　八十

夫小兒眉煉[3]，在面曰眉煉，在耳曰輾耳，在足曰靴癬[4]。此三者，皆謬名也。《內經》曰：諸痛癢瘡瘍，皆屬心火。乃心火熱盛之致然也。可用鈚針刺之而出血，一刺不愈，當再刺之，二刺則必愈矣。《內經》云：血實者，宜決之。決者，破其血也。眉煉者，不可用藥傅之。其瘡多癢則必爬，若藥入眼則眼必損矣。

牙疳　八十一

夫小兒牙疳，牙疳者，齒齵也。齵者，是牙齗[5]腐爛也。上、下牙者，是手、足陽明二經也。或積熱於內，或服銀粉、巴豆大毒之藥，入於腸胃，乳食不能勝其毒，毒氣循經而上，至於齒齗。齒齗牙縫，爲嫩薄之分，反爲害也。可以麝香玉綫子治之。乳母臨臥，當服黃連解毒湯一服，疳病則愈。

---

[1] 入難月　進入分娩的月份。因分娩痛楚，易生災難，故稱分娩爲入難或難月。

[2] 入　原作“八”。文義不屬，據醫學大成本、排印本及上下文義改。

[3] 眉煉　眉風癬。證見眉中瘙癢，搔破流水，甚則蔓延額上、眼瞼、耳廓等處。

[4] 癬　原作“癢”。文義不屬，據排印本改。

[5] 齗(yín 淫)　牙齒基底部，即齒齵。《説文·齒部》：“齗，齒本也。”

夜啼　八十二

夫小兒夜啼不止者，當用燈花一枚，研細，隨乳汁下。并三服，則每服用燈花一枚。服罷此藥，於淨室中臥一兩日，則止也。

丹瘤　八十三

夫小兒丹瘤，浮赤走引，或遍身者，乃邪熱之毒在於皮膚。以磁片撒出血則愈。如不愈，則以拔毒散，掃三二十度，必愈矣。《內經》曰：丹熛赤瘤，火之色也，相火之病是也。

疳眼　八十四

夫小兒疳，澀眼，數日不開者，乃肝木風熱之致然也。可調服涼膈散數服，眼開而愈。

身瘦肌熱　八十五

夫小兒身瘦肌熱，面黃腹大，或吐瀉，腹有青筋，兩脅結硬，如碗之狀，名乳癖癖，俗呼曰奶脾是也。乳癖，得之綿帛太厚，乳食傷多。大熱則病生肌，大飽則必傷於腸胃。

生於肌表者，赤眼、丹瘤、疥癬、癰瘤、眉煉、赤白口瘡、牙疳宣爛，及寒熱往來。此乳母抱不下懷，積熱薰蒸之故，兩手脈浮而數也。傷於腸胃者，吐瀉驚疳，哽氣腹脹，肌瘦面黃，肚大筋青[1]，喜食泥土，揉鼻竅，頭髮作穗[2]，乳瓣不化，此皆大飽之致然也。久而不愈，則成乳癖。兩手脈沉而緊也，此其辨也。已上諸證，皆乳母懷抱奉養過度之罪。

----

〔1〕青　原作“直”。文義不屬，據醫學大成本、排印本改。
〔2〕穗　原作“稔”。文義不屬，據醫學大成本、排印本改。

癖之疾，可以丁香化癖散，取過數服，牛黃通膈丸、甘露散、益黃散等藥磨之。如不愈者，有揉脾一法。咒曰：

日精月華，助吾手法，勑斬減消，驅毒勑攝。

右用法之人，每念一遍，望日取氣一口，吹在手心，自揉之。如小兒病在左臂[1]上，用法之人亦左手揉之；在右臂[1]，以右手揉之。亦吹在乳脾上，令母揉之。男孩兒，用單日；女孩兒，用雙日。大忌風雨、陰晦、產婦、孝子見之。用法之時，宜於日中前，晴明好日色則可矣。

大小便不利　八十六

夫小兒大小便不通利者，《內經》曰：三焦約也。約者，不行也。可用長流水煎八正散，時時灌之，候大小便利即止也。

久瀉不止　八十七

夫小兒久瀉不止者，至八、九月間，變爲秋深冷痢，泄瀉清白，時腹撮痛，乳瓣不化，可用養脾丸。丸如黍米大，每服二三十丸，米飲下，日三服則愈。若治菊蕘之兒，萬舉萬全；富家，且宜消息[2]。

通身浮腫　八十八

夫小兒通身浮腫，是水氣腫也。小便不利者，通小便則愈。《內經》曰：三焦閉隘[3]，水道不行。水道不行，水滿皮膚，身體否[4]腫，是風乘濕之症也。可用長流水加燈心，煎五苓散，時時灌之。更於

---

〔1〕臂　原作"壁"。文義不屬，據石印本、醫學大成本、排印本改。

〔2〕消息　反復之意。《文選·枚乘七發》"消息陰陽"注："消息，翻復也。"此指反復用藥。

〔3〕隘　原作"溢"。文義不屬，據排印本改。石印本作"塞"，可參。

〔4〕否　通"痞"。

不透風暖處頻浴[1]。汗出則腫消，腫消則自愈。內外兼治故也。

發驚潮搐　八十九

夫小兒三五歲時，或七八歲至十餘歲，發驚潮搐[2]，涎如拽鋸，不省人事，目瞪喘急，將欲死者，《內經》曰：此皆得於母胎[3]所授。悸惕怕怖，驚駭恐懼之氣，故令小兒輕者爲驚吊，重者爲癇病風搐，爲腹中積熱，爲臍風。已上證候，可用吐涎及吐之藥。如吐訖，宜用硃、犀、腦、麝清凉墜涎之藥。若食乳之子，母亦宜服安魂定魄之劑，定志丸之類。如婦人懷孕之日，大忌驚憂悲泣。縱得子，必有諸疾。

拗哭不止　九十

夫小兒拗[4]哭不止，或一二日，或三四日，乃邪祟之氣凑於心，拗哭不止也。有《藏經》一法：以綿絹帶縛手足，訖，用三姓婦人净鱸槽，臥小兒於其中，不令旁人知而覰[5]之。候移時，則拗哭自止也。

身熱吐下　九十一

夫小兒身熱、吐、下，腹滿、不進乳者，可急用牛黃通膈丸，下過四、五行則愈。

---

〔1〕浴　原作“治”。文義不屬，據石印本改。
〔2〕潮搐　較有時間規律的抽搐。
〔3〕此皆得於母胎　《素問·奇病論》：“人生而有病巔疾者……病名爲胎病，此得之在母腹中時，其母有所大驚……故令子發爲巔疾也。”
〔4〕拗（ào 傲）　同“抝”。不順從，任性。
〔5〕覰（qù 去）　窺看。

風熱涎嗽　九十二

夫小兒風熱涎嗽，可用通聖加半夏，多煎，少少服之。不過三五日愈。

水瀉不止　九十三

夫小兒水瀉不止，可服五苓與益元各停，用新水調下一二錢，不拘時服。

瘡疥風癬　九十四

夫小兒瘡疥風癬，可用雄黃散，加芒硝少許，油調傅[1]之。如面上有瘡癬，不宜擦藥，恐因而入眼則損目矣。

甜瘡　九十五

夫小兒甜瘡，久不愈者，俗呼曰香瘡是也，多於面部兩耳前。有一法：令母口中嚼白米成膏，子臨卧塗之，不過三五上則愈矣。小兒并乳母皆忌雞、猪、魚、兔、酒、醋動風發熱之物。如治甜指亦可。

白秃瘡　九十六

夫小兒白秃瘡者，俗呼爲雞糞秃者是也，可用甜瓜蔓龍頭，不以多少，河水浸之一宿，以砂鍋熬，取極苦汁，濾去瓜蔓，以文武慢火，熬成如稀餳[2]狀，盛於磁器中。可先剃頭，去盡瘡痂，死血

---

〔1〕傅　原作“傳”。文義不屬，據四庫本、排印本及上下文義改。

〔2〕餳(táng堂)　飴糖。麥芽糖之類。

出盡，着河水洗净，却用熬下瓜蔓膏子一水盞，加半夏末二錢、生薑自然汁一、兩匙、狗膽一枚，同調，不過三、兩上立可。大忌雞、猪、魚、兔動風發熱之物。

瘧疾不愈　九十七

夫瘧疾連歲不愈者，可用咒菓法治之。菓者，謂桃、杏、棗、梨、栗是也。咒曰：

吾從東南來，路逢一池水，水裏一條龍，九頭十八尾，問伊[1]食甚的，只喫瘧病鬼。

右念一遍，吹在菓子上，念七遍，吹七遍在上，令病人於五更雞犬不聞時，面東而立，食訖，於净室中安困[2]。忌食瓜菓、葷肉熱物。此法十治八九，無藥處可救人。

腰痛氣刺　九十八

夫一切男子、婦人，或因咳嗽一聲，或因悲哭啼泣，抬舁[3]重物，以致腰痛氣刺，不能轉側，及不能出氣[4]者，可用不臥散嚏之，汗出痛止。如不食，可用通經散、導水丸，瀉十餘行。瀉訖，服烏金丸、和血丹，痛減則止矣。

赤瘤丹腫　九十九

夫小兒有赤瘤丹腫，先用牛黃通膈丸瀉之，後用陽起石掃傅，則丹毒自散。如未散，則可用鈹針砭刺出血而愈矣。

---

〔1〕伊　他。此指龍。
〔2〕困　醫學大成本、排印本作“眠”。義長。困，睡眠。
〔3〕舁（yú 盂）　舉起。《三國志•魏書•鍾繇傳》：“虎賁舁上殿。”
〔4〕不能出氣　不敢呼吸。出氣，此指呼吸。

瘡疱癮疹　一百

夫小兒瘡疱癮疹,趺[1]瘡丹熛等疾,如遇火運勝時,不可便用升麻湯解之。升麻湯者,是辛溫之劑。止可用辛涼之劑解之。太平之時,可用辛溫之劑發散,後便可用涼膈加當歸、白虎湯、化斑湯、玉露散煎服之。甚者,解毒湯、調胃承氣湯投之。古人云:瘡瘍者,首尾俱不可下。此言誤人久矣。豈不聞揚湯止沸,釜底抽薪。《內經》曰:五寅、五申歲[2]多發此病。此病[3]少陽相火之歲也。少陽客氣勝,丹熛、瘡疱、癮疹之疾生矣。又《內經》曰:諸痛癢瘡瘍,皆屬於心火。由是言之,皆明心生,不可用辛溫之劑發散,以致熱勢轉增,漸成臟毒下血,咬牙搐搦,爲大熱之證明矣。如白虎湯加人參,涼膈加桔梗、當歸,不論秋冬,但有瘡疱之症,便可使用。亦且瘡疱、癮疹、丹熛、趺瘡者,是天之一氣以傷人也。且如瘡疱、癮疹,以少爲吉,以稠爲凶。稀少者,不服藥而自愈;稠密者,以寒涼藥捨死而治之,十痊其一二。敝[4]家親眷相知,信服此藥,獲效多矣。

---

〔1〕趺　石印本作"趺"。可參。趺,足背。
〔2〕五寅、五申歲　即戊寅年、戊申年。五,是指十天干中的第五位"戊"。
　　據《素問・六元正紀大論》:"少陽太徵厥陰,戊寅天符,戊申天符,其運暑,其化暄囂鬱懊,其變炎烈沸騰,其病上,熱鬱、血溢、血泄、心病。"
〔3〕病　石印本作"言"。可參。
〔4〕敝　原作"弊"。文義不屬,據四庫本、排印本改。

儒門事親 卷六 十形三療一

戴人張子和　著

風形

因驚風搐　一

新寨馬叟,年五十九,因秋欠稅,官杖六十,得驚氣成風搐,己三年矣。病大發則手足顫掉,不能持物,食則令人代哺,口目張瞵[1],唇舌嚼爛,抖擻之狀,如綫引傀儡,每發市人皆聚觀,夜臥發熱,衣被盡去,遍身燥癢,中熱而反外寒,久欲自盡,手不能繩,傾產求醫,至破其家,而病益堅。

叟之子,邑中舊小吏也。以父母病訊[2]戴人,戴人曰:此病甚易治,若隆暑時,不過一涌,再涌,奪則愈矣,今己秋寒,可三之,如未,更刺腧穴必愈。先以通聖散汗之,繼服涌劑,則痰一二升,至晚,又下五七行,其疾小愈。待五日,再一涌,出痰三四升,如雞黃,成塊狀,如湯熱。叟以手顫不能自探,妻以代探。咽嗌腫傷,昏憒如醉,約一二時許稍稍省。又下數行,立覺足[3]輕顫減,熱亦不作,足[4]亦能步,手能巾櫛[5],自持匙筯[6]。未至三涌,病去

---

〔1〕口目張瞵(shǎn 陝)　口和眼睛很快地張開與閉合。瞵,速視貌。此指眨巴眼。

〔2〕訊　詢問。

〔3〕足　原作"是"。文義不屬,據日本本眉批"是字,當作足字,下同"及文義改。

〔4〕足　原作"是"。文義不屬,據日本本眉批及上下文義改。

〔5〕巾櫛(zhì 至)　面巾、梳子。

〔6〕匙筯　湯匙、筷子。

162

如濯[1]。病後但覺極寒。戴人曰：當以食補之，久則自退。蓋大疾
之去，衛氣未復，故宜以散風導氣之藥，切不可以熱劑溫之，恐反
成他病也。

風搐反張 二

呂君玉之妻，年三十餘，病風搐，目眩，角弓反張，數日不食。
諸醫皆作驚風、暗風[2]、風癇治之，以天南星、雄黃、天麻、烏、附用
之，殊無少效。戴人曰：諸風掉眩，皆屬肝木，曲直動搖，風之用
也。陽主動，陰主靜，由火盛制金，金衰不能平木，肝木茂而自病。
先涌風痰二三升，次以寒劑下十餘行，又以鈹針刺百會穴，出血二
盂愈。

殆泄 三

趙明之，米穀不消，腹作雷鳴，自五月至六月不愈，諸醫以為
脾受大寒，故併與聖散子、豆蔻丸，雖止一二日，藥力盡而復作。
諸醫不知藥之非，反責明之不忌口。戴人至而笑曰：春傷於風，夏
必殆泄。殆泄者，米穀不化，而直過下出也。又曰：米穀不化，熱
氣在下，久風入中。中者，脾胃也。風屬甲乙，脾胃屬戊己，甲乙
能克戊己，腸中有風，故鳴。經曰：歲木太過，風氣流行，脾土受
邪，民病殆泄。診其兩手，脈皆浮數，為病在表也，可汗之。直斷
曰：風隨汗出。以火二盆，暗置牀之下，不令病人見火，恐增其熱。
紿以入室，使服涌劑，以麻黃投之，乃閉其戶，從外鎖之，汗出如
洗。待一時許，開戶，減火一半。須臾汗出，泄亦止。

因風鼻塞 四

常仲明，常於炎暑時風快處披露肌膚以求爽，為風所賊[3]，三

---

〔1〕濯（zhuó 濁） 洗滌。此指疾病迅速好轉，猶如經洗滌後污垢盡去。
〔2〕暗風 指中風輕證。
〔3〕賊 侵襲、傷害。

日鼻窒，雖坐於暖處少通，終不大解。戴人使服通聖散，入生薑、葱根、豆豉，同煎三兩服。大發汗，鼻立通矣。

風痰　五

常仲明之子，自四歲得風痰疾，至十五歲轉甚，每月發一、兩次，發必頭痛，痛則擊數百拳，出黃綠涎一兩盞方已。比年[1]發益頻，目見黑花，發作昏不知人，三四日方省。諸醫皆用南星、半夏化痰之藥，終無一效。偶遇戴人於灈水之南鄉，戴人以雙解散發汗，次以苦劑吐痰，病去八九，續以分劑平調，自春至秋，如此數次，方獲全瘥。

癩　六

朱葛解家病癩疾，求治於戴人，戴人辭之：待五、六月間，可治之時也，今春初尚寒，未可服藥，我已具行裝到宛丘[2]，待五、六月製藥。朱解家以爲托辭。後戴人果以六月間到朱葛，乃具大蒜、浮萍等藥，使人召解家曰：藥已成矣，可來就治。解爲他藥所惑，竟不至。戴人曰：向日我非托也，以春寒未可發汗，暑月易發汗。《內經》論治癩疾，自目眉毛再生，針同發汗也[3]。但無藥者，用針一汗，可抵千針。故高俱[4]奉採萍歌曰：不居山兮不在岸，採我之時七月半；選甚癩風與疾風，些小微風都不算[5]；豆淋酒內下三丸，鐵幞頭[6]上也出汗。噫！文士相輕，醫氏相疾。文士不過自損，醫氏至於害人。其解家之謂與[7]！

---

〔1〕比年　近年來。比，近來。

〔2〕丘　醫學大成本、排印本作“邱”。可參。

〔3〕《內經》論治癩疾，自目眉毛再生，針同發汗也　《素問·長刺節論》：“病大風，骨節重，鬚眉墮，名曰大風。刺肌肉爲故，汗出百日；刺骨髓，汗出百日，凡二百日，鬚眉生而止針。”

〔4〕俱　四庫本作“供”。可參。

〔5〕算　計劃，籌謀。此指針刺治療方案。

〔6〕幞（fú 浮）頭　古代男子用的頭巾。此指頭盔。

〔7〕與　通“歟”。表示感嘆。

　　陽夏張主簿[1]，病癩十餘年，眉鬚皆落，皮膚皴澁如樹皮。戴人斷之曰：是，有汗者可治之，當大發汗，其汗出當臭，其涎當腥。乃置燠室中，遍塞風隙，以三聖散吐之。汗出周身，如臥水中。其汗果粘臭不可聞，痰皆腥如魚涎，兩足心微有汗。次以舟車丸、濬川散，大下五七行，如此數次乃瘳。

手足風裂　七

　　陽夏胡家婦，手足風裂，其兩目昏漫。戴人曰：厥陰所至爲
㙙[2]。又曰：鳴紊啟坼[3]，皆風之用。風屬木，木鬱者達之。達，謂
吐也。先令涌之。繼之調胃承氣湯加當歸，瀉之立效。

胃脘痛　八

　　一將軍病心痛不可忍。戴人曰：此非心痛也，乃胃脘當心痛
也。《內經》曰：歲木太過，風氣流行，民病胃脘當心而痛。乃與神
祐丸一百餘粒，病不減。或問曰：此胃脘有寒，宜溫補。將軍素知
戴人明了，復求藥於戴人。戴人復與神祐丸二百餘粒，作一服，大
下六七行，立愈矣。

搐搦　九

　　黃如村一叟，兩手搐搦，狀如拽鋸，冬月不能覆被。適戴人
之[4]舞陽，道經黃如，不及用藥，針其兩手大指後中注[5]穴上。戴
人曰：自肘已上皆無病，惟兩手搐搦，左氏所謂風淫末疾者，此也。

---

〔1〕主簿　官名。掌管官府薄册。
〔2〕㙙（wèn 汶）　器物上的裂痕。此指乾燥而開裂。
〔3〕鳴紊啟坼（chè 徹）　樹的枝條發出聲音，地上事物開始萌動。啟，開始；
　　坼，分裂、裂開。《戰國策·趙策三》：“天崩地坼。”此指植物萌芽，破土
　　而出。
〔4〕之　到……去。《漢書·高帝紀》：“沛公引兵之薛。”
〔5〕中注　疑爲“合谷”之誤。因中注穴位於臍下一寸、旁開半寸之處，屬足
　　少陰腎經。

或刺後谿，手太陽穴也，屈小指握紋盡處，是穴也。

面腫風　十

南鄉陳君俞，將赴秋試，頭項遍腫連一目，狀若半壺，其脈洪大。戴人出視《內經》：面腫者風。此風乘陽明經也，陽明氣血俱多。風腫宜汗，乃與通聖散，入生薑、葱根、豆豉，同煎一大盞，服之，微汗。次日以草莖鼻中，大出血，立消。

驚風　十一

戴人常曰：小兒風熱驚搐，乃常病也。當[1]搐時，切戒把捉手足。握持太急，必半身不遂也。氣血偏勝，必痺其一臂，漸成細瘦，至老難治。當其搐時，置一竹簟[2]，舖之涼地，使小兒寢其上，待其搐，風力[3]行遍經絡，茂極自止，不至傷人。

風溫　十二

陽夏賀義夫，病傷寒，當三日以裏，醫者下之，而成結胸，求戴人治之。戴人曰：本風溫證也，不可下，又下之太早，故發黃結胸，此已有瘀血在胸中，欲再下之，恐已虛，唯一涌可愈，但出血，勿驚。以茶調、瓜蒂散吐之，血數升，而衄且噎逆，乃以巾捲小針，而使枕其刃，不數日平復。

風水　十三

張小一，初病疥，爬搔，變而成腫，喘不能食，戴人斷爲風水。水得風而暴腫，故遍身皆腫。先令浴之，乘腠理開發，就燠室中，用酸苦之劑，加全蝎一枚，吐之。節次用藥末，至三錢許，出痰約數升，汗隨涌出，腫去八九分。隔一日，臨臥，向一更來，又下神

---

〔1〕當　原作“常”。文義不屬，據四庫本、排印本改。

〔2〕簟（diàn殿）　竹席。

〔3〕力　原作“刀”。文義不屬，據四庫本、醫學大成本、排印本改。

祐丸七十餘粒，三次嚥之。至夜半，動一行，又續下水。煮桃紅丸
六十丸，以麝香湯下，又利三四行。後二三日，再以舟車丸、通經
散及白术散以調之，愈。

又[1]

曹典吏妻，產後憂恚[2]抱氣，渾身腫，繞陰罷皆腫，大小便如
常，其脈浮而大，此風水腫也。先以薑水撩[3]其痰。以火助之發
汗，次以舟車丸、濬川散瀉數行。後四五日方用苦劑，涌訖，用舟
車丸、通經散，過十餘行。又六日，舟車、濬川復下之。末後用水
煮桃紅丸四十餘丸，不一月如故。前後涌者二，瀉凡四，通約百
餘行。當時議者，以爲倒布袋法耳。病再來，則必死。世俗只見
塵市[4]貨藥者用銀粉、巴豆，雖[5]腫者暫去，復來必死，以爲驚俗。
豈知此法乃《內經》治鬱之玄。

兼此藥皆小毒。其毒之藥，豈有反害者哉！但愈後忌慎房室
等事。況風水不同從水無復來之理。

小兒風水　十四

鄆之營兵，秋家小兒，病風水，諸醫用銀粉、粉霜之藥，小溲
反濇，飲食不進，頭腫如腹，四肢皆滿，狀若水晶。家人以爲勉强，
求治於戴人。戴人曰：此證不與壯年同。壯年病水者，或因留飲
及房室，此小兒纔[6]七歲，乃風水證也，宜出汗。乃置燠室，以屏
帳遍遮之，不令見火。若內火見外火，必昏憒也。使大服胃風湯
而浴之。浴訖，以布單重覆之，凡三五重，其汗如水，腫乃減五分，
隔一二日，乃依前法治之。汗出，腫減七分，乃二汗而全減。尚未
能食，以檳榔丸調之。兒已喜笑如常日矣。

───────────────

〔1〕又　原作“右”。據四庫本、排印本及上下文例改。

〔2〕恚（huì 惠）　恨，怒。《三國志•吳書•呂蒙傳》：“母恚欲罰之。”

〔3〕撩　丟去。在此指剔除。

〔4〕市　原作“中”。據醫學大成本、排印本改。

〔5〕雖　原作“竭”。文義不屬，據醫學大成本、排印本改。

〔6〕纔　僅有。《漢書•賈山傳》：“身死纔數月耳。”

腎風　十五

桑惠民病風,面黑色,畏風不敢出,爬搔不已,眉毛脱落作癩,醫三年。一日,戴人到棠谿,來求治於戴人。戴人曰:非癩也。乃出《素問·風論》曰:腎風之狀,多汗惡風,面龐然浮腫[1],脊痛,不能正立,其色炲。今公之病,腎風也,宜先刺其面,大出血,其血當如墨色,三刺血變色矣。於是下針,自額上下鍉針,直至顱[2]頂,皆出血,果如墨色。偏腫處皆針之,惟不針目鋭眥外兩旁。蓋少陽經此,少血多氣也。隔日又針之,血色乃紫。二日外又刺,其血色變赤。初針時,癢;再刺,則額覺痛;三刺,其痛不可任。蓋邪退而然也。待二十餘日,又輕刺一遍,方已。每刺必以水[3]洗其面血。十日黑色退,一月面稍赤,三月乃紅白。但不服除根下熱之藥,病再作。戴人在東方,無能治者。

勞風　十六

戴人見一男子,目下腫如卧蠶狀,戴人曰:目之下,陰也;水,亦陰也。腎以爲水之主,其腫至於目下故也。此由房室交接之時,勞汗遇風,風入皮腠,得寒則閉,風不能出,與水俱行,故病如是。不禁房則死。

中風　十七

高評事[4]中風,稍緩,張令涌之,後服鐵彈丸。在《普濟》加減方中。或問張曰:君常笑人中風服鐵彈丸,今以用之,何也?張曰:此收後之藥也,今人用之於大勢方來之時,正猶蚍蜉撼大

---

〔1〕面龐然浮腫　此五字原在下"炲"字後。據《素問·風論》改。龐然,腫滿的樣子。

〔2〕顱　原作"頤"。文義不屬,據醫學大成本、排印本改。

〔3〕水　原作"水水"。據醫學大成本、排印本改。四庫本作"冰水"。可參。

〔4〕評事　官名。掌管監察刑獄的執法公正情況。

樹[1]，不識次第[2]故也。

暑形

中暑　十八

小鄭，年十五，田中中暑，頭痛，困臥不起。戴人以雙解散汗之，又以米醋湯投之，未解。薄晚[3]又以三花神祐丸大下之，遂愈。

又

張叟，年七十一，暑月田中，因饑困傷暑，食飲不進，時時嘔吐，口中常流痰水，腹脇作痛，醫者概用平胃散、理中丸、導氣丸，不效，又加針灸。皆云胃冷，乃問戴人，戴人曰：痰屬胃，胃熱不收，故流痰水，以公年高，不敢上涌。乃使一筋探之，不藥而吐之痰涎一升，次用黃連清心散、導飲丸、玉露散以調之。飲食加進，惟大便秘，以生薑大棗煎，調承氣湯一兩，奪之遂愈。

痞瘧　十九

故息城一男子，病瘧，求治於戴人。診兩手脈，皆沉伏而有力，內有積也，此是肥氣。病者曰：左脇下有肥氣，腸中作痛，積亦痛，形如覆杯，間發止，今已三年，祈禳避匿[4]，無所不至，終不能療。戴人曰：此痞瘧也。以三花神祐丸五七十丸，以冷水送，過五六行，次以冷水止之。冷主收歛故也。濕水既盡，一二日，煎白虎湯，作頓啜之。瘧猶不愈，候五六日吐之，以常山散，去冷痰涎水六七次，若翻漿。次以柴胡湯和之，間用妙功丸磨之，瘧悉除。

---

〔1〕蚍蜉撼大樹　螞蟻想搖動大樹。比喻不自量力，毫無作用。韓愈《調張籍詩》：“蚍蜉撼大樹，可笑不自量。”
〔2〕次第　此指輕重緩急。
〔3〕薄晚　傍晚。薄，迫近。
〔4〕祈禳避匿　祈禱祭告和躲避隱藏。

火形

馬刀　二十

襄陵馬國卿[1]，病左乳下二肋[2]間期門穴中發癰，堅而不潰，痛不可忍。醫瘍者皆曰乳癰，或曰紅系漏，或曰覷心瘡，使服內托散，百日又服五香連翹湯，數月皆無驗。國卿傴僂而來，求治於戴人，遇諸市[3]。戴人見之曰：此馬刀癰也，足少陽膽經之病。出《靈樞》十二經，以示之，其狀如馬刀，故曰馬刀，堅而不潰。乃邀之於食肆中，使食水浸湯餅。國卿曰：稍覺緩。次日，先以滄鹽上涌，又以涼劑滌去熱勢，約數十行，腫已散矣。

又

朱葛黃家妾，左脇病馬刀癰，憎[4]寒發痛，已四五日矣。戴人適避暑於寺中。來乞藥。戴人曰：此足少陽膽經病也，少血多氣，堅而不潰，不可急攻，當以苦劑涌之。以五香連翹湯托之，既而痛止，然癰根未散。有一盜醫[5]過，見之曰：我有妙藥，可潰而爲膿，不如此，何時而愈？既紝[6]毒藥，痛不可忍，外寒內熱，嘔吐不止，大便黑色，食飲不下，號呼悶亂，幾至於死。諸姑惶懼，夜投戴人。戴人曰：當尋元[7]醫者，余不能治。其主母亦來告，至於再三。戴人曰：脇間皮薄肉淺，豈可輕用毒藥！復令洗出，以涼劑下之，痛立止，腫亦消也。

---

〔1〕國卿　官名。即國老卿大夫。
〔2〕肋　原作“脇”。予醫理不合，據上下文義改。
〔3〕遇諸中　相遇於街市。諸，之於。
〔4〕憎　原作“增”。文義不屬，據排印本改。
〔5〕盜醫　冒牌醫生。
〔6〕紝（rèn 任）　紝織的繞綫。此指插放用紡織綫沾浸藥物的引條。
〔7〕元　通“原”。原來的。

項瘡　二十一

戴人在西華,寄於夏官人宅。忽項上病一瘡,狀如白頭瘡,腫根紅硬,以其微小不慮也。忽遇一故人見邀,以羊羔酒飲,雞、魚、醢[1]、蒜皆在焉。戴人以其故舊不能辭,又忘其禁忌,是夜,瘡疼痛不可忍,項腫及頭,口發狂言,因見鬼神。夏君甚懼,欲報其家,戴人笑曰:請無慮,來日當平。乃以酒調通經散六、七錢,下舟車丸百餘粒,次以熱麪羹投之,上涌下泄,一時齊作,合去半盆。明日日中,瘡腫已平。一二日腫消而愈。夏君見,大奇之。

代指[2]痛　二十二

麻先生妻,病代指,痛不可忍。酒調通經散一錢,半夜大[3]吐,吐畢而痛減。余因嘆曰:向[4]見陳五曾病此,醫以爲小蟲傷,或以草上有毒物,手因觸之。遷延數月,膿盡方已。今日觀之,可以大笑。

瘰癧　二十三

一婦人,病瘰癧,延及胸臆,皆成大瘡,相連無好皮肉,求戴人療之。戴人曰:火淫所勝,治以鹹寒。命以滄鹽吐之。一吐而着痂,次用涼膈散、解毒湯等劑,皮肉乃復如初。

咽喉腫塞　二十四

一婦人,病咽喉腫塞,漿粥不下數日,腫不退,藥既難下,針亦無功。戴人以當歸、荆芥、甘草煎,使熱漱[5]之,以冷水拔其兩

---

〔1〕醢(hǎi 海)　肉醬。
〔2〕代指　代,原作"伐"。文義不屬,據醫學大成本、排印本改。代指,爪甲旁化膿疾患,今稱甲溝炎。
〔3〕大　原作"先"。文義不屬,據四庫本改。
〔4〕向　從前。
〔5〕漱　原作"嗽"。文義不屬,據醫學大成本、排印本改。

手,不及五六日,痛減腫消,飲食如故。咽喉之病甚急,不可妄用針藥。

舌腫　二十五

南鄰朱老翁,年六十餘歲,身熱,數日不已,舌根腫起,和舌尖亦腫,腫至滿口,比元舌大二倍。一外科以燔針刺其舌兩旁下廉泉穴,病勢轉凶,將至顛巇[1]。戴人曰:血實者宜決之。以鈹針磨令鋒極尖,輕砭之。日砭八、九次,血出約一二盞,如此者三次,漸而血少,痛減腫消。夫舌者,心之外候也,心主血,故血出則愈。又曰:諸痛癢瘡瘍,皆屬心火。燔針、艾火,是何義也?

腰胯痛　二十六

戴人女僮,冬間自途來,面赤如火,至濟陽,病腰胯大痛,裏急後重,痛則見鬼神。戴人曰:此少陽經也,在身側[2],爲相火。使服舟車丸、通經散,瀉至數盆,病猶未瘥,人皆怪之,以爲有崇。戴人大怒曰:驢鬼也!復令調胃承氣湯二兩,加牽牛頭末一兩,同煎服之。大過數十行,約一二缸,方捨其杖策[3],但發渴。戴人恣[4]其飲水、西瓜、梨、柿等。戴人曰:凡治火,莫如冰水,天地之至陰也。約飲水一二桶,猶覺微痛。戴人乃刺其陽陵穴,以伸其滯,足少陽膽經之穴也。自是方寧。女僮自言此病每一歲須瀉五七次,今年不曾瀉,故如是也。常仲明悟其言,以身有濕病,故一歲亦瀉十餘行,病始已。此可與智者言,難與愚者論也。

---

〔1〕顛巇(xī 吸)　最高峰,最險要。此喻病情極度危險。顛,山的最高處;巇,山的險要處。

〔2〕側　石印本作"則"。可參。

〔3〕策　拐杖。《淮南子·地形》:"夸父棄其策。"

〔4〕恣　放縱、任意。

狂 二十七

一叟,年六十,值徭役[1]煩擾,而暴發狂,口鼻覺如蟲行,兩手爬搔,數年不已。戴人診其兩手脈,皆洪大如組[2]繩,斷之曰:口爲飛門,胃爲賁門。曰口者,胃之上源也;鼻者,足陽明經起於鼻,交頞之中,旁納太陽,下循鼻柱,交人中,環唇,下交承漿,故其病如是。夫徭役煩擾,便屬火化,火乘陽明經,故發狂。故經言,陽明之病,登高而歌,棄衣而走,罵詈[3]不避親疏。又況肝主謀,膽主決,徭役迫遽,則財不能支,則肝屢謀而膽屢不能決,屈無所伸,怒無所泄,心火礚礚,遂乘陽明金,然胃本屬土,而肝屬木,膽屬相火,火隨木氣而入胃,故暴發狂。乃命置燠室中,湧而汗出,如此三次。《内經》曰:木鬱則達之,火鬱則發之。良謂此也。又以調胃承氣湯半斤,用水五升,煎半沸,分作三服,大下二十行,血水與瘀血相雜而下數升,取之乃康。以通聖散調其後矣。

痰厥 二十八

夫病痰厥,不知人,牙關緊急,諸藥不能下,候死而已。戴人見之,問侍病者:口中曾有涎否?曰:有。戴人先以防風、藜蘆煎湯,調瓜蒂末灌之,口中不能下,乃取長蛤甲磨去刃,以紙裹其尖,灌於右鼻竅中,嘓然下咽有聲,後灌其左竅亦然。戴人曰:可治矣。良久涎不出,遂以砒石一錢,又投之鼻中。忽偃然[4]仰面,似覺有痛,斯湏吐喊,吐膠涎數升,頗腥。砒石,尋常勿用,以其病大,非如此莫能動,然無瓜蒂亦不可便用,宜消息[5]之。大凡中風涎塞,往往止斷爲風,專求風藥、靈寶、至寶,

---

[1] 徭役 被强制所承擔的無償勞動。
[2] 組(gēng 更) 緊、急。《淮南子·繆稱》:"治國譬如張瑟,大弦組則小弦絕矣。"
[3] 詈 原作"言"。據醫學大成本、排印本改。
[4] 偃然 後仰的樣子。
[5] 消息 調養。

誤人多矣。劉河間治風，捨風不論，先論二火。故令將此法實於火形中。

滑泄乾嘔 二十九

麻先生妻，當七月間，病臟腑滑泄，以去濕降火之藥治之，少愈，後腹脹及乳痛，狀如吹乳，頭重壯熱，面如渥丹[1]，寒熱往來，嗌乾嘔逆，胸脅痛不能轉側，耳鳴，食不可下，又復瀉。余欲瀉其火，臟腑已滑數日矣；欲以溫劑止利，又禁上焦已熱，實不得其法。使人就諸葛寺，禮請戴人。比及戴人至，因檢劉河間方，惟益元散正對此證，能降火解表，止渴利小溲，定利安神。以青黛、薄荷末，調二升，置之枕右，使作數次服之。夜半，遍身出冷汗如洗，元覺足冷如冰，至此足[2]大暖，頭頓輕，肌涼，痛減，嘔定，利止。及戴人至，余告之已解。戴人曰：益元固宜此。是少陽證也，能使人寒熱遍劇；他經縱有寒熱，亦不至甚。既熱而有利，不欲再下，何不以黃連解毒湯服之？乃令診脈。戴人曰：娘子病來，心常欲痛哭為快否？婦曰：欲如此，余亦不知所謂。戴人曰：少陽相火，凌爍肺金，金受屈制，無所投告，肺主悲，但欲痛哭而為快也。麻先生曰：余家諸親無不敬服。脈初洪數有力，自服益元散後已平[3]，又聞戴人之言，使以當歸、芍藥，以解毒湯中味數服之，大瘥矣。

笑不止 三十

戴人路經古亳，逢一婦，病喜笑不止，已半年矣，眾醫治者，皆無藥術矣，求治於戴人。戴人曰：此易治也。以滄鹽成塊者二兩，余用火燒，令通赤，放冷研細，以河水一大碗，同煎至三五沸，放溫，分三次啜之，以釵探於咽中，吐出熱痰五升。次服大

---

〔1〕渥丹　厚漬的赤丹。形容顏色紅赤。
〔2〕足　原作"是"。據日本本、石印本及上下文義改。
〔3〕平　原作"半"。文義不屬，據四庫本改。此指病證好轉。

劑黃連解毒湯是也。不數日而笑定矣。《內經》曰：神有餘者，笑不休。此所謂神者，心火是也。火得風而成焰，故笑之象也。五行之中，惟火有笑矣。

隔[1]食中滿　三十一

遂平李官人妻，病咽中如物塞，食不下，中滿，他醫治之不效。戴人診其脈曰：此痰隔[2]也。《內經》曰：三陽結爲隔。王啟玄又曰格陽，云陽盛之極，故食格拒而不入。先以通經散越其一半，後以舟車丸下之，凡三次，食已下。又以瓜蒂散再越之，健啖如昔日矣。

目盲　三十二

戴人女僮，至西華，目忽暴盲不見物。戴人曰：此相火也，太陽陽明氣血俱盛。乃刺其鼻中、攢竹穴與頂前五穴，大出血，目立明。

小兒悲哭不止　三十三

夫小兒悲哭，彌日[3]不休，兩手脈弦而緊。戴人曰：心火甚而乘肺，肺不受其屈，故哭。肺主悲。王太僕云：心爍則痛甚，故爍甚悲亦甚。今浴以溫湯，漬形以爲汗也。肺主皮毛，汗出則肺熱散矣。浴止而啼亦止，仍[4]命服涼膈散，加當歸、桔梗，以竹葉、生薑、朴硝同煎服，瀉膈中之邪熱。

---

〔1〕隔　原作“膈”。文義不屬，據醫學大成本、排印本及文義改。
〔2〕健啖（dàn 淡）　食欲好。啖，吃。《漢書·霍光傳》：“與從官飲啖。”
〔3〕彌日　整天。
〔4〕仍　石印本作“乃”。義長。

小兒手足搐搦　三十四

李氏[1]一小兒,病手足搐搦,以示戴人。戴人曰:心火勝也,勿持捉其手,當從搐搦,此由乳母保抱太極所致。乃令掃净地,以水洒之,乾,令復洒之,令極濕,俛[2]卧兒於地上,良久,渾身轉側,泥涴[3]皆滿,仍以水洗之,少頃而瘥矣。

目赤　三十五

李民[4]範,目常赤。至戊子年火運,君火司天,其年病目者往往暴盲,運火炎烈故也。民範是年目大發,遂遇戴人,以瓜蒂散涌之,赤立消。不數日又大發。其病之來也,先以左目内眥赤發牽睛,狀如舖麻,左之右,次銳眥發,亦左之右,赤貫瞳子,再涌之又退。凡五次,交亦五次,皆涌,又刺其手中出血,及頭上鼻中皆出血,上下中外皆奪,方能戰退,然不敢觀書及見日。張云:當候秋凉,再攻則愈。火方旺而在皮膚,雖攻其裏無益也,秋凉則熱漸入裏,方可擒也,惟宜暗處閉目,以養其神水。暗與静,屬水;明與動,屬火。所以不宜見日也。盖民範因初愈後曾冒暑出門,故痛連發不愈。如此涌泄之後,不可常攻,使服黍粘子以退翳,方在别集中矣。

沙石淋　三十六

酒監[5]房善良之子,年十三,病沙石淋,已九年矣。初因瘡疹餘毒不出,作便血。或告之,令服太白散。稍止,後又因積熱未退,變成淋閉,每發則見鬼神,號則驚鄰。適戴人客鄧墻寺,以

---

〔1〕氏　原作“民”。據四庫本、醫學大成本、排印本改。

〔2〕俛　同“俯”。

〔3〕涴(wò 渥)　泥沾污。《韓愈詩》:“勿使泥塵涴。”

〔4〕民　原作“氏”。據日本本、四庫本、醫學大成本及下文義改。

〔5〕酒監　專管酒類製作銷售的官名。

此病請。戴人曰：諸醫作腎與小腸病者，非也。《靈樞》言足厥
陰肝之經，病遺溺閉癃。閉，謂小溲不行；癃，爲淋瀝也。此
乙木之病，非小腸與腎也。木爲所抑，火來乘之，故熱在胕中。
下焦爲之約，結成沙石，如湯瓶煎煉日久，熬成湯鹼。今夫羊
豕之胕，吹氣令滿，常不能透，豈真有沙石而能漏者耶！以此
知前人所說，服五石丸散而致者，恐未盡然。《内經》曰：木鬱則
達之。先以瓜蒂散越之，次以八正散加湯鹼等，分頓啜之，其沙石
自化而下。

　　又

屈村張氏小兒，年十四歲，病約一年半矣。得之麥秋，發則
小腸大痛，至握其峻[1]，跳躍旋轉，號呼不已，小溲數日不能下，
下則成沙石，大便秘澀，肛門脱出一二寸，諸醫莫能治。聞戴人
在朱葛寺避暑，乃負其子而哀請戴人。戴人曰：今日治，今日
效，時日在辰巳間矣。以調胃承氣，僅一兩，加牽牛頭末三錢，
汲河水煎之，令作三五度嚥之。又服苦末丸，如芥子許六十粒，
日加晡[2]，上涌下泄，一時齊出，有膿有血。涌瀉既覺定，令飲新
汲水一大盞，小便已利一二次矣。是夜凡飲新水二三十遍，病
去九分，止哭一次，明日困卧如醉，自晨至暮，猛然起走索食，
與母歌笑自得，頓釋所苦，繼與太白散、八正散等，調一日，大
瘥。恐暑天失所養，留五日而歸。戴人曰：此下焦約也，不吐不
下，則下焦何以開？不令飲水，則小溲何以利？大抵源清則流
清者是也。

　　又

柏亭劉十三之子，年六歲，病沙石淋。戴人以苦劑三涌之，以
益腎散三下之，立愈。

────────────

〔1〕峻(zuì 罪) 男孩陰莖。《嶺外三州語》："三州謂赤子陰曰峻。"
〔2〕日加晡 當日傍晚增加(上述藥物)。

膏淋　三十七

鹿邑一閥閱家[1]，有子二十三歲，病膏淋三年矣。鄉中醫不能治，往京師遍訪，多作虛損，補以溫燥，灼以針艾，無少減。聞戴人僑居瀕東，見戴人。曰：惑蠱之疾也，亦曰白淫，實由少腹寃熱，非虛也，可以涌以泄。其人以時暑，憚[2]其法峻，不決者三日。浮屠[3]一僧曰：予以有暑病，近覺頭痛。戴人曰：亦可涌，願與君同之，毋畏也。於是涌痰三升，色如墨礬汁，內有死血并黃綠水，又瀉積穢數行，尋[4]覺病去。方其來時，面無人色，及治畢，次日面如醉。戴人慮其暑月路遠，又處數方，使歸，以自備云。

二陽病　三十八

常仲明病寒熱往來，時咳一二聲，面黃無力，懶思飲食，夜多寢汗，日漸變[5]削，諸醫作虛損治之，用二十四味燒肝散、鹿茸、牛膝，補養二年，口中痰出，下部轉虛。戴人斷之曰：上實也。先以涌劑吐痰二三升，次以柴胡飲子，降火益水，不月餘復舊。此症名何？乃《內經》中曰二陽[6]病也。二陽之病發心脾，不得隱曲。心受之，則血不流，故女子不月；脾受之，則味不化，故男子少精。此二證名異而實同[7]。仲明之病，味不化也。

---

〔1〕閥閱家　官宦之家。閥閱，通“伐閱”。泛指封建社會有權勢有地位的家庭或家族。唐宋以後，對這類人門第，於門外立二柱，稱爲烏頭閥閱。《漢書·車千秋傳》注：“伐，積功也；閱，經歷也。”
〔2〕憚（dàn但）　害怕。《管子·乘馬》：“民不憚勞苦。”
〔3〕浮屠　佛教徒、佛塔。此指佛廟。
〔4〕尋　不久。《桃花源記》：“聞之，欣然規往，未果，尋病終。”
〔5〕變　醫學大成本、排印本作“瘦”。義長。
〔6〕二陽　此指足陽明胃經和手陽明大腸經。
〔7〕同　排印本作“合”可參。

小兒面上赤腫　三十九

黃氏小兒，面赤腫，兩目不開，戴人以鈹針刺輕砭之，除兩目尖外，亂刺數十針，出血，三次及愈。此法，人多不肯從，必欲治病，不可謹護。

頭熱痛　四十

丹霞僧病頭痛，常居暗室，不敢見明。其頭熱痛，以布圍其頭上，置冰於其中，日易數次，熱不能已，諸醫莫識其證，求見戴人。戴人曰：此三陽[1]蓄熱故也。乃置炭火於煖室中，出汗、涌、吐，三法併行，七日方愈。僧顧從者曰：此神仙手也。

勞嗽　四十一

馳口鎮一男子，年二十餘歲，病勞嗽數年，其聲欲出不出。戴人問曰[2]：曾服藥否？其人曰：家貧未嘗服藥。戴人曰：年壯不妄服藥者易治。先以苦劑涌之，次以舟車、濬川大下之，更服重劑，果瘥。

一田夫，病勞嗽，一涌一泄，已減大半。次服人參補肺湯，臨臥更服檳榔丸以進食。

又

東門高三郎，病嗽一年半，耳鳴三月矣。嗽膿血，面多黑點，身表俱熱，喉中不能發聲。戴人曰：嗽之源，心火之勝也。秋傷於濕，冬生咳嗽。冬水既旺，水濕相接，隔絕於心火，火不下降，反而炎上，肺金被爍，發而為嗽，金煅既久，聲反不發。醫者補肺腎，皆非也。戴人令先備西瓜、冰雪等物，其次用涌泄之法，又服去濕之藥，病日已矣。

---

〔1〕三陽　此指足太陽膀胱經和手太陽小腸經。
〔2〕問曰　原作"曰問"。文義不屬，據四庫本、醫學大成本移轉。

勞嗽咯血 四十二

灅陽劉氏一男子,年二十餘歲,病勞嗽咯血,吐唾粘臭不可聞,秋冬少緩,春夏則甚,寒熱往來,日晡發作,狀如瘄瘧,寢汗如水。累服麻黃根、敗蒲扇止汗,汗自若[1]也。又服寧神散、寧肺散止嗽,嗽自若也。戴人先以獨聖散涌其痰,狀如雞黃,汗隨涌出,昏憒三日不省,時時飲以涼水,精神稍開,飲食加進,又與人參半夏丸、桂苓甘露散服之,不經數日乃愈。

吐血 四十三

岳八郎,常日嗜酒,偶大飲醉吐血。近一年,身黃如橘,昏憒[2]發作,數日不省,漿粥不下,強直如厥,兩手脈皆沉細。戴人視之曰:脈沉細者,病在裏也,中有積聚。用舟車丸百餘粒,濬川散五六錢,大下十餘行,狀如葵菜汁,中燥糞,氣穢異常。忽開兩目,伸挽問左右曰:我緣何至此?左右曰:你吐血後數日不省,得戴人治之乃醒。自是五六日必以瀉,凡四五次,其血方止,但時咳一二聲,潮熱未退,以涼膈散,加桔梗、當歸,各稱二兩,水一大盂,加老竹葉,入蜜少許,同煎去滓,時時呷之。間與人參白虎湯,不一月復故。

嘔血 四十四

棠谿李民範,初病嗽血,戴人以調胃湯一兩,加當歸,使服之,不動,再以舟車丸五六十粒,過三四行,又嘔血一碗。若庸工則必疑。不再宿,又與舟車丸百餘粒,通經散三四錢,大下之,過十餘行,已愈過半。仍以黃連解毒湯,加當歸,煎服之,次以草莖鼻中,出血半升。臨晚,又用益腎散,利數行乃愈。

---

[1] 自若 仍然如此。

[2] 憒 原作"憤"。文義不屬,據四庫本、石印本改。

因藥燥熱　四十五

高爍巡檢之子，八歲，病熱，醫者皆爲傷冷，治之以熱藥攻矣。欲飲水，水禁而不與。內水涸竭，煩躁轉生，前後皆閉，口鼻俱乾，寒熱往來，嗽咳時作，遍身無汗。又欲灸之，適遇戴人。戴人責其母曰：重袗[1]厚被，暖炕紅爐，兒已不勝其熱矣，尚可灸乎？其母謝以不明。戴人令先服人參柴胡飲子，連進數服，下爛魚腸之類，臭氣異常，渴欲飲水。聽其所欲，冰雪涼水連進數杯，節次又下三四十行，大熱方去。又與牛黃通膈丸，復下十餘行，兒方大痊。前後約五十餘行，略無所困。冰雪水飲至一斛。向灸之當何如哉？

肺癰　四十六

武陽仇天祥之子，病發寒熱，諸醫作骨蒸勞治之，半年，病愈甚，以禮來聘戴人。戴人往視之，診其兩手脈，尺寸皆潮於關[2]，關脈獨大，戴人曰：癰象也。問其乳媼，曾有痛處否？乳媼曰：無。戴人令兒去衣，舉其兩手，觀其兩脇下，右脇稍高，戴人以手側按之，兒移身乃避之，按其左脇則不避。戴人曰：此肺部有癰也，非肺癰也，若肺癰已吐膿矣，此不可動，止可以藥托其裏，以待自破。家人皆疑之，不以爲然。服藥三日，右脇有三點赤色。戴人連辭云：此兒之病，若早治者，談笑可已，今已失之遲，然破之後，方驗其生死矣，若膿黃赤白者，生也；膿青黑者，死也。遂辭而去，私告天祥之友李簡之曰：數月之後，即此兒必有一症也，其症乃死矣。肺死於巳，至期而頭眩不舉，不數日而死也。其父曰：群醫治之斷爲骨蒸證，戴人獨言其肺有癰也，心終疑之。及其死，家人輩以火焚其棺，既燃，天祥以杖破其脇下，果出青黑膿一碗。天祥仰天哭曰：諸醫誤殺吾兒矣！

---

〔1〕重袗(yīn音）　穿衣多；褥子厚。袗，夾衣、褥子。

〔2〕尺寸皆潮於關　謂尺脈和寸脈的脈氣皆朝會於關。

痿　四十七

宛丘營軍校三人，皆病痿，積年不瘥。腰已下腫痛不舉，遍身瘡赤，兩目昏暗，唇乾舌燥，求療於戴人。戴人欲投瀉劑，二人不從，爲他醫温補之藥所惑，皆死。其同病有宋子玉者，俄省[1]曰：彼已熱死，我其改之！敬邀戴人。戴人曰：公之疾，服熱藥久矣，先去其藥邪，然後及病邪，可下三百行。子玉曰：敬從教。先以舟車丸、濬川散，大下一盆許。明日，減三分。兩足舊不仁，是日覺痛痒。累至三百行，始安。戴人曰：諸痿獨取陽明。陽明者，胃與大腸也。此言不止謂針也，針與藥同也。

口瘡　四十八

一男子，病口瘡數年，上至口，中至咽嗌，下至胃脘，皆痛，不敢食熱物。一涌一泄一汗，十去其九[2]。次服黃連解毒湯，不十餘日皆釋。

虛勞　四十九

西華束茂之，病虛勞，寢汗，面有青黃色，自膝以下冷痛無汗，腹中燥熱。醫以薑附補之，五晦朔[3]不令飲水，又禁梳頭，作寒治之。請於戴人，戴人曰：子之病，不難愈，難於將護，恐愈後陰道轉茂[4]，子必不慎。束生曰：不敢。戴人先以舟車丸、濬川散，下五七行。心火下降，覺渴，與冰水飲之，又令澡浴，數日間面紅而澤。後以河水煮粥，温養脾胃。河水能利小溲。又以活血當歸丸、人參柴胡散、五苓散、木香白术散調之，病大瘥，寢汗

---

〔1〕俄省　頃刻省悟。

〔2〕十去其九　原作"一去其九"。據四庫本、醫學大成本、排印本改。石印本作"十去八九"。可參。

〔3〕五晦朔　五晝夜。晦，夜晚。《左傳·昭公元年》："晦淫惑疾。"朔，平旦。《白虎通·三引書大傳》："夏以平旦爲朔。"

〔4〕陰道轉茂　性欲增强。陰道，此指性欲、房事。

皆止，兩足日暖，食進。戴人常曰：此本肺痹，當以涼劑。蓋水
之一物，在目爲泣[1]，在皮爲汗，在下爲小溲，穀多水少爲常，無
水可乎？若禁飲水必內竭，內竭則燥熱生焉。人若不渴，與水亦
不肯飲之矣。束生既愈，果忘其戒，病復作。戴人已去，乃殂[2]。

心痛　五十

酒官楊仲臣，病心氣痛。此人常好飲酒，初飲三二杯必奔走，
跛懶兩足，三五十次，其酒稍散，方能復席[3]，飲至前量。一醉必
五七次[4]，至明嘔青黃水，數日後變魚腥臭，六七日始安。戴人曰：
宜涌。乃吐蟲一條，赤黃色，長六七寸，口目鼻皆全，兩目膜瞞，
狀如蛇類，以鹽淹乾示人。

傷寒極熱　五十一

戴人之僕，常與鄰人同病傷寒，俱至六七日，下之不通。鄰
人已死。僕發熱極，投於井中，撈出，以汲水貯之，檻，使坐其
中。適戴人遊他方，家人偶記戴人治法，曰：傷寒三下不通，不
可再攻，便當涌之。試服瓜蒂散，良久，吐膠涎三碗許，與宿食
相雜在地，狀如一尋，頓快。乃知世醫殺人多矣。戴人之女僮，
亦嘗吐。一吏傷寒[5]，吐訖，使服太白散、甘露散以調之。

失笑　五十二

戴人之次子，自出妻[6]之後，日瘦，語如甕中。此病在中也。

---

〔1〕泣　原作“涼”。文義不屬，據石印本改。
〔2〕殂（cú 徂）　死亡。
〔3〕席　原作“蓆”。據四庫本、石印本、醫學大成本改。
〔4〕次　此指飲酒後奔走，跛懶兩足的情況。
〔5〕一吏傷寒　據上下文義，此四字疑衍。
〔6〕出妻　離棄妻子。

常撚[1]第三指失笑[2]，此心火也。約半載，日飲冰雪，更服涼劑。戴人曰：惡雪則愈矣。其母懼其大寒。戴人罵曰：汝親也，吾用藥如鼓之應桴，尚惡涼藥，宜乎世俗之謗我也。至七月，厭冰不飲，病日解矣。

赤目　五十三

安喜趙君玉，目暴赤腫，點洗不退。偶思戴人語曰：凡病在上者皆宜吐，乃以茶調散涌之。一涌赤腫消散。君玉嘆曰：法之妙，其迅如此！乃知法不遠，人自遠法也。

目瞏　五十四

青州[3]王之一子，年十餘歲，目赤多淚，眾工無效。戴人見之曰：此兒病目瞏[4]，當得之母腹中被驚。其父曰：妊娠時在臨清被圍。戴人令服瓜蒂散加鬱金，上涌而下泄，各去涎沫數升。人皆笑之，其母亦曰：兒腹中無病，何吐瀉如此？至明日，其目耀然爽明。李仲安見而驚曰：奇哉此法救人[5]！其日又與頭上出血，及眉上鼻中皆出血。吐時，次用通經散二錢、舟車丸七十粒。自吐却少半。又以通經散一錢投之。明日又以舟車丸三十粒投之，下十八行，病更不作矣。

疱後嘔吐　五十五

河門劉光濟之子，纔二歲，病疱，後嘔吐發昏，用丁香、豆蔻之類，不效。適麻先生寄其家，乃謂光濟曰：余有小方無毒，人皆知之，公肯從乎？光濟曰：先生之言必中於理，何敢不從。麻先生

---

〔1〕撚（niǎn 碾）　用手指捻轉。
〔2〕失笑　神智異常時，失去意識支配，不由自主的發笑。
〔3〕青州　原作"清州"。據四庫本、醫學大成本、排印本改。青州，今山東省境內臨淄、博山等境。
〔4〕目瞏（qióng 瓊）　兩目驚視之狀態。
〔5〕救人　四庫本作"戴人"。義長。可連下讀。

曰：劉河間常言，涼膈散可治瘡疱，張戴人用之如神，況《內經》言少陽所至爲嘔涌。少陽者，相火也，非寒也。光濟欣而從之。此日利二行。適王德秀自外入，聞其利之也，乃曰：瘡疱首尾不可下。麻自悔其多言，業也已然[1]，姑待之。比至[2]食時，下黃涎一合。日午問之，兒已索遊於街矣。

熱厥頭痛　五十六

彭吳張叟，年六十餘歲，病熱厥頭痛，以其用涌藥，時已一月間矣。加之以火，其人先利臟腑，年高身困，出門見日而仆不知人，家人驚惶，欲揉撲之，問[3]戴人，戴人曰：大不可擾，續與西瓜、涼水、蜜雪[4]，少頃而蘇。蓋病人年老涌泄，目脈易亂，身體內有炎火，外有太陽，是以自跌[5]，若是擾之，便不救矣，惟安定神思，以涼水投之，待之以靜[6]，靜[6]便屬水，自然無事。若他醫必惑，足以知戴人之諳練[7]。

產前喘　五十七

武安胡產祥之妻，臨難月病喘，以涼膈散二兩、四物湯二兩、朴硝一兩，分作二服，煎令冷服之。一服病減大半，次又服之，病痊效矣。產之後第六日，血迷[8]，又用涼膈散二兩、四物湯三兩、朴硝一兩，都作一服，大下紫黑水，其人至今肥健。戴人常曰：孕

---

〔1〕業也已然　事情已然是這樣了。

〔2〕比至　比，原作"此"。文義不屬，據四庫本、醫學大成本、排印本改。比至，等到。

〔3〕問　原"脫"。據四庫本補。

〔4〕蜜雪　用蜂蜜和雪水混和的飲料。

〔5〕自跌　原作"跌自"。文義不屬，據醫學大成本、排印本移轉。四庫本作"跌耳"。可參。

〔6〕靜　原作"凈"。文義不屬，據排印本改。

〔7〕諳(ān庵)練　熟悉，有經驗。

〔8〕血迷　此指產後瘀血所致之昏迷。

婦有病，當十月、九月內，朴硝無碍；八月者當忌之；七月却無妨，謂陽月也。十月者，已形成矣。

血崩　五十八

孟官人母，年五十餘歲，血崩一載，僉[1]用澤蘭丸、黑神散、保安丸、白薇散補之，不效。戴人見之曰：天癸已盡，本不當下血。蓋血得熱而流散，非寒也。夫女子血崩，多因大悲哭。悲甚則肺葉布，心系爲之恐，血不禁而下崩。《內經》曰：陰虛陽搏之爲崩。陰脈不足，陽脈有餘，數則內崩，血乃下流，舉世以虛損治之，莫有知其非者。可服大劑。大劑者，黃連解毒湯是也。次以揀香附子二兩，炒，白芍二兩，焙，當歸一兩，焙，三味同爲細末，水調下，又服檳榔丸，不拘日而安。

婦人二陽病　五十九

一婦，月事不行，寒熱往來，口乾，煩赤，喜飲，旦暮聞咳一、二聲。諸醫皆云經血不行，宜虻蟲、水蛭、乾漆、硇砂、元清、紅娘子、沒藥、血竭之類，惟戴人不然，曰：古方中雖有此法，奈病人服之必臍發痛，飲食不進。乃命止藥，飲食稍進。《內經》曰：二陽之病發心脾。心受之則血不流，故女子不月。既心受積熱，宜抑火升水，流濕潤燥，開胃進食。乃涌出痰一二升，下泄水五六行。濕水上下皆去，血氣自行沸[2]流，月事不爲水濕所隔[3]，自依期而至矣。亦不用虻蟲、水蛭之類有毒之物，如用之，則月經縱來，小溲反閉，他證生矣。凡精血不足，當補之以食，大忌有毒之藥。偏勝而成夭閼[4]。

---

[1] 僉（qiān謙）　皆，都。《書·大禹謨》：“詢謀僉同。”
[2] 沸　石印本作“周”。義長。
[3] 隔　原作“膈”。文義不屬，據石印本、醫學大成本、排印本改。
[4] 夭閼（è餓）　災禍，阻塞。此指氣血瘀滯。閼，阻塞。蔡邕《樊惠渠歌》：“我有長流，莫或閼之。”

月閉寒熱　六十

一婦，年三十四歲，經水不行，寒熱往來，面色痿黃，唇焦頰赤，時咳三兩聲，向者所服之藥黑神散、烏金丸、四物湯、燒肝散、鱉甲散、建中湯、寧肺散，針艾百千，病轉劇。家人意倦，不欲求治。戴人憫[1]之。先涌痰五六升，午前涌畢，午後食進，餘證悉除。後三日復輕涌之，又去痰一二升，食益進[2]。不數日，又下通經散，瀉訖一二升。後數日，去死皮數重，小者如麩片，大者如葦膜。不一月，經水行，神氣大康矣。

惡寒實熱　六十一

一婦，身冷脈微，食沸熱粥飲，六月重衣，以狐帽蒙其首，猶覺寒，泄注不止，常服薑、附、硫黃燥熱之劑，僅得平和；稍用寒涼，其病轉增，三年不愈。戴人診其兩手脈，皆如絙繩有力，一息六七至。《脈訣》曰：六數七極熱生多。以涼布搭心，次以新汲水淋其病處，婦乃叫殺人，不由病者，令人持之，復以冷水淋其三四十桶，大戰汗出，昏困一二日，而向之所惡皆除。此法華元化已曾用，拂[3]無知者。

遇寒手熱　六十二

常仲明之妻，每遇冬寒兩手熱痛。戴人曰：四肢者，諸陽之本也，當夏時散越而不痛，及乎秋冬，收斂則痛。以三花神祐丸大下之，熱遂去。

嘔逆不食　六十三

柏亭王論夫，本因喪子憂抑，不思飲食。醫者不察，以爲胃

---

[1] 憫　同情。
[2] 益進　原作"進益"。文義不屬，據醫學大成本、排印本移轉。
[3] 拂　四庫本、石印本作"世"，醫學大成本、排印本作"惜"。可參。拂，通"彿"。彷彿。

冷，血[1]燥之劑盡用之。病變嘔逆而瘦，求治於戴人。一視，涌泄而愈。愈後忘其禁忌，病復作，大小便俱秘，臍腹撮痛，嘔吐，不食。一日，大小便不通十有三日，復問戴人。戴人曰：令先食葵羹、菠菱菜、猪羊血，以潤燥開結，次與導飲丸二百餘粒，大下結糞。又令恣意飲冰水數升，繼搜風丸、桂苓白术散以調之。食後，服導飲丸三十餘粒。不數日，前後皆通，藥止，嘔定，食進。此人臨別，又留潤腸丸，以防復結；又留滌腸散，大閉則用之。凡服大黃、牽牛四十餘日，方瘳。論夫自嘆曰：向[2]使又服向日熱藥，已非今日人矣。一僧問，戴人云：腸者，暢也，不暢何以？此一句儘多。

痤癤　六十四

一省掾[3]，背項常有痤癤，愈而復生。戴人曰：太陽，血有餘也。先令涌泄之。次於委中以鈹針出紫血，病更不復作也。

牙痛　六十五

澤州李繼之，忽病牙痛，皺眉不語。樂景先見之曰：何不藥也？曰：牙痛藥。曰：曾記張戴人云：陽明經熱，有餘也，宜大下之。乃付舟車丸七十粒。服畢，遇數知交，留飲，强飲熱酒數杯。藥爲熱酒所發，盡吐之，吐畢而痛止。李大笑曰：戴人神仙也。不三五日又痛，再服前藥百餘粒，大下數行，乃愈。

淋　六十六

戴人過息城，一男子病淋，戴人令頓食鹹魚，少頃大渴。戴人令恣意飲水，然後以藥治淋，立通。淋者，無水，故濇也。

---

[1] 血　疑爲"溫"之誤。
[2] 向　假使、假如。柳宗元《三戒·黔之驢》："向不出其技，虎雖猛，疑畏，卒不敢取。"
[3] 省掾　官府人員。省，官署；掾，古代官員的通稱。

口臭　六十七

趙平尚家，一男子，年二十餘歲，病口中氣出臭如發厠，雖親戚莫肯與對語。戴人曰：肺金本主腥，金爲火所煉，火主焦臭，故如是也。久則成腐，腐者腎也。此極熱則反兼水化也。病在上，宜涌之。先以茶調散，涌而去其七分，夜用舟車丸、濬川散，下五七行，比旦[1]而臭斷。嗚呼！人有病口臭而終其老者，世訛以爲肺系偏，而與胃相通，故臭。妄論也。

濕形

疝　六十八

汝南司侯[2]李審言，因勞役王事[3]，飲水坐濕地，乃濕氣下行，流入胂囊[4]，大腫，痛不可忍。以金鈴、川楝等藥，不效。求治於戴人，曰：可服泄水丸。審言惑之。又數日，痛不可堪，竟從戴人。先以舟車丸、濬川散，下青綠沫十餘行，痛止。次服茴香丸、五苓以調之，三日而腫退，至老更不作。夫疝者，乃肝經也。下青[5]沫者，肝之色也。

水疝　六十九

律科王敏之，病水疝。其法在於寒形中。

---

〔1〕比旦　到天亮。比，及、等到。《三國志·蜀書·先主傳》："比到當陽，眾十餘萬。"

〔2〕司侯　官員。

〔3〕王事　官府的公事。

〔4〕胂囊　此指陰囊。

〔5〕青　原作"胃"。文義不屬，據四庫本及上下文義改。

留飲　七十

郭敬之，病留飲四日，浮腫不能食，脚腫連腎囊[1]，痛。先以苦劑涌之，後以舟車丸、濬川散瀉之，病去如拾遺。

又

棠溪張鳳村一田叟，姓楊，其病嘔酸水十餘年，本留飲，諸醫皆以燥劑燥之，中脘、臍、胻[2]，以火艾、燔針刺之，瘡未嘗合。戴人以苦劑越之，其涎如膠，乃出二三升，談笑而愈。

黃疸　七十一

蔡寨成家一重[3]子，年十五歲，病疸一年，面黃如金，遍身浮腫，乏力，惟食鹽與焦物。戴人以茶調散吐之，涌涎一盂。臨晚又以舟車丸七八十粒，通經散三錢，下四五行。待六七日，又以舟車丸、濬川散，下四五行。鹽與焦物，見而惡之，面色變紅。後再以茶調散涌之，出痰二升，方能愈矣。

又

一男子作贅[4]，偶病疸，善食而瘦，四肢不舉，面黃無力。其婦翁欲棄之，其女子不肯，曰：我已生二子矣，更適他乎[5]？婦翁本農者，召婿意欲作榮[6]，見其病甚，每日辱詬[7]。人教之餌[8]膽礬丸、三稜丸，了不關涉，針灸、祈禳，百無一濟。戴人見之，不診而

---

〔1〕腎囊　陰囊。

〔2〕胻（héng 橫）　足脛。

〔3〕重　通“童”。《禮·檀弓》“與其鄰重汪踦德”注：“重，當爲童，未冠之稱。”

〔4〕作贅（zhuì 墜）　當入門女婿，即結婚後男住女家。

〔5〕更適他乎　難道再改嫁他人嗎？適，女子出嫁。歐陽修《江鄰幾墓志銘》：“女三人，長適秘書丞錢褒，餘尚幼。”

〔6〕作榮　榮，醫學大成本、排印本作“勞”。義長。作榮，使之榮耀。此指財丁兩旺。

〔7〕詬（gòu 垢）　辱罵。《唐書·黃巢傳》：“及巢見詔，大詬執政。”

〔8〕餌（ěr 耳）　吃。

療，使服涌劑，去積痰宿水一斗，又以泄水丸、通經散，下四五十行不止。戴人命以冰水一盃，飲之立止。次服平胃散等，間服檳榔丸五七日，黃退，力生。蓋脾疸之證，濕熱與宿穀相搏故也。俗謂之金勞黃。

又

朱葛周、黃、劉三家，各有僕病黃疸。戴人曰：僕役之職，飲食寒熱，風暑濕寒，尋常觸冒也，恐難調攝，虛費治功。其二家留僕於戴人所，從其飲餌；其一僕不離主人執役。三人同服苦散以涌之，又服三花神祐丸下之，五日之間，果二僕愈，而一僕不愈。如其言。

黃病　七十二

萊寨一女，病黃，遍身浮腫，面如金色，困乏無力，不思飲餌，惟喜食生物泥煤之屬。先以苦劑蒸餅爲丸，涌痰一碗，又舟車丸、通經散，下五七行，如墨汁。更以導飲丸，磨食散氣。不數日，肌肉如初。

病發黃　七十三

安喜趙君玉，爲掾省日[1]病發遍身黃，往問醫者。醫云：君乃陽明證。公等與麻知幾皆受訓於張戴人，是商[2]議喫大黃者，難與論病。君玉不悅，歸，自揣[3]無別病，乃取三花神祐丸八十粒，服之不動，君玉乃悟[4]曰：予之濕熱盛矣！此藥尚不動。以舟車丸、濬川散作劑，大下一斗，糞多結者。一夕黃退。君玉由此益信戴人之言。

---

〔1〕省（xǐng 醒）日　出巡的時候。省，察看、檢查。
〔2〕商　原作"啇"。文義不屬，據四庫本、醫學大成本、排印本改。
〔3〕揣　估量、猜測。
〔4〕悟　原作"誤"。文義不屬，據四庫本、石印本、醫學大成本改。

水腫 七十四

南鄉張子明之母，極肥，偶得水腫，四肢不舉。戴人令上涌、汗而下泄之，去水三四斗。初下藥時，以草貯布囊，高支兩足而臥，其藥之行。自腰以上，水覺下行；自足以上，水覺上行。水行之狀，如蛇走隧，如綫牽，四肢森然涼寒，會於臍下而出。不旬日間，病大減，餘邪未盡。戴人更欲用藥，竟不能從其言。

涌水 七十五

李七，老，病涌水證，面黃而喘，兩足皆腫，按之陷，而腹[1]起行則濯濯有聲，常欲飲水，不能睡臥。戴人令上涌，去痰而汗之，次以舟車丸、濬川散下之，以益腎散復下之，以分陰陽利水道之劑復下之，水盡皆瘥。

停飲腫滿 七十六

涿郡周敬之，自京師歸鹿邑，道中渴，飲水過多，漸成腫滿。或用三花神祐丸，憚其太峻；或用五苓散分利水道，又太緩，淹延[2]數旬[3]，終無一效。蓋粗工之技，止於此耳！後手足與腎皆腫，大小便皆秘濇。常仲明求治於戴人。戴人令仲明付藥，比及至，已殁[4]矣。戴人曰：病水之人，其勢如長川泛溢，欲以杯勺取之，難矣！必以神禹決水之法，斯愈矣。

濕痺 七十七

常仲明病濕痺，五七年矣。戴人令上涌之後，可瀉五七次。其藥則舟車、濬川、通經、神祐、益腎，自春及秋，必十餘次方能

---

〔1〕腹　四庫本、石印本、醫學大成本、排印本作"復"。可參。
〔2〕淹延　拖延。淹，遲。
〔3〕旬　原作"多"。文義不屬，據四庫本改。
〔4〕殁　死。

愈。公之病，不必針灸，與令嗣[1]皆宜涌，但臘[2]月非其時也，欲
候春時，恐予東適[3]，今姑屏[4]病之大勢，至春和時，人氣[5]在上，
可再涌之，以去其根。卒[6]如所論矣。

又

一衲子[7]，因陰雨臥濕地，一半手足皆不隨，若遇陰雨，其
病轉加。諸醫皆作中風偏枯治之，用當歸、芍藥、乳香、沒藥、
自然銅之類，久反大便澀，風燥生，經歲不已。戴人以舟車丸
下三十餘行，去青黃沫水五升，次以淡劑滲泄之，數日，手足
皆舉。戴人曰：夫風寒濕之氣，合而成痺。水痺[8]得寒而浮蓄
於皮腠之間，久而不去，內舍六腑。曰：用去水之藥可也。水
濕者，人身中之寒物也。寒去則血行，血行則氣和，氣和則
愈矣。

又

息帥，病腰股沉痛，行步坐馬皆不便。或作腳氣寒濕治之，或
作虛損治之，烏、附、乳、沒，活血壯筋骨之藥，無不用之。至六十
餘日，目赤上熱，大小便澀，腰股之病如故。戴人診其兩手，脈皆
沉遲。沉者，爲在裏也。在裏者，泄之，以舟車丸、濬川散各一
服，去積水二十餘行。至早晨服薑白粥一二頓。與之馬，已能矍
鑠[9]矣。

又

---

〔1〕令嗣　即令郎。
〔2〕臘　原作“臈”。文義不屬，據石印本、醫學大成本、排印本及上下文義改。
〔3〕適　往，外出。
〔4〕姑屏　暫且去除。屏，去除、排除。
〔5〕人氣　衛氣。
〔6〕卒　全部。
〔7〕衲子　和尚。
〔8〕痺　石印本作“濕”。義長。
〔9〕矍鑠（jué shuò 角碩）　行動輕健的狀態。《後漢書·馬援傳》：“矍鑠哉，是
　　翁也。”矍矍，疾走貌；鑠，美也。

棠溪李十八郎，病腰脚大，不伸，傴僂蹩躄[1]而行，已數年矣，服藥無效，止藥却愈。因秋暮涉水，病復作。醫氏使服四斤丸。其父李仲安乃乞藥於戴人。戴人曰：近日服何藥？仲安曰：四斤丸。曰[2]：目昏赤未？其父驚曰：目正暴發。戴人曰：宜速來，不來則喪明。既來則策杖而行，目腫無所見。戴人先令涌之。藥忽下走，去二十行，兩目頓明，策已棄矣。比再涌泄，能讀官歷日。調至一月，令服當歸丸，健步而歸家矣。

又

息城邊校[3]白公，以隆暑時飲酒，覺極熱，於涼水池中漬足，使[4]其冷也，爲濕所中，股膝沉痛。又因醉臥濕地，其痛轉加，意欲以酒解痛，遂以連朝而飲，反成赤痛，發間止，且[5]六十年。往往斷其寒濕脚氣，以辛熱治之，不效。或使服神芎丸，數服，痛微減。他日復飲，疾作如前，睾囊瘰濕，且腫硬，臍下似有物，難於行，以此免軍役，令人代之。來訪戴人，戴人曰：余亦斷爲寒濕，但寒則陽火不行，故爲痛；濕則經墜有滯，故腫。先以苦劑涌之，次以舟車丸百餘粒、濬川散四五錢，微一兩行。戴人曰：如激劑尚不能攻，何況於熱藥補之乎？異日，又用神祐丸百二十丸、通經散三四錢，是用僅得四行。又來日，以神祐丸八十丸投之，續見一二行。又次日，服益腎散四錢、舟車丸百餘粒，約下七八行。白公已覺膝睾寒者暖、硬者軟、重者輕也，腫者亦退，飲食加進。又以涌之，其病全瘳。臨別，又贈之以疏風丸，并以其方與之。此公以其不肯妄服熱藥，故可治也。

屈膝有聲　七十八

嶺北李文卿，病兩膝臏屈伸有聲剥剥然。或以爲骨鳴，戴人

---

〔1〕蹩躄（bié bì 別避）　走路時扭曲的狀態。此指跛腿。
〔2〕曰　原作“公”。文義不屬，據排印本、醫學大成本改。
〔3〕邊校　邊防校官。
〔4〕使　原作“便”。文義不屬，據排印本、醫翠大成本改。
〔5〕且　將要，將近。

曰：非也，骨不戞[1]焉能鳴？此筋濕也，濕則筋急。有獨緩者，緩
者不鳴，急者鳴也。若用予之藥，一涌一泄，上下去其水，水去則
自無聲矣。李文卿從其言，既而果然矣。

白帶　七十九

息城李左衙之妻，病白帶如水，窈[2]滿中綿綿不絕，穢臭之氣
不可近，面黃食減，已三年矣。諸醫皆云積冷，起石、硫黃、薑、附
之藥，重重燥補，污水轉多，常以袽[3]日易數次。或一藥，以木炭
十斤，置藥在鉗鍋中，鹽泥封固，三日三夜炭火不絕，燒令通赤，
名曰火龍丹。服至數升，污水彌甚。熮[4]艾燒針，三年之間，不
可勝數。戴人斷之曰：此帶濁水，本熱乘太陽經，其寒水不可勝，
如此也。夫水自高而趨下，宜先絕其上源，乃涌痰水二三升，次
日下沃水十餘行。三遍，汗出周身。至明旦，病人云：污已不下
矣。次用寒涼之劑，服及半戴，產一子。《內經》曰：少腹冤熱，溲
出白液。帶之爲病，溶溶然若坐水中，故治帶下同治濕法、瀉痢，
皆宜逐水利小溲。勿以赤爲熱，白爲寒。今代劉河間書中言之
詳矣。

濕嗽　八十

趙君玉妻，病嗽，時已十月矣。戴人處方六味：陳皮、當歸、
甘草、白术、枳殼、桔梗。君玉疑其不類嗽藥。戴人笑曰：君怪無
烏梅、罌粟囊[5]乎？夫冬嗽，乃秋之濕也。濕土逆而爲嗽。此方皆
散氣除濕，解急和經。三服帖然效矣。

---

〔1〕戞（jiá 夾）　敲擊。元稹《華原磬》詩："鏗金戞瑟徒相雜。"
〔2〕窈　深幽處。此指陰道。
〔3〕袽（nú 奴）　破布，敗絮。丁壽昌《讀易會通》："……袽，敗衣也……袽
　者，殘幣帛，可拂拭器物者也。"
〔4〕熮（ruò 若）　原作"炳"。據排印本及上下文義改。熮，燒。《禮·郊特牲》：
　"既奠，然後熮。"
〔5〕囊　醫學大成本、排印本作"殼"。義長。

瀉兒　八十一

一婦,年三十四歲,夜夢與鬼神交,驚怕異常,及見神堂陰府,舟楫、橋梁[1],如此一十五年,竟無娠孕。巫祈覡禱[2],無所不至,鑽肌灸肉,孔穴萬千。黃瘦發熱引飲,中滿足腫,委命於天。一日,苦請戴人。戴人曰:陽火盛於上,陰火盛於下。鬼神者,陰之靈;神堂者,陰之所;舟楫、橋梁,水之用。兩手寸脈,皆沉而伏,知胸中有痰實也。凡三涌、三泄、三汗,不旬日而無夢,一月而有孕。戴人曰:余治[3]婦人,使有娠,此法不誣[4]。

濕癬　八十二

一女子,年十五,兩股間濕癬,長三四寸,下至膝,發癢,時爬搔,湯火俱不解,癢定,黃赤水流,痛不可忍。灸焫熏撲[5],硫黃、藺茹[6]、白殭蚕、羊蹄根之藥,皆不效。其人姿,性研巧,以此病不能出嫁,其父母求療於戴人。戴人曰:能從余言則瘥。父母諾之。戴人以鈹針磨,令尖快,當以癢時,於癬上各刺百餘針。其血出盡,煎鹽湯洗之。如此四次,大病方除。此方不書,以告後人,恐爲癬藥所誤。濕淫於血,不可不砭者矣。

又

蔡寨成家童子,一歲,病滿腹胸濕癬,每爬搔則黃水出,已年矣。戴人先以苦末作丸上涌。涌訖,次以舟車丸、濬川散,下三五

---

〔1〕梁　通“樑”。

〔2〕巫祈覡(xí習)禱　請女巫祈求,請男巫禱告。覡,男巫。《國語‧楚語》:“在男曰覡,在女曰巫。”

〔3〕治　原作“活”。文義不屬,據排印本改。

〔4〕誣　欺騙。《韓非子‧顯學》:“非愚則誣也。”

〔5〕撲　疑爲“渫”之誤。渫(xiè泄),淘洗去除污泥,此處指用藥外洗。

〔6〕藺茹(lú rú 閭如)　草名,又名離樓。春初生,苗高二三尺,根長大如蘿蔔,蔓青,結實如豆,生青熟黑。

行,次服涼膈加朴硝,煎成,時時呷之,不數日而愈。

濕䘌[1]瘡　八十三

潁臬韓吉卿,自髀至足生濕䘌[1]瘡,大者如錢,小者如豆,癢則搔破,水到則浸淫,狀類蟲行袴襪[2],愈而復生,瘢[3]痕成凹,一餘年不瘥。戴人哂[4]之曰:此濕䘌[1]瘡也,由水濕而得,故多在足下。以舟車、濬川,大下十餘行,一去如掃。渠[5]素不信戴人之醫,至此大服。

泄瀉　八十四

古邿一講僧,病泄瀉數年,丁香、豆蔻、乾薑、附子、官桂、烏梅等燥熱,燔針、燒臍、焫脘,無有闕者。一日,發昏不省,檀那[6]贈紙者盈門。戴人診其兩手脈,沉而有力。《脈訣》云:下利脈微小者,生[7];脈洪浮大者,無瘥。以瓜蒂散涌之,出寒痰數升。又以無憂散泄其虛中之積及燥糞,僅盈斗。次以白術調中湯、五苓散、益元散。調理數日,僧已起矣。非術精識明,誰敢負荷如此!

洞泄　八十五

一講僧,顯德明,初聞家遭兵革,心氣不足,又爲寇賊所驚,得臟腑不調。後入京,不伏水土,又得心氣,以至危篤。前後三年,八仙丸、鹿茸丸、燒肝散皆服之,不效,乃求藥於戴人。戴人曰:此洞泄也,以謀慮久不決而成。肝主謀慮,甚則

〔1〕䘌　原作"䘏"。據排印本改。䘌,蟲蝕之病。
〔2〕袴(kù酷)襪　襪,原作"袜"。文義不屬,據排印本改。袴襪,即褲襪。
〔3〕瘢　疑爲"瘢"之誤。瘢,疤。
〔4〕哂(shěn審)　微笑。
〔5〕渠　他。《三國志·吳書·趙達傳》:"女婿昨來,必是渠所竊。"
〔6〕檀那　施主。佛家語,又稱陀那,或檀越。
〔7〕脈微小者,生　原作"微小生者"。文義不屬,據排印本及上下文義改。

乘脾，久思則脾濕下流。乃上涌痰半盆，末後有血數點，肝藏血故也。又以舟車丸、濬川散，下數行，仍使澡浴出汗。自爾[1]日勝一日。常以胃風湯、白术散調養之，一月而强，食復故矣。

又

李德卿妻，因產後病泄一年餘，四肢瘦乏，諸醫皆斷爲死證。當時戴人在諸葛寺，以舟戴而乞治焉。戴人曰：兩手脈皆微小，乃痢病之生脈。況洞泄屬肝經，肝木克土而成。此疾亦是腸澼。澼者，腸中有積水也。先以舟車丸四五十粒，又以無憂散三四錢，下四五行。寺中人皆駭之，病羸[2]如此，尚可過耶！衆人雖疑，然亦未敢誚[3]，且更看之。復導飲丸，又過之。渴則調以五苓散。向晚，使人伺之，已起，而緝[4]牀前後，約三四十行[5]。以胃風湯調之，半月而能行，一月而安健。由此闔[6]寺服，德卿之昆仲[7]咸[8]大異之。

又

劉德源，病洞泄逾年，食不化，肌瘦力乏，行步欹傾[9]，面色黧黑。舉世治痢之藥皆用之，無效。適戴人治[10]濦陽，往問之。戴人乃出示《内經》洞泄之説。雖不已疑，然畏其攻劑。夜焚香禱神曰：　某以病久不瘥，欲求治於戴人，戴人以謂宜下之。欲不從，戴人名醫也；欲從之，形羸[11]如此，恐不任藥，母已老矣，無人侍養來日，不得已湏服藥，神其相之。戴人先以舟車丸、無憂散，下十餘行，殊不困，已頗喜食。後以檳榔丸，磨

---

〔1〕自爾　從此。

〔2〕羸（léi 雷）　原作“贏”。文義不屬，據排印本及上下文義改。

〔3〕誚（qiào 俏）　責備。《書·金縢》：“王亦未敢誚公。”

〔4〕緝　四庫本作“繞”，石印本作“行”。可參。緝，聚集。此指圍繞。

〔5〕行　原作“年”。文義不屬，據四庫本及上下文義改。

〔6〕闔（hé 河）　全，整個。

〔7〕昆仲　兄弟。昆，兄；仲，中、排行第二。

〔8〕咸　都，全。

〔9〕欹傾　柔弱傾斜。此指虛弱無力搖晃的姿態。

〔10〕治　石印本作“過”，醫學大成本、排印本作“蒞”。可參。

〔11〕羸　原作“贏”。文義不屬，據排印本及上下文義改。

化其滯。待數日，病已大減。戴人以爲去之未盡，當以再服前藥，德源亦欣然請下之。又下五行，次後數日，更以苦劑越之，往問其家，彼云：已下村中收索[1]去也。忽一日入城，面色極佳，語言壯健，但怪其跛足而立，問何故如此，德源曰：足上患一瘤。戴人曰：此裏邪去而於外[2]，病痊之後，凡病皆如此也。

大便少而頻　八十六

太康劉倉使，病大便少而頻，日七八十次，常於兩股間懸半枚瓠蘆，如此十餘年。戴人見之而笑曰：病既頻而少，欲通而不得通也，何不大下之？此通因通用也，此一服藥之力。乃與藥，大下三十餘行，頓止。

暑泄　八十七

殷輔之父，年六十餘，暑月病泄瀉，日五六十行。自建碓鎮來請戴人於陳州。其父喜飲，二家人輩爭止之。戴人曰：夫暑月年老，津液衰少，豈可禁水，但勸之少飲。比及用藥，先令速歸。以綠豆、鷄卵十餘枚，同煑，卵熟取出，令豆軟，下陳粳米作稀粥，攪令寒，食鷄卵以下之，一二頓，病減大半。蓋粳米、鷄卵，皆能斷痢。然後製抑火流濕之藥，調順而方愈。

腹滿面腫　八十八

蕭令，腹滿，面足皆腫，痰黃而喘急，食減。三年之間，醫者皆盡而不驗。戴人以瓜蒂散涌之，出寒痰三五升，以舟車丸、濬川散下之，青黃涎沫幾半缶[3]，以桂苓白术散、五苓散調之，半月復舊矣。

---

〔1〕收索　收集求取。此指收購物品。索，求取。
〔2〕於外　排印本作“外現”。義長。
〔3〕幾半缶　原作“缶平年”。文義不屬，據四庫本改。排印本作“缶平復”。可參。缶，盛物瓦器。

戴人張子和　著

燥形

臂麻不便　八十九

鄆城梁賈人，年六十餘，忽曉起梳髮，覺左手指麻，斯須半臂麻，又一臂麻；斯須頭一半麻，此及梳畢，從脅至足皆麻，大便二三日不通。往問他醫，皆云風也。或藥或針，皆不解。求治于戴人，戴人曰：左手三部脈皆伏，比右手小三倍，此枯澀痹也。不可純歸之風，亦有火燥相兼。乃命一涌、一泄、一汗，其麻立已。後以辛涼之劑調之，潤燥之劑濡之，惟小指、次指尚麻。戴人曰：病根已去，此餘烈也，方可針谿谷。谿谷者，骨空[1]也。一日晴和，往針之，用《靈樞》中雞足法[2]，向上臥針，三進三引[3]訖，復卓針起[4]，向下臥針，送入指間皆然。手熱如火，其麻全去。昔劉河間作《原病式》[5]，常以麻與澀同歸燥門中，真知病機者也。

大便燥結　九十

戴人過曹南省親，有姨表兄病大便燥澀，無他證，常不敢飽食，飽則大便極難，結實如針石，或三五日一如圊[6]，目前星飛，鼻

〔1〕骨空　指兩骨間的空隙部位。

〔2〕雞足法　《靈樞》針法之一。以針刺入一定深度後，將針提起至分肉之間，再向左右兩側各斜刺一針。因其像雞爪之形，故稱之。

〔3〕引　拉。此指提鍼手法。

〔4〕卓針起　將針向上提起。卓，高起。此作向上解。

〔5〕《原病式》　劉完素《素問玄機原病式》之簡稱。

〔6〕如圊　到廁所解大便。如，往，到。圊，廁所，又指大便。

中血出,肛門連廣腸痛,痛極則發昏,服藥則病轉劇烈。巴豆、芫花、甘遂之類皆用之,過多則困,瀉止則復燥。如此數年,遂畏藥性暴急不服,但臥病待盡[1]。戴人過,診其兩手脈息俱滑實有力,以大承氣湯下之,繼服神功丸、麻仁丸等藥,使食菠薐葵菜,及豬羊血作羹,百餘日充肥,親知見駭之。嗚呼!粗工不知燥分四種,燥於外,則皮膚皺揭;燥於中,則精血枯涸[2],燥於上,則咽鼻焦乾;燥於下,則便溺結閉。夫燥之爲病,是陽明化也,水液寒少,故如此然。可下之,當擇之藥之。巴豆可以下寒;甘遂、芫花可下濕;大黃、朴硝可以下燥。《内經》曰:辛以潤之,鹹以輭之。《周禮》曰:以滑養竅。

孕婦便結　九十一

　　戴人過東杞,一婦人病大便燥結,小便淋澀,半生不娠,惟常服疏導之藥,則大便通利,暫廢藥,則結滯。忽得孕,至四、五月間,醫者禁疏導之藥,大便依常爲難,臨圊則力努[3],爲之胎墜。凡如此胎墜者三。又孕,已經三四月,弦望[4]前後,溲溺結澀,甘分胎隕,乃訪戴人。戴人診其兩手脈俱滑大。脈雖滑大,以其且妊,不敢陡攻,遂以食療之,用花鹼[5]煮菠薐葵菜,以車前子苗作茹[6],雜[7]豬羊血作羹,食之半載,居然生子,其婦燥病方愈。戴人曰:余屢見孕婦利膿血下迫,極努損胎,但同前法治之,愈者莫知

---

〔1〕待盡　等待生命盡絶。
〔2〕枯涸(hé 河)　石印本作“乾枯”。涸,水乾,枯竭。
〔3〕力努　此指用力解大便。
〔4〕弦望　弦,半月。陰曆初七、八,月亮缺上半,爲“上弦”;二十二、二十三,月亮缺下半,爲“下弦”。望,滿月,正當陰曆十五之時。
〔5〕花鹼　原作“花減”。據醫學大成本改。花鹼,即石鹼,灰鹼。
〔6〕茹　原作“如”,蔬菜的總稱。
〔7〕雜　摻合。

其數也。爲醫拘常禁[1]，不能變通，非醫也，非學也，識醫者鮮[2]，是難説也。

偏頭痛　九十二

一婦人年四十餘，病額角上、耳上痛嗚呼[3]，爲偏頭痛。如此五七年，每痛大便燥結如彈丸，兩目赤色，眩運昏澀，不能遠視。世之所謂頭風藥、餅子風藥、白龍丸、芎犀丸之類，連進數服，其痛雖稍愈，則大便稍秘，兩目轉昏澀。其頭上針灸數千百矣，連年著灸，其兩目且將失明，由病而無子。一日問戴人，戴人診其兩手脈急數而有力，風熱之甚也。余識此四五十年矣，遍察病目者，不問男子、婦人，患偏正頭痛，必大便澀滯結硬。此無他，頭痛或額角，是三焦相火之經及陽明燥金勝也；燥金勝乘肝，則肝氣鬱；肝氣鬱，則氣血壅；氣血壅，則上下不通，故燥結於裏。尋[4]至失明。治以大承氣湯，令河水煎三兩，加芒硝一兩，煎殘頓令温，合作三五服，連服盡。蕩滌腸中垢滯結燥，積熱下泄[5]如湯，二十餘行。次服七宣丸、神功丸以潤之，菠薐葵菜、猪羊血爲羹以滑之。後五七日、十日，但遇天道睛明，用大承氣湯，夜[6]盡一劑，是痛隨利減也。三劑之外，目豁首輕，燥澤結釋，得三子而終。

腰胯痛　九十三

一男子六十餘，病腰、尻、脊、胯皆痛[7]，數載不愈晝静夜躁，

---

〔1〕常禁　一般的禁忌。

〔2〕鮮　少。

〔3〕嗚呼　排印本作“俗呼”，連後讀。可參。嗚呼，此指疼痛劇烈而呻吟。

〔4〕尋　不久。

〔5〕泄　原作“池”。文義不屬，據四庫本、石印本改。

〔6〕夜　石印本作“令”。可參。

〔7〕痛　原作“病”。文義不屬，據日本本、石印本、醫學大成本改。

大痛往來，屢求自盡天年[1]，且[2]夕則痛作，必令人以手槌擊，至
五更雞鳴則漸減，向曙[3]則痛止，左右及病者皆作神鬼陰譴、白虎
齧[4]。朝禱暮祝，覡巫、僧道、禁師[5]至則其痛以減。又夢鬼神戰鬪
相擊。山川神廟，無不祭者，淹延歲月，肉瘦皮枯，飲食減少，暴
怒日增，惟候一死。有書生曰：既云鬼神、虎齧、陰譴之禍，如此
禱祈，何無一應？聞陳郡有張戴人，精於醫，可以問其鬼神白虎與
病乎。彼若術窮，可以委命[6]。其家從之。戴人診其兩手脈皆沉滯
堅勁，力如張絚[7]，謂之曰：病雖瘦，難於食，然腰、尻、脊、胯皆痛
者，必大便堅燥。其左右曰：有五七日，或八九日，見燥糞一兩塊，
如彈丸，結硬不可言，曾令人剜取之，僵下一兩塊。渾身燥癢，皮
膚皺揭，枯澀如麩片。戴人既得病之虛實，隨用大承氣湯，以薑棗
煎之，加牽牛頭末二錢。不敢言是瀉劑，蓋病者聞煖則悅，聞寒則
懼，説補則從，説瀉則逆。此弊非一日也，而況一齊人而傅[8]之，
眾楚人咻之[9]乎！及煎成，使稍熱嚥之，從少至多，累至三日，天
且晚，臟腑下泄四五行，約半盆。以燈視之，皆燥糞燥痺塊，及瘀
血雜臟，穢不可近。須臾痛減九分，昏睡，鼻息調如常人。睡至明
日將夕，始覺饑而索粥，溫涼與之，又困睡一二日，其痛盡去。次
令飲食調養，日服導飲丸、甘露散、滑利便溺之藥，四十餘日乃復。

---

〔1〕天年　此指生命。

〔2〕且　石印本作"旦"。可參。

〔3〕向曙　天將亮。向，將近；曙，破曉之時。

〔4〕神鬼陰譴白虎齧　爲迷信説法。神鬼，神鬼作祟致病；陰譴，陰間冥冥
　　中的責罰；白虎齧，爲白虎星所咬。

〔5〕禁師　指方士、術士。

〔6〕委命　聽憑命運支配。

〔7〕張絚（gēng 耕）　拉緊的繩索。絚，粗索。

〔8〕傅　原作"傳"。文義不屬，據四庫本、石印本、醫學大成本改。

〔9〕一齊人而傅之，眾楚人咻（xiū 休）之　語出《孟子•滕文公下》，謂有一楚
　　大夫要他的兒子學習齊國方言，讓一位齊國人教他，但周圍眾多的楚國
　　人都用楚語來喧擾他。在此比喻一位高明醫生的正確言論，易被眾多庸
　　醫的錯誤説法掩蓋。傅，教導；咻，喧擾。

嗚呼！再傳三十六虎書[1]，三十六《黃經》[2]，及小兒三十六吊，誰爲之耶？始作俑者，其無後乎[3]！古人以醫爲師，故醫之道行。今之人以醫辟奴[4]，故醫之道廢。有志之士，恥而不學。病者亦不擇精粗，一概待之。常見官醫迎送長吏，馬前唱諾[5]，真可羞也。由是通今博古者少，而師傳遂絕。《靈樞經》謂：刺與汙雖久，猶可拔而雪[6]；結與閉雖久，猶可解而決去。腰脊胻痛者，足太陽膀胱經也。胻痛，足少陽膽經之所過也。《難經》曰：諸痛爲實。《內經》曰：諸痛癢瘡瘍，皆屬心火。注曰：心寂則痛微，心躁[7]則痛甚。人見巫覡、僧道、禁師至，則病稍去者，心寂也。然去其後來者，終不去其本也。古之稱痛隨利減，不利則痛何由去？病者既痊，乃壽八十歲。故凡燥證，皆三陽病也。

寒形

因寒腰强不能屈伸　九十四

北人衛德新，因之[8]析津，冬月飲寒則冷，病腰常直不能屈

---

〔1〕虎書　古代一種字體，傳爲周文王時史佚所作。在此指書符的書。

〔2〕《黃經》　即《黃庭經》，道家經典之一。在此泛指道經。

〔3〕始作俑者，其無後乎　爲孔子語，出自《孟子・梁惠王上》。意思是説用偶人陪葬者爲不仁，其人將無後代。俑，古代用以陪葬的木偶或陶偶。

〔4〕辟奴　比作奴僕。辟，通“譬”。

〔5〕唱喏　此指古代顯貴出行，喝令行人讓路。

〔6〕刺與汙雖久，猶可拔而雪　汙，原作“汗”；雪，原作“虛”。文義不屬，據四庫本改，與《靈樞・九針十二原》相合。全句意爲疾病雖久猶可治愈。汙，同“污”，污染；雪，洗除。

〔7〕躁　原作“燥”。文義不屬，據排印本改。

〔8〕之　到。

伸，兩足沉重，難於行步，途中以牀舁遞[1]，程程問醫，皆云腎虛。以菝蓉、巴戟、附子、鹿茸皆用之。大便反秘，潮熱上周[2]，將經歲矣。乃乞拯[3]於戴人，戴人曰：此疾十日之效耳！衛曰：一月亦非遲。戴人曰：足太陽經血多，病則腰似折，膕如結，腨如裂[4]，太陽所至，爲屈伸不利。況腰者腎之府也，身中之大關節。今既強直而不利，宜鹹以頓之，頓服則和柔矣。《難經》曰：強力入房腎傷而髓枯，枯則高骨[5]乃壞而不用。與此用同。今君之證，太陽爲寒所遏，血墜下滯腰間也。必有積血，非腎也。節次以藥[6]，可下數百行，約去血一二斗，次以九曲玲瓏竈蒸之，汗出三五次而愈。初蒸時至五日問曰：腹中鳴否？德新曰：未也。至六日覺鳴，七日而起，以能揖人[7]。戴人曰：病有熱者勿蒸，蒸則損人目也。

寒疝亦名水疝　九十五

律科王敏之病寒疝，臍下結聚如黃瓜，每發繞腰急痛不能忍。戴人以舟車丸、豬腎散，下四五行，覺藥繞病三五次而下，其瀉皆水也。豬腎、甘遂皆苦寒。經言以寒治寒，萬舉萬全。但下後忌飲冷水及寒物，宜食乾物，以寒疝本是水故也。即日病減八分，食進一倍。又數日，以舟車丸百餘粒，通經散四五錢，服之利下。候三四日，又服舟車丸七八十粒，豬腎散三錢，乃健步如常矣。

一僧病疝，發作冷氣上貫齒，下貫腎，緊若繩挽兩睾，時腫而冷。戴人診兩手脈細而弱，斷之曰：秋脈也。此因金氣在上，下伐

〔1〕以床舁（yú于）遞　用床擡着走。舁，擡。《三國志·魏書·鍾繇傳》："虎賁舁上殿。"遞，傳送。
〔2〕周　循環、反復。
〔3〕乞拯　請求救助。拯，救。
〔4〕膕如結，腨（shuàn涮）如裂　膝彎曲屈伸不利，如被綁扎；小腿肚疼痛，好似要裂開。結，扎扎；腨，小腿腓腸肌部，俗稱小腿肚。
〔5〕高骨　此指腰椎骨。
〔6〕節次以藥　按法度依次用藥。節，法度。
〔7〕揖人　向人彎腰拱生行禮。

肝木,木畏金抑而不伸,故病如是。肝氣礧礧[1],不能下榮於睪丸,故其寒實非寒也。木受金制,傳之胃土,胃爲陽明,故上貫齒,病非齒之病。肝木者,心火之母也,母既不伸,子亦屈伏,故下冷而水化乘之。經曰:木鬱則達之,土鬱則泄之。令涌泄四次,果覺氣和,睪丸癢而暖。戴人曰:氣已入睪矣。以茴香、木茂之藥,使常服之,首尾一月而愈。

感風寒　九十六

戴人之常谿也,雪中冒寒,入浴重感風寒,遂病不起。但使煎通聖散單服之,一二日不食,惟渴飲水,亦不多飲,時時使人搥其股,按其腹,凡三四日不食。日飲水一二十度[2],至六日,有譫語妄見,以調胃承氣湯下之,汗出而愈。戴人常謂人曰:傷寒勿妄用藥,惟飲水最爲妙藥,但不可使之傷,常令揉散,乃大佳耳。至六七日,見有下證,方可下之,豈有變異哉!奈何醫者禁人飲水,至有渴死者。病人若不渴,強與水飲亦不肯飲耳。戴人初病時,鼻塞聲重,頭痛,小便如灰淋汁。及服調胃承氣一兩半,覺欲嘔狀,探而出之,汗出漐漐然,須臾下五六行,大汗一日乃瘳。當日飲冰水時,水下則痰出,約一二碗。痰即是病也,痰去則病去也。戴人時年六十一。

凍瘡　九十七

戴人女僮,足有寒瘍,俗云凍瘡。戴人令服舟車丸、濬川散,大下之,其瘡遂愈。人或疑之,戴人曰:心火降則寒消,何疑之有?

寒痰　九十八

一婦人心下臍上結硬如斗,按之如石,人皆作病胎。針灸毒

---

〔1〕礧礧　壯大、雄偉。郭璞《江賦》:"荊門闕竦而礧礧。"此爲亢盛之意。
〔2〕度　次。

藥,禱祈無數,如捕風然[1]。一日,戴人見之,曰:此寒痰。診其兩
手寸脈皆沉,非寒痰而何!以瓜蒂散吐之,連吐六七升,其塊立消
過半。俟數日後再吐之,其涎沫類[2]雞黃,腥臭特殊,約二三升。
凡如此者三。後以人參調中湯、五苓散調之,腹已平矣。

瀉利惡寒　九十九

東門一男子,病瀉痢不止,腹鳴如雷,不敢冷坐,坐則下注如
傾。諸醫例斷爲寒證,乾薑、官桂、丁香、豆蔻之屬,枯礬、龍骨,
皆服之矣。何針不燔,何艾不炷[3],遷延將二十載矣。一日問于
戴人,戴人曰:兩手寸脈皆滑,余不以爲寒,然其所以寒者,水也。
以茶調散,涌寒水五七升;無憂散,泄積水數十行。乃通因通用之
法也。次以五苓散淡劑,滲泄利之道;又以甘露散止渴。不數日
而冷食寒飲皆如故。此法王啓玄稔[4]言之矣,奈無人用之哉!

内傷形

因憂結塊　一百

息城司候[5],聞父死于賊,乃大悲哭之,罷,便覺心痛,日增
不已,月餘成塊狀,若覆杯,大痛不住[6]。藥皆無功,議用燔針
炷艾,病人惡之,乃求于戴人。戴人至,適巫者在其傍,乃學巫
者,雜以狂言,以謔[7]病者,至是大笑不忍,囬面向壁。一二日,
心下結塊皆散。戴人曰:《内經》言憂則氣結,喜則百脈舒和。

---

〔1〕如捕風然　好似捕捉風一樣。在此比喻徒勞無功。
〔2〕類　類似、好像。
〔3〕何針不燔,何艾不炷　謂各種火針、艾灸療法都已使用。
〔4〕稔(rěn 忍)　熟悉。此爲清楚之意。
〔5〕候　四庫本、醫學大成本俱作"侯"。可參。
〔6〕住　停止。
〔7〕謔(xuè 血)　開玩笑。此謂使病者發笑。

又云喜勝悲。《內經》自有此法治之，不知何用針灸哉！適足增其痛耳。

病怒不食　一百一

項關令之妻，病怒[1]不欲食，常好叫呼怒罵，欲殺左右，惡言不輟，眾醫皆處藥，幾半載尚爾[2]。其夫命戴人視之，戴人曰：此難以藥治，乃使二娟各塗丹粉，作伶人[3]狀，其婦大笑。次日又令作角觝[4]，又大笑。其旁常以兩個能食之婦，誇其食美，其婦亦索其食，而爲一嚼之。不數日怒減食增，不藥而瘥。後得一子。夫醫貴有才，若無才，何足應變無窮。

不寐　一百二

一富家婦人，傷思慮過甚，二年不寐，無藥可療。其夫求戴人治之，戴人曰：兩手脈俱緩，此脾受之也，脾主思故也。乃與其夫以怒而激之，多取其財[5]，飲酒數日，不處一法而去。其人大怒汗出，是夜困眠如此者八九日不寤，自是而食進，脈得其平。

驚　一百三

衛德新之妻，旅中宿于樓上，夜值盜劫人燒舍，驚墮牀下，自後每聞有響，則驚倒不知人。家人輩躡足[6]而行，莫敢冒觸有聲，歲餘不痊。諸醫作心病治之，人參、珍珠及定志丸皆無效。戴人見而斷之曰：驚者爲陽，從外入也；恐者爲陰，從內出。驚者爲自不知故也，恐者自知也。足少陽膽經屬肝木。膽者，敢也。驚怕則膽傷矣。乃命二侍女執其兩手，按高椅之上，當面前下置一小

---

〔1〕怒　原作"食"。文義不屬，據篇題改。
〔2〕尚爾　還是如此。
〔3〕伶人　演戲的人。
〔4〕角觝　古代的一種技藝表演，大約與現代的摔跤相似。
〔5〕財　原作"才"。文義不屬，據四庫本、醫學大成本改。
〔6〕躡(niè 聶)足　輕步行走。

几，戴人曰：娘子當視此。一木猛擊之，其婦大驚，戴人曰：我以木擊几，何以驚乎？伺少定[1]擊之，驚也緩。又斯須連擊三五次；又以杖擊門；又暗遣人畫背後之窗，徐徐驚定而笑曰：是何治法？戴人曰：《內經》云驚者平之。平者，常也。平常見之，必無驚。是夜使人擊其門窗，自夕達曙。夫驚者，神上越也。從下擊几，使之下視，所以收神也。一二日，雖聞雷亦不驚。德新素不喜戴人，至是終身厭[2]服，如有人言戴人不知醫者，執戈以逐之。

兒寐不寤　一百四

陳州長吏一小兒，病寐而不寤。一日，諸醫作睡驚治之，或欲以艾火灸之，或以大驚丸及水銀餅子治之。其父曰：此子平日無疾，何驟有驚乎？以子之病乃問于戴人。戴人診其兩手脈皆平和，戴人曰：若驚風之脈，當洪大而強，今則平和，非驚風也。戴人竊問[3]其乳母，爾三日前曾飲醉酒否？遽然[4]笑曰：夫人以煮酒見餉[5]，酒味甚美，三[6]飲一罌[7]而睡。陳酒味甘而戀膈，酒氣滿，乳兒亦醉也。乃剉甘草、乾葛花、縮砂仁、貫眾，煎汁使飲之，立醒。

孕婦下血　一百五

劉先生妻，有娠半年，因傷損下血，乞藥[8]于戴人。戴人診之，以三和湯（一名玉燭散）、承氣湯、四物湯對停[9]，加朴硝煎之。

---

〔1〕伺少定　待患者稍爲安定。伺，偵候、探察。
〔2〕厭　傾倒。此爲佩服、心折之意。
〔3〕竊問　問，原脱。據四庫本、石印本、醫學大成本補。竊，悄悄地。
〔4〕遽（jù句）然　惶懼的樣子。遽，畏懼。
〔5〕餉（xiǎng 响）　饋贈。
〔6〕三　石印本、醫學大成本俱無。疑衍。
〔7〕罌（yīng 英）　一種大肚小口的瓷瓶。
〔8〕乞藥　求治之意。
〔9〕對停　各等份。

下數行，痛如手拈[1]，下血亦止。此法可與智識高明者言，高粱之家，愼勿擧似[2]，非徒駭之，抑又謗之。嗚乎！正道難行，正法難用，古今皆然。

收産傷胎　一百六

一孕婦，年二十餘，臨産召穩媼[3]三人，其二媼極拽婦之臂，其一[4]媼頭抵婦之腹，更以兩手拔其腰，極力爲之，胎死于腹，良久乃下，兒亦如血，乃穩媼殺之也。豈知瓜熟自落，何必如此乎！其婦因兹，經脈斷閉，腹如刀剜，大渴不止，小溲閟[5]絕。主病者禁水不與飲，口舌枯燥，牙齒黧黑，臭不可聞，食飲不下，昏憒欲死。戴人先以冰雪水，恣意飲之，約二升許，痛緩渴止。次以舟車丸、通經散，前後五六服，下數十行，食大進。仍以桂苓甘露散、六一散、柴胡飲子等調之，半月獲安。

又一婦人臨産，召村嫗數人侍焉。先産一臂出，嫗不測輕重拽之，臂爲之斷，子死于腹，其母面青身冷，汗漐漐不絕，時微喘嗚呼。病家甘于死。忽有人曰：張戴人有奇見，試問之。戴人曰：命在須臾，針藥無及。急取秤鉤，續以壯繩，以膏塗其鉤，令其母分兩足，向外偃[6]坐，左右各一人，脚上立足[7]，次以鉤其死胎，命一壯力婦，倒身拽出死胎，下敗血五七升，其母昏困不省，待少頃，以冰水灌之，漸嚥二口[8]，大醒食進。次日，四物湯調血，數日方愈。戴人常曰：産後無他事，因侍嫗非其人，轉爲害耳。

---

[1] 痛如手拈　疼痛好像手拈去一樣。拈，用手指取物。

[2] 擧似　用類似的方法。

[3] 穩媼（ǎo襖）　又稱“穩婆”，舊指接生的婦女。

[4] 其一　原作“一其”。當爲誤倒文，據上文例移正。

[5] 閟　通“秘”。

[6] 偃（yǎn演）　仰臥。

[7] 足　疑作“定”。

[8] 口　原作“日”。文義不屬，據排印本改。

懷恐脇痛 一百七

洛陽孫伯英,因誣獄[1],妻子被繫[2],逃于故人。是夜覺胃脇痛,託故人求藥,故人曰:有名醫張戴人適在焉,當與公同往。時戴人宿酒未醒,強呼之,故人曰:吾有一親人病,欲求診。戴人隔牕望見伯英曰:此公伏大驚恐。故人曰:何以知之?戴人曰:面青脫色,膽受怖也。後會[3]赦乃出,方告戴人。

背疽 一百八

一富家女子,十餘歲,好食紫櫻,每食即二三斤,歲歲如此,至十餘年。一日潮熱如勞,戴人診其兩手脈,皆洪大而有力,謂之曰:他日必作惡瘡腫毒,熱上攻目,陽盛陰脫之證。其家大怒,不肯服解毒之藥,不一二年,患一背疽如盤,痛不可忍。其女忽思戴人曾有是言,再三悔過,請戴人。戴人以鈹針繞疽暈刺數百針,去血一斗。如此三次,漸漸痛減腫消,微出膿而斂。將作痂時,使服十補內托散乃痊。終身忌口,然目亦昏,終身無子。

肺癰 一百九

舞水一富家,有二子,長者年十三歲,幼者十一歲,皆好頓食紫櫻一二斤,每歲須食半月。後一二年,幼者發肺癰,長者發肺痿,相繼而死。戴人常歎曰:人之死者,命耶?天耶?古人有詩:爽口味多終作疾。真格言也。天[4]生百[5]果,所以養人,非欲害人,然富貴之家,失教縱欲,遂至於是。

---

〔1〕誣獄 受冤屈而被訴訟。誣,冤屈;獄,訟事。
〔2〕繫 拘禁。
〔3〕會 恰逢。
〔4〕天 原作"夫"。文義不屬,據四庫本、醫學大成本改。
〔5〕百 原作"白"。文義不屬,據四庫本、醫學大成本改。

咽中刺塞 一百十

戴人過瀠[1]陽，强家一小兒，約五、六歲，同隊小兒以蜀黍
稭[2]相擊，逆芒倒刺於咽中，數日不下粥藥，腫大發。其家告戴
人，戴人命取水，依《道經》中呪水法，以左手屈中指及無名指，作
三山印，坐水盞于其上；右手掐卯[3]文，是金鎗印，脚踏丁字立；望
太陽或燈火，取氣一口，吹在净水盞中，呪曰：吾取老君東流順，
老君奉勑攝去毒水，吾托大帝尊，所到稱吾者，各各現帝身，急急
如律令。攝念七遍，吹在盞中，虛攬卓，三次爲定。其兒嚥水下
咽，曰：我可也。三五日腫散。乃知法亦有不可侮者。

誤吞物咽中 一百十一

一小兒誤吞一錢，在咽中不下，諸醫皆不能取，亦不能下，乃
命戴人。戴人熟思之，忽得一策，以净白表紙令卷實如箸，以刀
縱橫亂割其端，作鬅鬠[4]之狀。又別取一箸，縛針鈎於其端，令
不可脱，先下咽中，輕提輕抑，一探之，覺鈎入於錢竅，然後以紙
卷納之咽中，與鈎尖相抵，覺鈎尖入紙卷之端，不礙肌肉，提之
而出。

腸澼下血 一百十二

棠谿欒彦剛，病下血，醫者以藥下之，默默而死。其子企，見
戴人而問之曰：吾父之死，竟無人知是何證。戴人曰：病剉[5]其
心也。心主行血，故被剉則血不禁。若血溫身熱者死，火數七，
死必七日。治不當下，若下之，不滿數。企曰：四日死。何謂痛

---

〔1〕瀠 原作"隱"。據四庫本及上下文改。
〔2〕稭(jiē 階) 原作"楷"。文義不屬，據四庫本改。稭，農作物的莖稈。
〔3〕卯 原作"印"。據本書卷五第五十六改。
〔4〕鬅鬠(péng kuò 朋括) 頭髮散亂。
〔5〕剉(cuò 挫) 同"銼"。銼傷。此爲損傷之意。

剙心？戴人曰：智不足而强謀，力不足而强與[1]，心安得不剙也。
藥初與邢爭屋，不勝，遂得此病。企由是大服，拜而學醫。

水腫睾丸　一百十三

霍秀才之子，年十二歲，睾丸一旁腫膇。戴人見之曰：此因驚
恐得之。驚之爲病，上行則爲嘔血，下則腎傷而爲水腫。以琥珀
通經散，一瀉而消散。

伏驚　一百十四

上渠卜家一男子，年二十八歲，病身弱，四肢無力，面色蒼黃，
左脇下、身側上下如臂狀，每發則痛無時，食不減，大便如常，小
便微黃，已二三載矣。諸醫計窮，求戴人治之。視其部分，乃足厥
陰肝經兼足少陽膽經也。張曰：甲膽乙肝，故青。其黃者，脾也。
診膽脈小，此因驚也。驚則膽受邪，腹中當有驚涎綠水。病人曰：
昔曾屯軍被火，自是而疾。戴人夜以舟車百五十丸，濬川散四五
錢，加生薑自然汁，平旦果下綠水四五行。或問：大加生薑何也？
答曰：辛能伐木也。下後覺微痛，令再下之，比前藥減三之一，又
下綠水三四行，痛止思食，反有力。戴人謂卜曰：汝妻亦當病。卜
曰：太醫未見吾妻，何以知之？曰：爾感此驚幾年矣？卜省曰：當
被火時，我正在草堂中熟寐，人驚喚我，睡中驚不能言，火已塞門，
我父拽出我火中，今五年矣。張曰：汝膽伏火驚，甲乙乘脾土，是
少陽相火乘脾，脾中有熱，故能食而殺穀[2]。熱雖能化穀，其精氣
不完，汝必無子，蓋敗經反損婦人，汝妻必手足熱，四肢無力，經
血不時。卜曰：吾妻實如此，亦已五年矣。他日門人因觀《内經》，
言先瀉所不勝，次瀉所勝之論，其法何如？以問張，張曰：且如膽
木乘胃土，此土不勝木也。不勝之氣，尋救於子，己土能生庚金，
庚爲大腸，味辛者爲金，故大加生薑使伐木。然先不開脾，土無

---

〔1〕强與　勉强對付。與，對付。
〔2〕殺穀　消化水穀之意。

由行也。遂用舟車丸先通其閉塞之路，是先瀉其所不勝。後用薑汁調濬川散大下之，次瀉其所勝也。大抵陽干[1]尅陽干，腑尅腑，臟尅臟。

外傷形

孕作病治　一百十五

一婦人，年四十餘得孕。自以爲年衰多病，故疾復作，以告醫氏。醫者不察，加燔針於臍兩旁，又以毒藥攻[2]磨[3]，轉轉腹痛，食減形羸，已在牀枕，來問戴人。戴人診其脈，曰：六脈皆平，惟右尺洪大有力，此孕脈也。兼擇食，爲孕無疑。左右皆笑之。不數月，生一女子，兩目下各有燔針痕，幾喪其明。凡治病婦，當先問娠，不可倉卒矣。

杖瘡　一百十六

戴人出遊，道經故息城，見一男子被杖，瘡痛焮發，毒氣入裏，驚涎堵塞，牙禁不開，粥藥不下，前後月餘，百治無功，甘分於死。戴人先以三聖散，吐青蒼驚涎，約半大缶；次以利膈丸百餘粒，下臭惡燥糞又一大缶；復煎通聖散數錢，熱服之，更以酸辣葱醋湯發其汗。斯須汗吐交出，其人活矣。此法可以救宛。

落馬發狂　一百十七

一男子落馬發狂，起則目瞪，狂言不識親疏，棄衣而走，罵言

---

〔1〕陽干　屬陽的天干。單數爲陽，故十天干中排列單數的天干（甲、丙、戊、庚、壬）俱爲陽干。

〔2〕攻　原作“致”。文義不屬，據醫學大成本改。

〔3〕磨　此指消法。

涌出，氣力加倍，三五人不能執縛。燒符作醮[1]，問鬼跳巫[2]，殊
不知顧，丹砂、牛黃、犀、珠、腦、麝，資財散去，室中瀟然[3]。不遠
二百里，而求戴人一往，戴人以車輪埋之地中，約高二丈許，上安
之中等車輪，其輞[4]上罄[5]一穴，如作盆之狀，縛狂病人於其上，
使之伏臥，以軟裀[6]襯之，又令一人[7]於下，坐機一枚，以棒[8]攪
之，轉千百遭，病人吐出青黃涎沫一二斗許，繞車輪數匝。其病人
曰：我不能任，可解我下。從其言而解之，索凉水，與之冰水，飲
數升，狂方罷矣。

太腸脛腫　一百十八

麻先生兄，村行爲犬所嚙，舁至家，脛腫如罐，堅若鐵石，毒
氣入裏，嘔不下食，頭痛而重，往問戴人。女僮曰：痛隨利減。以
檳榔丸下之，見兩行不瘥。適戴人自舞陽回，謂麻曰：脛腫如此，
足之二陰三陽可行乎？麻曰：俱不可行。如是，何不大下之？乃
命夜臨臥服舟車丸百五十粒，通經散三四錢。比至夜半，去十四
行，腫立消，作胡桃紋，反細於不傷之脛。戴人曰：慎勿貼膏紙，
當令毒氣出，流膿血水常行。又一日，戴人恐毒氣未盡，又服舟車
丸百餘粒，濬川散三四錢，見六行。病人曰：十四行易當，六行反
難，何也？戴人曰：病盛則勝藥，病衰則不勝其藥也。六日其膿水
盡，戴人曰：膿水行時不畏風，盡後畏風也。乃以愈風餅子，日三

---

〔1〕醮（jiào 較）　祭祀，拜祭鬼神。
〔2〕跳巫　巫，原作"誣"。文義不屬，據排印本改。跳巫，謂請巫者跳神。
〔3〕瀟然　同"蕭然"，蕭條、冷落的樣子。
〔4〕輞（wǎng 網）　車輪的外周。
〔5〕罄（qìng 慶）　醫學大成本作"凿"。可參。罄，器中空。此爲鑿之使中空之意。
〔6〕裀　褥子、床墊。
〔7〕又令一人　原作"大令一人"。文義不屬，據四庫本、石印本改。排印本作"令一大人"。可參。
〔8〕棒　原作"捧"。文義不屬，據石印本改。

服之。又二日，方與生肌散，一傳之而成痂。嗚呼！用藥有多寡，使差別相懸。向使[1]不見戴人，則利減之言非也。以此知知醫已難，用醫尤難。

足閃䑏[2]痛　一百十九

谷陽鎮酒監張仲溫，謁[3]一廟，觀匠者砌露臺，高四尺許，因登之。下臺或䑏一足，外踝腫起，熱痛如火。一醫欲以鈹刺腫出血，戴人急止之，曰：䑏已痛矣，更加針，二痛俱作，何以忍也？乃與神祐丸八九十丸，下二十餘行，禁食熱物。夜半腫處發癢，痛止，行步如常。戴人曰：吾之此法，十治十愈，不誑後人。

膝䑏跛行　一百二十

葛塚馮家一小兒，七八歲，膝被䑏跛行，行則痛，數日矣。聞戴人不醫，令人問之。戴人曰：小病耳，教來。是夜以舟車丸、通經散，溫酒調而下之。夜半涌泄齊行，上吐一碗，下泄半缶。既上牀，其小兒爲[4]母曰：膝臍癢，不可往[5]。來日使服烏金丸，壯其筋骨，一月疾愈而走矣。

杖瘡入水　一百二十一

小渠表三，因強盜[6]入家，傷其兩胻，外臁作瘡，數年不已，膿血常涓涓然，但飲冷則瘡間冷水浸淫而出，延爲濕瘡，來求治於戴人。曰：爾中焦當有綠水二三升，涎數掬[7]。表曰：何也？戴人曰：當被盜時，感驚氣入腹，驚則膽傷，足少陽經也，蕭兩外臁皆少陽

---

〔1〕向使　假使。
〔2〕閃䑏（nà 納）　閃挫之意。
〔3〕謁（yè 夜）　拜見。
〔4〕爲　四庫本、醫學大成本俱作“謂”。義勝。
〔5〕往　疑作“住”。
〔6〕盜　原作“忽”。文義不屬，據四庫本改。石印本作“寇”，可參。
〔7〕數掬（jū 居）　數捧。掬，雙手捧取，亦指一捧。

之部，此膽之甲木受邪，甲木色青，當有綠水。少陽在中焦如漚，
既伏驚涎在中焦，飲冷水，咽爲驚涎所阻，水隨經而旁入瘡中，故
飲水則瘡中水出。乃上湧寒痰，汗如流水；次下綠水，果二三升。
一夕而痂乾，真可怪也。

儒門事親　卷八　十形三療三

戴人張子和　著

內積形

傷冷酒　一百二十二

戴人出遊，道經陽夏，問一舊友，其人病已危矣。戴人往視之，其人曰：我別無病，三年前，當隆暑時，出村野，有以煮酒饋予[1]者，適村落無湯器，冷飲數升，便覺左脇下悶，漸痛結硬，至今不散，針灸磨藥[2]，殊不得效。戴人診其兩手脈俱沉實而有力，先以獨聖散吐之，一涌二三升，色如煮酒，香氣不變。後服和脾散、去濕藥，五七日百脈衝和，始知針灸無功，增苦楚矣。

心下沉積　一百二十三

顯慶寺僧應公，有沉積數年，雖不臥床枕，每於四更後心頭悶硬，不能安臥，須起行寺中，習以爲常，人莫知爲何病。以藥請于戴人，戴人令涌出膠涎一二升，如黑礬水，繼出黃綠水，又下膿血數升。自爾[3]胸中如失巨山，飲餌無算安眠至曉。

茶癖　一百二十四

一緇侶[4]，好茶成癖[5]，積在左脇。戴人曰：此與肥氣頗同，

---

〔1〕饋予　饋贈給我。饋，贈送。
〔2〕磨藥　消散藥。
〔3〕自爾　自此之後。
〔4〕緇（zī資）侶　當和尚的朋友。緇，僧徒；侶，同伴、朋友。
〔5〕癖　積久成習的嗜好。亦指飲水不消之病。

然瘕瘕不作,便非肥氣。雖病十年,不勞一日,況兩手脈沉細,有積故然。吾治無針灸之苦,但小惱一餉[1],可享壽盡期。先以茶調散,吐出宿茶水數升;再以木[2]如意[3]揣[4]之,又涌數升,皆作茶色;次以三花神祐丸九十餘粒,是夜瀉二十餘行,膿水相薰,燥糞瘀血雜然而下,明日以除濕之劑,服十餘日,諸苦悉蠲[5],神清色瑩。

腹脹水氣 一百二十五

蹴鞠[6]張承應,年幾五十,腹如孕婦,面黃食減,欲作水氣[7]。或令服黃芪建中湯及溫補之劑,小溲涸閉,從戴人療焉。戴人曰:建中湯,攻表之藥也。古方用之攻裏,已誤也,今更以此取積,兩重誤也。先以涌劑吐之,置火於其旁,大汗之;次與豬腎散四錢,以舟車丸引之,下六缸,殊不困。續下兩次,約三十餘行,腹平軟健啖[8]如昔。常仲明曰:向聞人言,瀉五六缸,人豈能任。及聞[9]張承應,渠云誠[10]然。乃知養生與攻痾[11],本自不同,今人以補劑療病,宜乎不效。

---

〔1〕一餉 短暫的時間。餉,通"晌"。一會兒。

〔2〕木 原作"水"。文義不屬,據四庫本改。

〔3〕如意 器物名。頭作靈芝或雲葉形,柄微曲,供指劃或賞玩用。

〔4〕揣(jiǎn 剪) 此為探吐之意。

〔5〕悉蠲(juān 捐) 全部消除。蠲,除去。

〔6〕蹴鞠(cù jū 促拘) 我國古代一種踢球運動。此指以踢球為業的人。蹴,同"蹴",踢。《禮記‧曲禮上》:"以足蹴路馬芻,有誅。"鞠,同"鞠",毬。《漢書‧枚乘傳》顏師古注:"鞠,以韋為之,中實以物,蹴踢為戲樂也。"

〔7〕水氣 此指水腫。

〔8〕健啖(dàn 淡) 食量過大。啖,吃。

〔9〕聞 疑作"問"。

〔10〕渠云誠然 他說確實是這樣。渠,他;誠然,確實。

〔11〕痾,病。

疝氣　一百二十六

王亭村一童子，入門狀如鞠恭而行。戴人曰：疝氣[1]也。令解衣揣之，二道如臂。其家求療于戴人，先刺其左，如刺重紙，剥然有聲而斷，令按磨[2]之，立軟。其右亦然。觀者感嗟異之。或問，曰：石關穴也。

胸膈不利　一百二十七

沈丘王宰妻，病胸膈不利，口流涎沫。自言咽下胃中常雷聲，心間作微痛，又復發昏。胸乳之間，灸瘢如碁。化痰利膈等藥，服之三載，病亦依然。其家知戴人痰藥不損，來求之，一涌而出雪白蟲一條，長五六寸，有口鼻牙齒，走於涎中，病者忿而斷之，中有白髮一莖。此正與徐文伯[3]所吐宮人髮瘕一同。蟲出立安。

冷疾　一百二十八

戴人過醮都營中飲，會[4]鄰席有一卒說出妻[5]事，戴人問其故，答曰：吾婦爲室女[6]，心下有冷積如覆杯，按之如水聲，以熱手熨之，如水聚，來已十五年矣，恐斷我嗣，是故棄之。戴人曰：公勿黜[7]也，如用吾藥，病可除，孕可得。卒從之。戴人診其脈沉而遲，尺脈洪大而有力，非無子之候也，可不踰[8]年而孕。其良人[9]笑曰：誠之。先以三聖散吐涎一斗，心下平軟；

[1]疝（xuán 玄）氣　生於臍旁兩側像條索狀物的病證。
[2]磨　通“摩”。
[3]徐文伯　南北朝時南齊的醫學家。
[4]會　恰巧、適逢。
[5]出妻　離棄妻子。
[6]室女　未婚女子。此指未生育過的婦女。
[7]黜　罷免。此爲離棄之意。
[8]踰　超過。
[9]良人　舊指丈夫。

次服白术調中湯、五苓散；後以四物湯和之。不再月[1]氣血合度，數月而娠二子。戴人常曰：用吾此法，無不子之婦。此言不誣矣。

積塊　一百二十九

菓菌劉子平妻，腹中有塊如瓢，十八年矣。經水斷絕，諸法無措[2]，戴人令一月之內涌四次，下六次，所去痰約一二桶，其中不化之物，有如葵菜者，爛魚腸之狀。湧時以木如意揃之。覺病積如刮，漸漸而平。及積之既盡，塊痕反洼[3]如臼，畧無少損。至是而面有童色[4]，經水既行，若當年少，可以有子。

肥氣積　一百三十

陽夏張主簿[5]之妻，病肥氣，初和酒杯大，發寒熱。十五餘年後，因性急悲感，病益甚。惟心下三指許無病，滿腹如石片，不能坐臥。針灸匝[6]矣，徒勞力耳，乃敬邀戴人而問之。既至，斷之曰：此肥氣也，得之季夏戊巳日，在左脇下，如覆杯，久不愈，令人發痎瘧。痎瘧者，寒熱也。以瓜蒂散，吐之魚腥黃涎約一二缶。至夜，繼用舟車丸，通經散投之。五更黃涎膿水相半五六行，凡有積處皆覺痛。後用白术散、當歸散、和血流經[7]之藥。如斯湧泄，凡三四次而方愈。

〔1〕不再月　不到兩個月時間。再，二。
〔2〕措　處置，料理。此爲療效之意。
〔3〕洼(wā 蛙)　凹陷。
〔4〕童色　少年的膚色。
〔5〕主簿　郡縣官署內典領文書、辦理事務的官職。
〔6〕匝　周遍。此爲用遍之意。
〔7〕流經　通經。

伏瘕[1]　一百三十一

汴梁曹大使[2]女,年既笄[3],病血瘕數年。太醫宜企賢以破血等藥治之,不愈。企賢曰:除得陳州[4]張戴人方愈。一日,戴承語至汴京,曹大使乃邀戴人問焉。戴人曰:小腸遺熱於大腸爲伏瘕,故結硬如塊,面黃不月。乃用涌泄之法。數年之疾,不再旬而效。女由是得聘[5]。企賢問誰治之,曹大使曰:張戴人。企賢立使人邀之。

停飲　一百三十二

一婦從年少時,因大哭罷,痛飲冰水困卧,水停心下,漸發痛悶。醫氏咸以爲冷積,治之以温熱劑,及禁食冷物。一聞茶氣,病輒內作。如此數年,燎針燒艾,瘡孔數千。十餘年後,小便赤黃,大便秘悶,兩目加昏,積水轉甚,流於兩脇。世謂水癖[6],或謂支飲,硇、漆、稜、茂,攻磨之藥,竟[7]施之矣。食日衰,積日茂,上至鳩尾,旁至兩脇及臍下,但發之時,按之如水聲,心腹結硬,手不可近者。月發五七次,甚則欲死,諸藥皆厭,二十餘年。求戴人發藥,診其脈寸口獨沉而遲,此胸中有痰。先以瓜蒂散,湧痰五七升。不數日,再越痰水及斗。又數日,上涌數升。凡三涌三下,汗如水者亦三,其積皆去。以流濕飲之藥調之,月餘大瘥。

---

〔1〕伏瘕　指氣血瘀滯,瘕積成塊,深伏於腹內的病。
〔2〕大使　金元時代對一些低級官吏的稱呼。如管鹽區等。
〔3〕笄(jī機)　特指女子可以盤髮插笄的年齡,即成年。《儀禮・士昏禮》:"女子許嫁,笄而醴之。"
〔4〕陳州　疑爲"睢州"之誤。
〔5〕聘　此指訂婚。
〔6〕水癖　水飲停積於內的病證。
〔7〕竟　盡。

積氣　一百三十三

寄西華縣庠[1]山東顔先生，有積二十年，目視物不真，細字不
覩，當心如頑石，每發痛不可忍，食減肉消，黑黶滿面，腰不能直。
因遇戴人，令湧寒痰一大盆[2]，如片粉；夜以舟車丸、通經散，下爛
魚腸、葵菜汁七八行。病十去三四。以熱漿粥投之，復去痰一盆。
次日又以舟車丸，通經散，前後約百餘行，略無少困。不五六日，面
紅黶去，食進目明，心中空曠，遂失頑石所在。旬日外來謝。

沉積疑胎　一百三十四

脩弓杜匠，其子婦年三十，有孕已歲半矣。每發痛則召侍媼[3]
待之，以爲將產也，一二日復故，凡數次。乃問戴人，戴人診其脈
濇而小，斷之曰：塊病也，非孕。《脈訣》[4]所謂濇脈如刀刮竹形，
主丈夫傷精，女人敗血。治之治法[5]，有病當瀉之。先以舟車丸百
餘粒，後以調胃承氣湯加當歸、桃仁，用河水煎，乘熱投之。三兩
日，又以舟車丸、桃仁承氣湯，瀉青黃膿血，雜然而下。每更衣以
手向下推之、揉之則出。後三二日，又用舟車丸，以豬腎散佐之。
一二日，又舟車丸，通經如前。數服，病十去九。俟晴明，當未食
時，以針瀉三陰交穴。不再旬，塊已沒矣。此與隔腹視五臟者，復
何異哉！

是胎非積　一百三十五

鬷王之妻，病臍下積塊，嘔食，面黃肌瘦而不月，或謂之乾血

---

〔1〕庠（xiáng 祥）　古代的學校。《孟子•滕文公上》：“設爲庠、序、學、校以教
　　之⋯⋯夏曰校，殷曰序，周曰庠，學則三代共之，皆所以明人倫也。”
〔2〕盆　原作“盃”。文義不屬，據石印本改。
〔3〕侍媼　接生的婦女。
〔4〕《脈訣》　《王叔和脈訣》的簡稱，傳爲六朝時高陽生托名王叔和的作品。
　　該書以通俗歌訣形式闡述脈學理論。
〔5〕治法　四庫本作“法下”。可參。醫學大成本作“之法”。義勝。

氣[1]，治之無效。戴人見之曰：孕也。其人不信，再三求治于戴人。與之平藥，以應其意，終不肯下毒藥。後月到，果胎也。人問何以別之？戴人曰：尺脈洪大也，《素問・陰陽別論》所謂陰搏陽別之脈。

外積形

瘤　一百三十六

戴人在西華，眾人皆訕[2]以爲吐瀉。一日，魏壽之與戴人入食肆[3]中，見一夫病一瘤，正當目之上綱內皆，色如灰李，下垂覆目之睛，不能視物。戴人謂壽之曰：吾不待食熟，立取此瘤。魏未之信也。戴人曰：吾與爾取此瘤何如？其人曰：人皆不敢割。戴人曰：吾非用刀割，別有一術焉。其人從之，乃引入一小室中，令偃臥一牀，以繩束其胻，刺乳中大出血，先令以手揉其目，瘤上亦刺出雀糞，立平出戶。壽之大驚。戴人曰：人之有技，可盡窺乎。

膠瘤[4]　一百三十七

郜城，戴人之鄉也。一女子未嫁，年十八兩手背皆有瘤，一類雞矩[5]，一類角丸；腕不能釧[6]，向明望之，如桃膠然。夫家欲棄之。戴人見之曰：在手背爲膠瘤，在面者爲粉瘤。此膠瘤也。以鈹針十字刺破，按出黃膠膿三兩匙，立平。瘤核更不再作，婚事復成。非素明者，不敢用此法矣。

---

[1] 乾血氣　指乾血內結，致月經閉止不行的病證。

[2] 訕（shàn 散）　譏笑、諷刺。

[3] 食肆　飯館。肆，泛指集市貿易之處。

[4] 膠瘤　生于手背的粉瘤。又稱脂瘤。多由痰氣凝結而成，瘤體形圓質軟，破後可見豆腐渣樣物。

[5] 雞矩　矩，疑當作“距”。雞距，雄雞距後面突出像腳趾的部分。

[6] 釧（chuàn 串）　腕環，俗謂鐲子。此指戴鐲子。

癭　一百三十八

新寨婦人，年四十餘，有癭三瓣。戴人令以鹹吐之，三涌、三汗、三下，癭已半消。次服化癭之藥，遂大消去。夫病在上者，皆宜吐之，亦自有消息[1]之法耳。

痔　一百三十九

趙君玉常病痔，鳳眼草、刺猬皮、槐根、狸首之類皆用之。或以乾薑作末，塗豬肉炙食之，大便燥結不利，且痛[2]。後數日，因病黃，大涌瀉數次，不言痔作。麻先生偶記而書之。君玉自識戴人之後，痔更不發耳。

---

〔1〕消息　根據病情進退而用藥或飲食進行調治。
〔2〕痛　原作"瘤"。文義不屬，據四庫本、石印本改。

儒門事親 卷九 雜記九門

戴人張子和　著

誤中涌法

嗽

張板村鹿子春一小兒，七八歲，夏月病嗽，羸甚。戴人欲涌之，子春以爲兒幼弱，懼其不勝，少難之。一日，因飲酒，家人與之酒，傷多，乃大吐，吐定而嗽止。蓋酒味苦，苦屬涌[1]劑。子春乃大悟戴人之言也。

疥

貨生藥[2]焦百善云：有蕘夫[3]來買苦參，欲治疥，不識藥性緩急，但聞人言可治，濃煎一碗服之，須臾大吐涎一盆，三二日疥作痂矣。

赤目

一小兒名德孫，眼發赤，其母買銅綠，欲洗兒目。煎成，家人誤與兒飲之，須臾大吐，吐訖立開。

感風寒

焦百善偶感風寒，壯熱頭痛，其巷人點蜜茶一碗，使啜之。焦因熱服之，訖，偶思戴人語曰：凡苦味皆能涌。百善兼頭痛，是病

---

〔1〕涌　原作“通”，與義不合，據篇題及上下文義改。

〔2〕貨生藥　賣中草藥的人。生藥，此指中草藥。

〔3〕蕘（ráo 饒）夫　打柴的人。蕘，柴草。《説文·艸部》：“蕘，薪也。”

在上,試以筯探之,畢[1],其痛立解。

誤中寒涼

經閉

一婦人,年二十餘歲,病經閉不行,寒熱往來,咳嗽潮熱。庸醫禁切[2],無物可食。一日當暑出門,忽見賣涼粉者,以冰水和飲,大爲一食,頓覺神清骨健,數月經水自下。

下血

一男子臟毒下血,當六月間,熱不可堪,自甘於死。忽思冰蜜水,猛捨性命,飲一大盂,痛止血住。

痢

一男子,病膿血惡痢,痛不可忍。忽見水浸甜瓜,心酷喜之,連皮食數枚,膿血皆已。人言下痢無正形,是何言也？人止知痢是虛冷,溫之、燥[3]之、澀之、截之[4],此外無術矣。豈知風、暑、火、濕、燥、寒,六者皆爲痢,此冰蜜甜瓜所以效也。

臨變不惑

湧法

戴人在西華夏公宅,其僕鄭驢病,法當吐。命女僮下藥,藥失

---

〔1〕畢　此上疑脫"吐"字。

〔2〕禁切　猶"切禁"。即過分強調食物禁忌。切,嚴厲。《漢書•霍光傳》:"光聞之,切讓王莽。"此爲過於嚴格之意。

〔3〕燥　原作"溫"。與上文義重,當涉上文而誤,據四庫本改。

〔4〕截之　指用藥以控制疾病發作的方法。

不製^[1]，又用之太多，湧之不出，反悶亂不醒，乃告戴人。戴人令以薪實馬槽，既平，舁鄭驢卧其上，倒垂其頭。須臾大吐，吐訖而快。戴人曰：先宜少進，不湧旋加^[2]。

西華一老夫病，法當吐，令門人樂景先下藥。景先初學，其人不吐，反下走二行，乃告戴人。戴人令取温虀汁^[3]飲二碗，再下湧藥一錢，以鷄翎探之，乃吐。既藥行，方大吐，吐訖又安。戴人曰：凡用吐藥，先以虀汁一碗横截之，藥既咽下，待少頃，其鷄翎勿令離口。酸苦鹹雖能吐人，然不撩^[4]何由出也。

李仲安宅，四婦人病同，日下涌劑，置燠^[5]室中，火兩盆，其一婦人發昏，衆人皆驚。戴人笑曰：内火見外火故然。舁之門外，使飲冰雪水，立醒。時正雪晴，戴人曰：熱見寒則醒。衆由是皆服。非老手諳練^[6]，必不能鎮衆人之驚也。

湧嗽

楊壽之妻，病嗽十餘年，法當吐之，一日不止，以麝香湯止之，夜半猶不定；再止之，明旦頗覺惡心；更以人參湯止之，二日稍寧。自下藥凡三，來問戴人，不顧。謂樂景先曰：病久嗽，藥已擒病^[7]，自然遲解。涌後調理數日乃止。戴人常言：涌後有頓快者，有徐快者。有反閉悶者，病未盡也；有反熱者，不可不下也。大抵三日後無不快者。凡下不止者，以冰水解之。凡藥熱則行，寒則止矣。

---

〔1〕藥失不製　所用之藥未曾依法炮製。
〔2〕旋加　隨即增加。旋，頃刻、不久。此爲隨即之意。
〔3〕虀（jī 齏）汁　醃菜的水。虀，此指切碎的醃菜。
〔4〕撩　撥弄。此指探喉取吐的手法。
〔5〕燠（yù 預）　熱、暖。《禮記•内則》："問衣燠寒。"
〔6〕諳練　諳，原作"諳"。文義不屬，據四庫本改。諳練，熟練。
〔7〕擒病　控制了疾病。擒，捉、抓住。此爲控制之意。

當禁不禁　病愈後犯禁而死

　　孟太亨病腫，既平[1]，當節食及鹽、血、房室等。不慎病再[2]，適戴人歸家，無救之者，乃死。

　　鄖城董德固，病勞嗽。戴人曰：愈後當戒房事。其病愈，恃其安，觸禁而死。死後妻生一子，正當病瘥之日也。董初堅諱[3]，至是乃彰[4]。

　　一宦[5]家小兒病痢，自鄖頭車載至朱葛寺，入門而死。戴人曰：有病遠行，不可車載馬馱。病已擾矣，又以車馬動搖之，是爲重擾，其即死。

　　陽夏韓氏，爲犬所嚙，大痛不可忍，偏癢燥，自莊頭載至家，二十里，一夕而死。時人皆不知車之誤也。戴人常言：傷寒之後，忌葷肉、房事勞；水腫之後，禁房及油鹽滋味等三年；滑泄之後，忌油膩。此三者，決不可不禁也。戴人常曰：病久否[6]閉，忽得涌泄，氣血冲和，心腎交媾[7]，陽事必舉[8]，尤切戒房室。元氣新至，犯之則病再作，恐罪於涌泄。

不忌反忌

不忌口得愈

　　一男子，病泄十餘年，豆蔻、阿膠、訶子、龍骨、烏梅、枯礬皆

---

〔1〕平　此指病愈。
〔2〕病再　疾病復發。
〔3〕堅諱　堅決隱瞞。
〔4〕彰　明顯、顯揚。
〔5〕宦　原作“宦”。據四庫本、石印本、醫學大成本改。宦，做官。
〔6〕否　通“痞”。
〔7〕交媾　和合之意。
〔8〕陽事必舉　性欲必然亢進。

用之矣。中脘、臍下、三里，歲歲炙之，皮肉皴槁[1]，神昏足腫，泄如泔水，日夜無度。戴人診其兩手脈沉且微，曰：生也。病人忽曰：羊肝生可食乎？戴人應聲曰：羊肝止泄，尤宜服。病人悦而食一小盞許，可以漿粥送之。病人飲粥數口，幾半升。續又食羊肝生一盞許。次日泄幾七分。如此月餘而安。此皆忌口太過之罪也。戴人常曰：胃爲水穀之海，不可虛怯。虛怯則百邪皆入矣。或思葷茹[2]，雖與病相反，亦令少食，圖引[3]漿粥，此權變之道也。若專以淡粥責之，則病人不悦而食減，久則病增損命，世俗誤人矣。

不可忌口

戴人常曰：臟毒，酒毒，下血，嘔血，婦人三十已下[4]血閉，六月、七月間膿血惡痢，疼痛不止，婦人初得孕擇食者，已上皆不忌口。

高技常孤

戴人常曰：人言我不接衆工[5]。戴人曰余豈不欲接人，但道不同，不相爲謀[6]。醫之善，惟《素問》一經爲祖，有平生不識其面者，有看其文不知其義者。此等雖日相親，欲何説？止不過求一二藥方而已矣。大凡藥方，前人所以立法。病有百變，豈可執方！設於富貴之家病者，數工同治，戴人必不能從衆工，衆工亦不能從戴人，以此常孤。惟書生高士，推者復來，日不離門。戴人又曰：我之術，止可以教，書生不能受，醫者忽授。老書生曰：我是書生，

---

[1] 皴（cūn 村）槁　皴褶枯槁。皴，此指皮膚有皺紋。
[2] 葷茹　葷，魚肉類食品；茹，蔬菜類食品。
[3] 圖引　以圖引下（漿粥）。引，引下、送下之意。
[4] 已下　以内。已，同“以”。
[5] 衆工　此指一般的醫生。
[6] 道不同，不相爲謀　語出《論語·衛靈公》，意爲思想認識不同，無法在一起合作。

豈不知書生？書生固多，許可以易慢[1]？戴人問[2]之曰：彼未嘗見
予治病，故有是言。若親見予治病數十人，自反思矣。凡謗我者，
皆望風取信於羣醫之口也。孔子曰：浸潤之譖[3]，膚受之愬[4]，不
行焉。可謂明也已矣。

羣言難正

謗吐

或言：人有病，不可吐，人身骨節皆有涎，若吐出骨節間涎，
令人偏枯。戴人問之曰：我之藥止是吐腸胃間久積，或膜肓[5]間
宿沫，皆是胃膈中溢出者。夫[6]下與吐[7]一理也，但病有上下，故
用藥有逆順耳。

謗三法

或言：戴人汗、下、吐三法，欲該[8]天下之醫者，非也。夫古
人醫法未備，故立此三法。後世醫法皆備，自有成説，豈可廢後世
之法而從遠古！譬猶上古結繩，今日可廢書契而從結繩乎？戴人

---

〔1〕易慢　輕視怠慢。易，輕視。
〔2〕問　通“聞”。
〔3〕浸潤之譖　譖，原作“潛”。文義不屬，據四庫本、石印本改。此語出自
　　《論語·顏淵》。謂譖言漸進，猶如水逐漸浸潤，使人不覺得。譖，説人
　　壞話。
〔4〕膚受之愬（sù 訴）　語出《論語·顏淵》。謂好像肌膚受傷忍不住痛那樣急
　　迫訴冤。愬，同“訴”，訴説。
〔5〕膜肓　肓，原作“盲”。文義不屬，據四庫本、石印本改。膜肓，即肓膜，
　　指心下膈上的脂膜。
〔6〕夫　原作“天”。文義不屬，據四庫本改。
〔7〕吐　原脱。據四庫本補。
〔8〕該　通“賅”。包括一切。

問之曰：《易》之法雖多，不離八卦五行；刑章[1]雖多，不過笞杖徒流[2]。岐伯曰知其要者，一言而終。然則岐伯亦誑人乎！大抵舉綱則簡，計目則繁。

謗峻藥

或言：戴人用醫[3]皆峻激[4]，乃《本草》中下品藥也，豈可服哉！戴人曰：甚矣！人之不讀書。《本草》言上藥爲君，中品爲臣，下品爲佐使者，所以辨其性剛柔也。《内經》言所謂君臣佐使者，非《本草》中三品之謂也。主治之爲君，次君之謂臣，應臣之爲佐使。假如大黃能治此病，則大黃爲君；甘遂能治此病，則甘遂爲君矣。若專以人參、黃耆治人之邪氣，此庸工所以常誤人命也。李嗣榮言：京中閑人云戴人醫殺[5]二婦，遂辭太醫之職而去。又有人云：昔曾醫殺潁守，私遁而去。麻知幾初聞亦疑之，乃載見戴人于潁陽，觀其用藥百發百中，論議該贍[6]，應變無窮。其所治之疾，則不三二十年，即十年或五六年，應手輒愈。羣醫之領袖，無以養生。及其歸也，謗言滿市，皆曰戴人醫殺倉使、耿四而去。時倉使以病卒，與余未嘗通姓名。耿四[7]病嗽咯血，曾問戴人，戴人曰：公病消困[8]，不可峻攻，宜以調養。戴人已去，後而卒矣。麻先生乃肖李嗣榮所言皆誣也。凡余所治之病，皆衆壞之證[9]，將危

---

[1] 刑章　即刑法。
[2] 笞（chī 吃）杖徒流　古代的刑罰方式。笞，用竹板或荆條打人脊背或臀腿；杖，用大荆條、大竹板或棍拷打臀、腿或背；徒，罰服勞役；流，把罪人放逐到遠方。
[3] 醫　醫學大成本作"藥"。義長。
[4] 峻激　指藥性峻猛。
[5] 醫殺　治療錯誤造成病人死亡。
[6] 該贍（shàn 善）　完備而充足。該，通"賅"，完備；贍，充足、豐富。《墨子·節葬下》："亦有力不足，財不贍，智不智，然後已矣。"
[7] 四　原作"曰"。誤字也，據上文改。
[8] 消困　消耗困頓。
[9] 衆壞之證　其他醫生治壞的病證。

且死而治之，死則當怨於戴人。又戴人所論，按經切理[1]，衆誤皆露，以是嫉之。又戴人治病，多用峻激之藥，將愈未愈之間，適戴人去，羣醫毁之曰：病爲戴人攻損，急補之。遂用相反之藥，如病愈，則我藥可久服。攻疾之藥可暫用，我方攻疾，豈欲常服哉！疾去則止藥。若果欲養氣，五穀、五肉、五菜非上藥耶？亦安在枯草死木之根核哉！

病人負德，愈後吝財

南鄉刀鑷工衛氏，病風，半身無汗，已再中矣。戴人以三法療之，尋[2]愈。恐其求報，乃紿[3]曰：余夜夢一長髯人，針余左耳，故愈。巫者武媪，年四十，病勞三年，羸瘦不足觀，諸醫技絶[4]。適五、六月間求治，願奉白金五兩。戴人治之，五六日而安。止答曰白金三兩。乃曰：一道士投我一符，焚而吞之乃痊。如此等人，不可勝計。若病再作，何以求治？至有恥前言[5]而不敢復求治療，而殺其身者。此所以世之庸工，當正病時，以犀、珠、龍、麝、丁、沉、木、乳，乘其急而巧取之。然君子愽愛賢愚，亦不當效若輩[6]也。

同類妬才[7]，羣口誣戴人

有扶救之功[8]；如死，我則有攻擊[9]之罪。明者不可不察也。

---

〔1〕按經切理　依據《內經》理論，切合醫學道理。

〔2〕尋　不久。

〔3〕紿（dài帶）　原作“給”。文義不屬，據四庫本、石印本改。紿，欺哄。《史記·高祖本紀》：“（高祖）乃紿爲謁曰：賀錢萬。實不持一錢。”

〔4〕技絶　治療辦法用盡。

〔5〕恥前言　有愧於以前說過的話。恥，羞愧。

〔6〕若輩　這一類人。

〔7〕妬才　原作“始平”。文義不屬，據四庫本改。

〔8〕有扶救之功　此句前疑有脫漏。扶救，救死扶傷之意。

〔9〕攻擊　指用藥峻烈，攻伐太過。

麻先生常見他醫言戴人能治奇病，不能治常病；能治雜病，不能治傷寒。他日見戴人，問以傷寒事，超然[1]獨出仲景言外之意。謂余曰：公慎勿殢[2]仲景紙上語，惑殺世人。余他日再讀仲景，方省其旨。戴人云：人常見傷寒疫氣動時輒避[3]。曰：夫傷寒多變，須朝夕再視，若十人病，已不能給[4]，況閤[5]郡之中，皆親故人乎！其死生常在六七日之間，稍不往視，別變矣。以此他醫咸誚[6]之，以爲不能治傷寒。蓋未常[7]窺其涯涘[8]，浪[9]爲之訾[10]云。

---

〔1〕超然　獨特，超出一般。

〔2〕殢（tì替）　困擾，糾纏不清。

〔3〕避　此下疑有脫漏。

〔4〕給　供給。此爲顧及之意。

〔5〕閤（hé盒）　全部、總共。

〔6〕咸誚（qiào俏）　都譏嘲。咸，全、都；誚，譏諷、嘲笑。

〔7〕常　通“嘗”，曾經。《史記·高祖本紀》：“高祖爲亭長時，常告歸之田。”《漢書》“常”作“嘗”。

〔8〕涯涘（yá sì 牙似）　邊際。韓愈《柳子厚墓誌銘》：“爲詞章，泛濫停蓄，爲深博無涯涘。”

〔9〕浪　隨便、任意。

〔10〕訾（zǐ紫）　毀謗、作議。《元史·令德輝傳》：“況復軍政不一，相訾紛紛。”

儒門事親　卷十　撮要圖

戴人張子和　著

難素撮要究治識病用藥之圖

太素 質之始也	太始 形之始也	極太	太初 氣之始也	太易 未見氣也

癸 腎	壬 膀胱	辛 肺	庚 大腸	己 脾	戊 胃	丁 心	丙 小腸	乙 肝	甲 膽

脾	腎	肝	膀胱	胃	膽	肺	心	包絡	小腸	大腸	三焦
丑足 濕太 土陰	子足 君少 火陰	亥足 風厥 木陰	戌足 寒太 水陽	酉足 燥陽 金明	申足 相少 火陽	未手 濕太 土陰	午手 君少 火陰	巳手 風厥 木陰	辰手 寒太 水陽	卯手 燥陽 金明	寅手 相少 火陽

從其氣則和,違其氣則病

所生病者,血之所成也	地之濕氣,感則害人皮肉、筋脈、肌膚,從外而入。可汗[1]之而已也	水穀之寒熱,感則害人六腑。膽、胃、三焦、膀胱、大腸、小腸,滿而不實。可吐之而已也	天之邪,感則害人五臟。肝、心、脾、肺、腎,實而不滿。可下之而已也	是動則病者,氣之所感也

---

[1]汗　原作"下"。與上下文義不合,據四庫本改。

天　地　六　位　藏　象　之　圖					
此　論　元　無　此　圖　添　之					
下絡大腸	肺 上焦 象天	燥[1]金 主清	金 金火合德	大虛	屬上 二位[2]天
下絡小腸	心 包絡	君火主熱	火	天面	屬
下絡膽經	肝 中焦 象人	風木主溫	水[3] 木火合德	風雲 之路	屬中 二位人
卷終	膽次	相火主極 熱	火	萬物 之路	屬
下絡胃[4]	脾 下焦 象地	濕土主涼	土 土水[5]合德	地面	屬下 二位地
旁[6]絡 膀胱	腎 黃泉	寒水主寒	水	黃泉	屬

外有風寒暑濕，屬天之四令，無形也。

內有饑飽勞逸，屬地之四令，有形也。

一者，始因氣動而內有所成者，謂積聚、癥瘕、瘤氣、癭起[7]、

---

〔1〕燥　原作“爲”。與下文例不合，據石印本改。

〔2〕二位　原作“在二”。與下文例不合，據四庫本、石印本改。

〔3〕水　按上下文例，疑當作“木”。

〔4〕胃　原作“腎”。與上下文義例不合，據石印本改。

〔5〕土水　原作“水二”。與上下文例不合，據四庫本、石印本改。

〔6〕旁　四庫本作“下”。與上文例合，似是。

〔7〕瘤氣、癭起　瘤氣，泛指生於體表的贅生物；癭起，生於頸部的腫塊，俗名“大脖子”。

結核[1]、狂瞀[2]、癲[3]痾。疏曰：瘕，堅也，積也；瘕，氣血也。

　　二者，始因氣動而外有所成者，謂癰腫、瘡瘍、疥癬、疽痔[4]、掉瘈[5]、浮腫、目赤、熛痤[6]、胕腫、痛瘇之類是也。

　　三者，不因氣動而病生于內者，謂留飲、癖食、饑飽、勞損、宿食、霍亂、悲、恐、喜、怒、想慕、憂結之類是也。

　　四者，不因氣動而病生于外者，謂瘴氣[7]、賊魅[8]、蟲蛇、蠱毒、伏尸、鬼擊、衝薄[9]、墜墮、風、寒、暑、濕、斫[10]、射、割、刺之類是也。

風木鬱之病

　　故民病胃脘當心而痛，四肢[11]兩脇，咽膈不通，飲食不下。甚則耳鳴眩轉，目不識人，善僵仆，筋骨強直而不用，卒倒而無所知也。

暑火鬱之病

　　故民病少氣、瘡瘍、癰腫，脇肋[12]、胸背、首面、四肢䐜膹，臚

---

〔1〕結核　指生於皮裏膜外，堅硬如核的結塊。

〔2〕狂瞀（mào冒）　神情狂亂的病證。

〔3〕癲　疑當作“癲”。

〔4〕疽痔　疽，發於筋骨之間或肌肉深部的陰性瘡瘍。痔，生於九竅中突起的贅肉；一指發於肛門的痔瘡。

〔5〕掉瘈（chì翅）　掉，頭目眩暈，肢體振搖的病證；瘈，通“瘛”，筋脈拘急的病證。

〔6〕熛痤（biāo cì 標刺）　熛，即熛疽，發於指（趾）端。痤，同“刺”。

〔7〕瘴氣　指南方山林間濕熱穢濁致人疾病之氣。

〔8〕魅（mèi妹）　鬼魅、精怪。舊時迷信所稱。

〔9〕衝薄　受衝擊侵犯。薄，侵入、侵犯。《荀子·天論》：“寒暑未薄而疾。”

〔10〕斫（zhuó 酌）　砍、斬。

〔11〕四肢　《素問·六元正紀大論》作“上支”。義長。

〔12〕肋　《素問·六元正紀大論》作“腹”。可參。

脹[1]，瘍痏[2]，嘔逆，瘛瘲，骨痛節疼。及有動[3]，泄注下，溫瘧，腹中暴痛，血溢流注，精液衰少，目赤心痛[4]。甚則瞀悶懊憹，善暴死也。

濕土鬱之病

故民病心腹脹，腹鳴而爲數後[5]。甚則心痛、脇䐜、嘔逆、霍亂、飲發注下[6]、胕[7]腫、身重，脾熱之生也。

燥金鬱之病

故民病咳逆，心腹滿引少腹，善暴痛，不可反側，嗌乾，面塵[8]色惡，金勝而木病也。

寒水鬱之病

故民病寒客心痛，腰椎痛，大關節不利，屈伸不便，善厥，痞堅，腹滿，陰乘陽故也。

――――――――――

〔1〕臚脹　腹部脹滿。臚，腹部。《急就篇》：“寒氣泄注，腹臚脹。”注：“腹前曰臚。”
〔2〕痏　同“痱”。俗稱“痱子”。
〔3〕動　此指氣候變動。
〔4〕痛　四庫本及《素問·六元正紀大論》俱作“熱”。可參。
〔5〕數後　大便頻繁。後，此指大便。
〔6〕飲發注下　飲病發作，大便如水瀉下。
〔7〕胕　原作“肘”。於義不合，據《素問·六元正紀大論》改。
〔8〕面塵　面色灰暗，如蒙煙塵。

初之氣[1]

自大寒至立春、春分,厥陰風木之位,陽用事而氣[2]微,故曰
少陽得甲子[3],元頭[4]常准。以大寒交初之氣,分以六周甲子,以
應六氣,下傲[5]一月。正月、二月少陽。三陰三陽亦同。

二之氣

春分至小滿,少陰君火之位。陽氣清明之間,又陽明之位。

三之氣

小滿至大暑,少陽相火之位。陽氣發,萬物俱成,故亦云
太陽旺。其脈洪大而長,天氣并萬物、人脈盛衰,造物造化[6]
亦同。

四之氣

大暑至秋分,太陰濕土之位。天氣吉感,夏後陰已用事,故曰
太陰旺。此三陰三陽與天氣標本[7]陰陽異矣。脈緩大而長。燥金

---

〔1〕初之氣 運氣學說將一年分爲六氣,每氣主時六十日八十七刻半。初之
氣爲一年中第一次的主氣,從大寒至春分,爲厥陰風木所主。
〔2〕氣 此指陽氣。
〔3〕甲子 十天干與十二地支依次相配,共得六十之數,其開始的第一個干
支爲甲子,故又稱"六十甲子"。古代用之以紀日,一個甲子代表一日,
六十日一循環,其第一日爲甲子日。
〔4〕元頭 一年的開頭。
〔5〕傲 此爲超過之意。
〔6〕造物造化 指自然界萬物的創造及化育。
〔7〕天氣標本 運氣學說術語之一,以天之六氣(風熱濕火燥寒)爲本,三陰
三陽爲六氣之標。

旺,緊細短濇,以萬物乾燥,明可見矣!

五之氣

秋分至小雪,陽明燥金之位。氣衰陰盛,故云金氣旺,其脈細而微。

終之氣

小雪至大寒,太陽寒水[1]之位,陰極而盡,天氣所收,故曰厥陰旺。厥者,盡也。

風木肝酸　達針

與膽爲表裏。東方,木也,色青,外應目,主治[2]血。芍藥味酸微寒,澤瀉鹹平,烏梅酸熱。

諸風掉眩,皆屬於肝木,主動。治法曰:達者,吐也。其高者,因而越之。可刺大敦,灸亦同。

暑火心苦　發汗

與小腸爲表裏。南方,火色[3],外應舌,主血運諸經。大黃苦寒,木香苦溫,黃連苦涼,沒藥苦熱。

諸痛癢瘡瘍,皆屬於心火。治法曰:熱者汗之,令其疏散也。可刺少衝,灸之亦同。

---

〔1〕水　原作“分”。於義不合,據醫學大成本改。
〔2〕主治　主持、管理。
〔3〕火色　據上下文例,當作“火也,色赤”四字,疑有脫漏。

濕土脾甘　奪針

與胃爲表裏。中央,土也,色黄,應唇,主肌肉,應四時。蜜甘凉,甘草甘平。

諸濕腫滿,皆屬于脾土。治法曰:奪者,瀉也。分陰陽[1],利水道[2]。可刺隱白,灸亦同。

燥金肺辛　清針

與大腸爲表裏。西方,金也,色白,外應皮毛,鼻亦行氣[3]。乾薑辛熱,生薑辛温,薄荷辛凉。

諸氣憤鬱,皆屬于肺金。治法曰:清者,清膈、利小便、解表。可刺少商,灸亦同。

寒水腎鹹　折針

與膀胱爲表裏。北方,水也,色黑,外應耳,主骨髓。牡蠣鹹寒,水蛭鹹寒。

諸寒收引,皆屬于腎水。治法曰:折之,謂抑之,制其衝逆。可刺涌泉,灸亦同。

大寒子上初之氣

初之氣爲病,多發咳嗽、風痰、風厥、涎潮、痺塞、口喎、半身不遂、失音、風癲,風中婦人,胸中留飲,兩臍腹微痛,嘔逆,惡心,

---

〔1〕分陰陽　此指分清泌濁的作用。陰陽,此指清濁而言,清者爲陽,濁者爲陰。

〔2〕水道　此指三焦。三焦爲全身水液運行之通道,故稱之。

〔3〕行氣　主氣之意。行,從事。此爲主管之意。

旋運，驚悸，狂愓[1]，心風，搐搦，顫掉。初之氣病，宜以瓜蒂散吐之，在下泄之。

春分卯上二之氣

二之氣爲病，多發風溫、風熱。經曰：風傷於陽，濕傷於陰。微頭痛，身熱發作，風溫之候。風傷於衛氣也，濕傷於脾氣也。是以風溫爲病，陰陽[2]俱自浮，汗出，身重，多眠鼻息[3]，語言難出。此已上二證，不宜下。若與巴豆、大毒丸藥，熱證併生，重者必死。二之氣病，宜以桂枝麻黃湯發汗而已。

小滿巳上三之氣

三之氣爲病，多發熱，皆傳足經者多矣。太陽、陽明、少陽、太陰、少陰、厥陰。太[4]陽者，發熱惡寒，頭項痛，腰脊強。陽明者[5]，身熱，目疼，鼻乾，不得臥。少陽者，胸脇痛，耳聾，口苦，寒熱往來而嘔。此三陽屬熱。太陰者，腹滿，咽乾，手足自溫，自利，不渴，或腹滿時痛。少陰者，故口燥舌乾而渴。厥陰者，腹滿，囊縮，喘熱悶亂，四肢厥冷，爪甲青色。三之氣病，宜以清凉，上溫下養。不宜用巴豆丸下之。

大暑未上四之氣

四之氣爲病，多發暑氣，頭痛、身熱、發渴。不宜作熱病治，宜以白虎湯。得此病不傳染，次發脾泄、胃泄、大腸泄、小腸泄、

---

〔1〕狂愓　原作"狂陽"。文義不屬，據醫學大成本改。狂愓，指發狂、驚惕的病證。

〔2〕陰陽　此指尺、寸脈。

〔3〕鼻息　指呼吸急促，鼻中發出聲音。

〔4〕太　原脱。據下文義例及醫學大成本補。

〔5〕者　原脱。據上下文例及醫學大成本補。

大瘕泄[1]，霍亂吐瀉，下痢及赤白相雜，水穀不分消，腸鳴切痛，面浮足腫，目黃口乾，脹滿氣痞，手足無力。小兒亦如此。四之氣病，宜滲泄，五苓散之類。

秋分酉上五之氣

五之氣爲病，多發喘息、嘔逆、咳嗽，及婦人寒熱往來、瘰癧、痹、痔、消渴、中滿，小兒班[2]、癮[3]、瘡疱。五之氣病，宜以大、小柴胡湯，宜解治表裏之類。

小雪亥上終之氣

終之氣爲病，多發風痰，風寒濕痹四肢。秋收多，冬水復旺，水濕相搏，肺氣又衰，冬寒甚，故發則收，則痿厥弱，無以運用。水液澄清冷，大寒之疾；積滯瘕塊，寒疝，血瘕，凡氣之疾。終之氣病，宜破積、發汗之類。

肝之經足厥陰風乙木

是動則病[4]腰痛，不可以俛仰，丈夫㿉疝[5]，婦人少腹腫。甚則嗌乾，面塵脫色[6]。是主[7]肝所生病[8]者，胸滿、嘔逆、飧泄、狐

---

〔1〕大瘕泄　大便頻數，瀉下不暢，腹中急迫，肛門重墜，或有陰莖中疼痛的病證。
〔2〕班　通“斑”。
〔3〕癮　即癮疹，又稱蕁麻疹。
〔4〕是動則病　外邪侵犯引起經脈變動而致的病證稱爲“是動則病”。此外，尚有多種不同的解釋。
〔5〕㿉疝　疝氣之一種，發病時以陰囊部腫痛下墜爲特點。
〔6〕脫色　失去正常的氣色。
〔7〕主　原脱。據下篇文例及《靈樞·經脈》補。
〔8〕所生病　本臟疾病影响到本經所發生的病證稱爲“所生病”。此外，尚有多種不同的解釋。

疝、遺溺、閉癃。爲此諸病。

膽之經足少陽風甲木

是動則病口苦,善太息,心脇痛,不能轉側。甚則面微有塵,體無膏澤[1],足外反熱,是爲陽厥[2]。是主骨所生病者,頭痛,頷痛,目内[3]眥痛,缺盆中腫痛,腋下腫,馬刀俠癭,汗出振寒,瘧,胸、脇肋、髀、膝外至脛、絶骨[4]、外踝前及諸節[5]皆痛,小指次指不用。爲此諸病。

心之經手少陰暑丁火

是動則病嗌乾,心痛,渴而欲飲,是爲臂厥[6]。是主心所生病者,目黃,脇痛,臑臂内後廉痛厥[7]掌中熱痛。爲此諸病。

小腸經手太陽暑丙火

是動則病嗌痛,頷腫,不可以顧[8],肩似拔,臑似折[9]。是主液所生病[10]者,耳聾,目黃,頰腫,頸、頷、肩、臑、肘、臂外後廉痛。

---

〔1〕體無膏澤　身體肌膚乾燥,失去潤澤。

〔2〕陽厥　此指足少陽之氣厥逆爲病。

〔3〕内　《靈樞•經脈》作"銳"。義長。

〔4〕絶骨　腓骨下段。

〔5〕節　原作"瘤"。文義不屬,據四庫本、醫學大成本及《靈樞•經脈》改。節,關節。

〔6〕臂厥　臂氣厥逆。以兩手交叉於胸部且視物不清爲主證。

〔7〕痛厥　疼痛兼厥冷。

〔8〕顧　囘頭看。

〔9〕肩似拔,臑似折　肩痛如被扯拔,上臂痛如被折斷。

〔10〕是主液所生病　小腸受盛胃腐熟下傳之水穀,以分清泌濁,其精華由脾轉輸,糟粕下走大腸,水液歸於膀胱,故小腸可産生水液,因此本經主液産生的病證。

爲此諸病。

脾之經足太陰濕己土

是動則病舌本強,食則嘔,胃脘痛,腹脹,善噫,得後與氣[1],則快然如衰[2],身體皆重。是主脾所生病者,舌本痛,體不能動搖,食不下,煩心,心下急痛,溏,瘕泄,水閉,黄疸[3],不能臥,強立[4],股膝内腫厥,足大指不用。爲此諸病。

胃之經足陽明濕戊土

是動則病灑灑振寒,善呻,數欠[5],顔黑,至則[6]惡人與火,聞木聲則惕然而驚,心欲動[7],獨閉户塞牖[8]而處,甚則欲上高而歌,棄衣而走,賁響[9]腹脹,是爲骭厥[10]。是主血所生病[11]者,狂,瘧,温滛汗出,鼽衄,口喎,唇胗[12],頸腫,喉痹,大腹水腫,膝臏腫痛,循膺乳、氣衝、股、伏兔、骭外廉、足跗上皆痛,中指不用。氣盛則身以前皆熱;其有餘于胃,則消穀善饑,溺色黄。氣不足,則身以前

---

〔1〕得後與氣　得解大便與矢氣。
〔2〕快然如衰　謂腹脹衰減而感覺松快。
〔3〕疸　原作"疽"。文義不屬,據四庫本、石印本、醫學大成本改。
〔4〕強立　勉強站立。
〔5〕數欠　頻頻打呵欠。
〔6〕至則　《靈樞·經脉》作"病至"。義長。
〔7〕欲動　《靈樞·經脉》此二字互乙,"欲"字連後讀。義長。
〔8〕牖　窗。
〔9〕賁(bēn奔)響　指腸鳴奔響。賁,通"奔"。
〔10〕骭厥　足脛部之氣上逆。骭,脛骨。
〔11〕是主血所生病　胃化生水穀精微,主生營血,陽明爲多氣多血之經,故本經主血所生病。
〔12〕胗　同"疹"。

皆寒慄[1]；胃中寒，則脹滿。爲此諸病。

心包絡手厥陰爲母血

是動則病手心熱，臂肘攣急，腋腫，甚則胸脇支滿，心中憺憺[2]大動，面赤目黃，喜笑不休。是主脈所生病[3]者，煩心，心痛，掌中熱。爲此諸病。

三焦經手少陽爲父氣

是動則病耳聾，渾渾焞焞[4]，嗌腫，喉痺。是主氣所生病[5]者，汗出，目銳眦痛，耳後、肩、臑、肘、臂外皆痛，小指次指不用。爲此諸病。

大腸經手陽明燥庚金

是動則病齒痛，頸腫。是主津液所生病[6]者，目黃，口乾，鼽衄，喉痺，肩前臑痛，大指次指痛不用。氣有餘，則當脈所過者熱腫；虛則寒慄不復。爲此諸病。

---

〔1〕寒慄　慄，原作“悸”。文義不屬，據四庫本改。寒慄，惡寒戰慄。
〔2〕憺憺　《素問·至真要大論》《脈經》卷六第三俱作“澹澹”。憺，動也。憺憺，此謂悸動不安的樣子。
〔3〕是主脈所生病　諸脈皆屬於心，心包絡爲心之外衛，代心受邪，故本經主脈所生病。
〔4〕渾渾焞焞　猶“渾渾沌沌”。形容耳聾無所聞、渾沌無所知的樣子。馬蒔《靈樞注證發微·經脈》注：“及其動穴驗病，則爲耳聾，渾渾然，焞焞然，甚覺不聰。”
〔5〕是主氣所生病　三焦爲水道，水病多由氣化失常，故本經主氣所生病。
〔6〕是主津液所生病　大腸與肺相表裏，主宣化津液，故本經主津液所生病。

肺之經手太陰燥辛金

是動則病肺脹滿膨膨[1]而喘咳，缺盆中痛，甚則交兩手而瞀，此爲臂厥。是主肺所生病者，咳，上氣喘，渴，煩心，胸滿，臑、臂內前廉痛厥，掌中熱。氣盛有餘，則肩背痛風寒[2]，汗出，中風[3]，小便數而欠。氣虛，則肩背痛寒，少氣不足以息，溺色變。爲此諸病。

腎之經足少陰寒癸水

是動則病饑不欲食，面如漆柴，咳唾則有血，喝喝[4]，坐而欲起，目䀮䀮[5]，如無所見，心如懸若饑狀。氣不足，則善恐，心惕惕，如人將捕之，是爲骨厥。是主腎所生病者，口熱，舌乾，嗌腫，上氣，嗌乾及痛，煩心，心痛，黃疸[6]，腸澼，脊、股內後廉痛，痿厥，嗜臥，足下熱而痛。爲此諸病。

膀胱經足太陽寒壬水

是動則病衝頭痛，目似脫，項如拔，脊痛，腰似折，髀不可以

---

[1] 膨膨（hēng 哼）　膨脹的樣子。

[2] 寒　《脈經》卷六第七、《千金》卷十七第一俱無。據下文例，此字疑衍。

[3] 中風　此指傷寒太陽中風證。

[4] 喝喝（yè 夜）《靈樞·經脈》此下有“而喘”二字。義長。喝喝，喘息的聲音。

[5] 䀮䀮（huāng 荒）　視物模糊不清的樣子。

[6] 疸　原作“疽”。文義不屬，據四庫本、石印本、醫學大成本改。

曲，膕如結，踹[1]如裂，是爲踝厥。是主筋所生病[2]者。痔，瘧，狂，癲疾，頭顖項痛，目黃淚出，鼽[3]衄，項、背、腰、尻、膕、踹、脚皆痛，小指不用。爲此諸病。

風治法：風淫于內，治以辛涼，佐以甘苦[4]，以甘緩之，以辛散之。

防風通聖散　天麻散　防風湯　祛風湯　小續命湯　消風散　排風湯

暑治法：熱淫于內，治以鹹寒，佐以甘苦，以酸收之，以苦發之。

白虎湯　桂苓湯　玉壺丸　碧玉散　玉露散　石膏湯

濕治法：濕淫于內，治以苦熱，佐以鹹淡，以苦燥之，以淡泄之。

白术木香散　桂苓白术丸　五苓散　葶藶木香散　益元散　神助[5]散

火治法：火淫于內，治以鹹寒，佐以甘[6]辛，以酸收之，以苦發之。

涼膈散　解毒丸　神功丸　八正散　調胃散　大、小承氣湯

燥治法：燥淫于內，治以苦溫，佐以甘辛，以辛潤之，以苦下之。

神功丸　麻仁丸　脾約丸　潤體丸　潤腸丸　四生丸　葶藶散

寒治法：寒淫于內，治以甘熱，佐以苦辛，以辛散之，以苦堅之。

薑附湯　四逆湯　二薑湯　术附湯　大戊己丸　附子理

---

〔1〕踹（shuàn涮）《脈經》卷六第十作“腨”，指小腿肚，義長。踹，足跟。
〔2〕是主筋所生病　膀胱主水，水虧則筋失濡養，故本經主所發生的病證。
〔3〕鼽　原作“鼾”。文義不屬，據四庫本、醫學大成本及《靈樞·經脈》改。
〔4〕苦　原作“草”。與下文義例不合，據排印本改。四庫本作“辛”，可參。
〔5〕助　日本本、石印本俱作“功”。可參。
〔6〕甘　《素問·至真要大論》作“苦”。義長。

中湯

六門病證藥方

風門獨治於內者

防風通聖散　防風天麻丸　防風湯　小續命湯　消風散　祛風丸　承氣湯　陷胸湯　神芎丸　大黃丸　備急丹

暑門獨治於外者

白虎湯　桂苓甘露散　化痰玉壺丸　益元散　玉露散　石膏散　拔毒散　水澄膏　魚膽丸　金絲膏　生肌散

濕門兼治於內者

五苓散　葶藶木香散　白术木香散　益元散　大橘皮湯　桂苓白术丸　神助散　大柴胡湯　小柴胡湯　柴胡飲子　防風通聖散　防風當歸飲子

火門兼治於外者

凉膈散　黃連解毒湯　瀉心湯　神芎丸　八正散　調胃散　調胃承氣湯　桂苓湯　麻黃湯　小建中湯　升麻湯　五積散

燥門先治於內後治於外者

神芎丸　脾約丸　麻仁丸　潤體丸　四生丸
謂寒藥攻其裏，大黃兼牽牛之類。
謂熱藥攻其表，桂枝麻黃升麻之類。
薑附湯　四逆湯　二薑湯　术附湯
寒門先治於外後治於內者：
大已寒丸　理中丸

謂熱藥攻其表，謂寒藥攻其裏。

《内經》濕變五泄

六氣屬天，無形，風、暑、濕、火、燥、寒。
五形濕屬戊己，濕入肺經爲實。
六味屬地，有質[1]，酸、苦、甘、辛、鹹、淡。
五臟濕屬脾胃，濕入大腸爲虛。

胃泄風濕

夫胃泄者，飲食不化，完穀出，色黃，風乘胃也。宜化劑[2]之類。

脾泄暑濕

夫脾泄者，腹脹滿，注[3]。實[4]則生嘔逆。三證宜和劑、淡劑、甘劑、清劑之類。

大腸泄燥濕

夫大腸泄者，腸[5]鳴切痛。先宜寒劑奪[6]之，次[7]甘劑分其陰陽[8]也。

---

〔1〕質　形質、實體。
〔2〕化劑　指具有化濕作用的方劑。
〔3〕注　《難經·五十七難》此上有"泄"字。義長。注，指水瀉如注。
〔4〕實　《難經·五十七難》作"食"。可參。
〔5〕腸　《難經·五十七難》此上有"食已窘迫，大便色白"八字。義長。
〔6〕奪　指攻瀉的治法。
〔7〕次　據上下文例，此下疑脱"宜"字。
〔8〕分其陰陽　即分清泌濁。

小腸泄熱濕

夫小腸泄者,溲而便膿血,少腹痛。宜寒劑奪之,淡劑甘劑分之[1]。

大瘕泄寒濕

夫裏急後重,數至圊而不能便。先宜清劑、寒劑奪之,後以淡劑、甘劑分之。或莖中[2]痛亦同。

金櫃十全之法

殘泄:春傷於風,夏必殘泄。暮食不化,亦成殘泄。風而殘泄者,先宜發劑[3],次宜淡劑、甘劑、分劑[4]之類。

洞泄:春傷于風,邪氣留連,乃爲洞泄。瀉下褐色。治法同上。又宜灸水分[5]穴。濕氣在下,又宜以苦劑越之。

洞泄寒中:洞泄寒中,俗呼曰休息痢。洞泄,屬甲乙風木,可灸氣海、水分、三里慎,勿服峻熱之藥。小便濇則生。足腫,腹脹滿者,死於庚辛之日。如屍臭者不治。

霍亂:吐瀉,水穀不化,陰陽錯亂。可服淡劑,調以冰水,令頓服之則愈。

注下:火氣太過,宜凉劑,又宜淡劑,調冰[6]水,令頓服之則愈。此爲暴下不止也。

腫蠱[7]:三焦閉濇,水道不行,水滿皮膚,身體否腫[8]。宜越劑、

---

〔1〕分之　分利濕熱。
〔2〕莖中　此泛指男、女尿道。
〔3〕發劑　具有發散作用的方劑。
〔4〕分劑　具有分利小便作用的方劑。
〔5〕水分　原作“分水”,於義不合,據下文乙正。
〔6〕冰　原作“水”。文義不屬。據日本本、四庫本改。
〔7〕腫蠱　水腫蠱脹。
〔8〕否腫　浮腫。否,借爲“浮”。

發劑、奪劑。

䐜脹：濁氣在上不散，可服木香檳榔丸、青皮、陳皮。屬大腸，爲濁氣逆；肺金，爲清氣逆。氣化[1]則愈矣。

腸鳴：燥濕相搏[2]，爲腸鳴；中有濕，亦爲腸鳴；火濕相攻，亦爲腸鳴。治法同上，治之大効。

支滿鶩溏：上滿而後泄，下泄而後復上滿。治法同上，久則反寒，治法同寒中。如鶩溏而腸寒者亦斯義。風濕亦有支滿者。

腸澼：大、小便膿血。治法同上。又宜不二丸、地榆散、駐車丸及車前子等藥。次宜淡劑、甘劑、分劑之類。

臟毒：下血。治法同上。又宜苦劑、奪劑，以苦燥之。如酒毒下血同。

大、小便血：大、小便[3]，治法同上。血溫身熱者死。火之成數[4]，七日而死。如屍臭者不治。

脫肛：大腸熱甚也。用酸漿[5]水煎三五沸，稍熱淋洗[6]三五度，次以苦劑堅之則愈。

廣腸[7]痛：治法同上。又大黃牽牛丸、散，奪之法，燥濇亦同。痔漏、廣腸痛、腸風下血，皆同臟毒治法。

乳痔[8]腸風：必肛門左右有核。《內經》曰：因而飽食，筋脈

---

〔1〕氣化　此指人體氣機調暢。

〔2〕搏　醫學大成本作“摶”。可參。

〔3〕便　此下疑脫“血”字。

〔4〕火之成數　古人用數字表示五行的生成，其中火之生數爲二，成數爲七。即河圖所謂“地二生火，天七成之”。

〔5〕酸漿　又名燈籠草、天泡草，爲茄科植物酸漿的全草。性味酸苦寒，有清熱解毒之功效。

〔6〕渫（xiè 屑）洗　衝洗。渫，淘去泥污。此爲洗去污濁之意。

〔7〕廣腸　乙狀結腸及直腸。

〔8〕乳痔　即痔瘡。因其形突起如乳頭，故名。

橫解[1]，腸澼爲痔。屬大腸經，可服枳殼之屬。大癖[2]生腸風，乳痔相連。

金櫃十全五泄法後論

天之氣，一也。一之用，爲風、火、燥、濕、寒、暑。故濕之氣，一之一也。相乘而爲五變，其化在天爲雨，在地爲泥，在人爲脾，甚則爲泄。故風而濕，其泄也；胃暑而濕，其泄也；脾燥而濕，其泄也；大腸熱而濕，其泄也；小腸寒而濕，其泄也。

大瘕[3]。若胃泄[4]不已，變而爲飧泄。飧泄不已，變而爲洞泄。洞泄不已，變而爲脾泄寒中，此風乘濕之變也。若脾泄不已，變而爲霍亂。霍亂不已，變而爲注下。注下不已，變而爲腫蠱。此暑乘濕之變也。若大腸泄不已，變而爲䐜脹。䐜脹不已，變而爲腸鳴。腸鳴不已，變而爲支滿鶩溏。此燥乘濕[5]之變也。若小腸泄不已，變而爲腸澼。腸澼不已，變而爲臟毒。臟毒不已，變而爲前後便血。此熱乘濕之變也。若大瘕泄不已，變而爲脱肛。脱肛不已，變而爲廣腸痛。廣腸痛不已，變而爲乳痔、腸風。此寒乘濕之變也。凡此二十五變，若無濕則終不成疾。況脾胃二土，共管中州，脾好飲，脾亦惡濕，此泄之所由生也。

凡下痢之脈，微且小者生，浮大者死。水腫則[6]反是，浮大者生，沉細者死。夫病在裏，脈沉；在表，脈浮。裏當下之，表當汗之。下痢而脈浮滑，水腫者脈沉細，表裏俱受病，故不治也。凡

---

〔1〕橫解　橫，逆亂不順；解，同"懈"，懈怠，此爲弛緩之意。

〔2〕大癖　此指食積不化，在兩脇或腹中形成痞塊，時痛時止的病證。

〔3〕大瘕　此二字與上下文義不屬，疑涉下文誤重。

〔4〕泄　原脱。據下文例補。

〔5〕乘濕　原作"濕乘"。據四庫本及上下文例乙正。

〔6〕則　原作"之"。文義不屬，據四庫本、醫學大成本改。

臟血[1]、便血，兩手脈俱弦者，死絕[2]；俱滑大者，生。血溫身熱者死。王太僕則曰：若下血而身熱血溫，是血去而外逸[3]也，血屬火故也。七日而死者，火之成數也。

　　夫殄泄得之於風，亦汗可愈。或伏驚怖，則膽木受邪，暴下綠水，蓋謂戊己[4]見伐於甲木[5]也。嬰兒泄綠水，《素問》有嬰兒風，理亦如之。洞泄者，殄泄之甚。但殄泄近於洞泄，洞泄久則寒中。溫之可也。治法曰：和之則可也，汗之則不可。蓋在腑則易治，入臟則難攻。洞泄寒中，自腑而入臟，宜和解而勿爭[6]。

　　水腫之作者，未遽[7]而然也。由濕遍於大腸，小溲自濇，水濕既滯，腫滿日倍，面黃腹大，肢體如泥，濕氣周身，難專一法。越其高而奪其下[8]，發其表而滲其中；酸收而辛散，淡滲而苦堅；用攻劑以救其甚，緩劑以平其餘。如是則孤精得氣[9]，獨魄反陽[10]，亦可保形，陳莝去而淨府潔矣。

　　彼豆蔻、烏梅、罌粟囊，勿驟用也。設病形一變，必致大誤。或通而塞，或塞而通，塞塞通通，豈限一法？世俗止知塞劑之能塞，而不知通劑之能塞者，拘於方也。凡治濕皆以利小溲爲主，諸泄不已，宜灸水分穴，謂水穀之所別也。臍之上一

〔1〕臟血　疑作“臟毒”。
〔2〕絕　此字疑在“弦”字之下。
〔3〕逸　散失。
〔4〕戊己　此指脾胃。戊爲陽土，屬胃；己爲陰土，屬脾。
〔5〕甲木　此指膽。甲爲陽木，屬膽。
〔6〕爭　攻伐之意。
〔7〕遽　迅速。
〔8〕越其高而奪其下　用湧吐法祛除在上焦的水濕之邪，用攻下法瀉除在下焦的水濕之邪。高，此指上焦。
〔9〕孤精得氣　停滯的水液得到陽氣的布化。孤精，此指停滯之水液。因水液無氣以化，爲精中無氣，故稱“孤精”。
〔10〕獨魄反陽　謂陽氣返回與孤陰相合，陰陽重歸於平衡協調。獨魄，此指孤陰而言；反，返。

寸半，灸五七壯。腹鳴如雷，水道行之候也。凡濕勿針，《内經》
雖云繆刺[1]其處，莫若以張長沙[2]治傷寒法治之。蓋泄者，亦
四時傷寒之一也。仲景曰：上涌而下泄，表汗而裏攻；半在表
半在裏，則宜和解之；表裏俱見，隨證滲泄。此雖以治傷寒，其
於治濕也同。仍察脈以視深淺，問年壯以視虛實，所投必如其
意矣。

　　頃[3]，商水縣白堤酒監單昭信病飧泄，逾年不愈。此邑劉
繼先命予藥之[4]，爲桂枝麻黄湯數兩，一劑而愈。因作五泄
圖，摭[5]《難》《素》本意，書録於上，刊而行之，誠有望於後之
君子。

　　戴人張子和述已上之圖，校改爲篇法。

―――――――

〔1〕繆刺　指左側病刺右側穴、右側病刺左側穴的交叉刺法。
〔2〕張長沙　張仲景。因傳仲景曾任長沙太守，故稱之。
〔3〕頃　不久前。
〔4〕藥之　治療他。藥，此指用藥治療。
〔5〕摭（zhí 直）　摘取。《後漢書·班彪傳》："至于采經摭傳，分散百家之事，
　　甚多疏略。"

儒門事親　卷十一　治病雜論

風論

論曰：人之生也，負陰而抱陽[1]。人居一氣[2]，道[3]在其中矣。外有八邪之相盪，内有喜怒之交侵，真氣内弱，風邪襲之。風之傷人，或爲寒熱，或爲疼痛，或爲偏枯，或爲拘攣，其候不一。風者，善行而數變。此乃風者，百病之始，萬病之長也。蓋内不得通，外不得泄，此謂之病生於變亂也。或失音而昏冒，或口目而喎斜，可用三聖散[4]吐之。或不知人事者，或牙關緊急者，粥不能下，不能嚥者，煎三聖散，鼻内灌之，吐出涎沫，口自開也。次服無憂散、通解丸、通聖、凉膈、人參半夏丸、桂苓甘露散，消風、散熱、除濕、潤燥[5]、養液之寒[6]藥，排而用之。切忌雞、猪、魚、兔、油膩、酒醋、蕎麪動風之物及引痰之食。

大凡頭風眩運，手足麻痺，胃脘發痛，心酸[7]滿悶，按之有聲，皆因風。風、寒、濕三氣雜至，合而爲痺也。在上謂之停飲，可用獨聖散吐之，吐訖，後服清上辛凉之藥，通聖散加半夏之辛。仲景云：此痰結胸中而致也。

---

〔1〕負陰而抱陽　即陰陽相合之義。負，以背載物。
〔2〕一氣　指構成天地萬物的基本素質。王充《論衡·齊世》："一天一地，并生萬物。萬物之生，俱得一氣。"
〔3〕道　此指生命活動的道理、規律。
〔4〕三聖散　原作"二聖散"。二聖散非湧吐劑，當爲"三"，誤作"二"，據下文改。
〔5〕燥　原脱。據四庫本補。
〔6〕寒　四庫本無。疑衍。
〔7〕心酸　胃脘泛酸。心，此指胃脘部位。

256

大凡風癇病發，項強直視，不省人事，此乃[1]肝經有熱也。或有咬牙者，先用葶藶苦酒湯吐之；吐後可服瀉青丸下之；次服加減通聖散。顯[2]咬牙證，用導赤散治之則愈。如病發者，可用輕粉、白礬、礜石、代赭石、發過米飲調之。經云重劑以鎮之。

大凡人病雷頭懶干[3]，俗呼之謬名也。頭痛昏眩，皆因浴髮而得之，即爲首風。此因邪風在於胸中，熱甚化而爲痰，風之所致也。可以茶調散吐之；吐訖，次用藏用丸下之；後可服烏荆丸。若是雷頭者，上部多有赤腫結核，或面熱無汗。經云：火鬱發之，開導之，決之。可用鈹針出血則愈。《靈樞經》云：奪血者無汗，奪汗者無血。血汗俱蕩，豈不妙哉！衰老者，可用涼膈、解毒、消風、散熱爲治；年壯者，可以蕩滌積熱，大黃、牽牛，氣血宣通，便無壅滯而愈。

凡人患目腫，經年不瘥，俗言頭風所注，更加頭痛者，豈非頭風者歟？此乃足厥陰肝之經、手少陰心之經，兼五臟俱有大熱也。可先用通解丸，通利大、小便；大[4]黃越桃飲子。治肝熱者，羌活、決明散服之，大有神效，驗矣。

凡目有淚出，俗言作冷淚者，非也。《內經》曰：肝液不禁。此大熱薰蒸於肝也。熱極生風，風衝於外，火發於內，風熱相搏[5]，此大淚出也。內外皆治，可以愈也。治外以貝母一枚，白膩者，加胡椒七枚，不犯銅鐵，細研，臨臥點之。治內者，去風散熱之劑，可用當歸飲子服之。陽熱極甚者，目睛發痛不可忍者，可用四物湯加漢防己、草龍膽[6]，送下神芎丸五七十丸，利三五行則愈。

凡人病痰發者，其證不一，蓋有五焉。一曰風痰，二曰熱痰，

---

〔1〕乃　原作"及"。文義不屬，據四庫本改。

〔2〕顯　出現。

〔3〕干　原作"于"。據四庫本及上下文改。

〔4〕大　此上疑脫"後用"二字。

〔5〕搏　醫學大成本作"搏"。可參。

〔6〕草龍膽　即龍膽草。

三曰濕痰，四曰酒痰，五曰食[1]痰。諸痰在於膈上，使頭目不能清利，涕唾稠粘，或咳唾喘滿，或時發潮熱。可用獨聖散吐之；次服加減飲子，或疏風丸，間[2]而服之。《內經》曰：所謂流濕潤燥之義也。

　　凡人但冒風邪、溫病，前三日在表，未入於裏，其候頭項强痛，身熱惡風寒，有汗無汗，腰痛不得俛仰。可用益元散五錢、通聖散五錢，相合服之，名曰雙解散。用水一大碗，生薑十餘片，連鬚葱白五、七莖，豆豉一撮，煎至三五沸，去滓，先服大半。良久，以釵子探咽喉中，吐出痰涎，不可嗽口，次又服少半投之。如未汗出，更用葱醋酸辣湯再投之，衣被蓋覆，汗出則愈矣。《氣交變大論》云：歲火太過[3]，炎暑流行。火氣太劇，肺金受邪。上應熒惑，大而明現[4]。其病熱鬱，可用辛凉之劑，萬舉萬全。夫擾攘之世[5]，藥宜辛凉以解火。治世[6]人民安靜，如用升麻葛根湯、敗毒散辛溫之劑，亦無加害。亦可加葱白鹽豉，上而越之，表而解之。《內經》曰：因其輕而揚之。揚者，發揚也。吐汗之後，宜大將息[7]，旬日之後，不可犯之[8]，犯之其病復作也。

　　凡傷寒疫癘，一法：若無藥之處，可用酸虀汁一大碗，煎三五沸，去菜葉，飲訖，候少時，用釵子咽喉中探吐，如此三次。再煎葱醋湯投之，衣被蓋覆，汗出而瘥。《內經》曰：酸[9]苦涌泄爲陰。傷寒三日，頭痛身熱，病在上，宜涌之。涌後以淡粥養之。

---

〔1〕食　原作“沫”，據四庫本改。

〔2〕間　更迭。《書·益稷》：“笙鏞以間。”

〔3〕歲火太過　五運主歲中，凡火運主歲而旺盛有餘的年份，稱爲“歲火太過”。戊爲陽火，陽主有餘，故一般上凡逢戊年均爲歲火太過之年。

〔4〕上應熒惑，大而明現　火運太過之時與天上的熒惑星相感應，因而熒惑星就顯得大而明亮。熒惑，火星。

〔5〕擾攘之世　社會動亂年代。

〔6〕治世　太平年代。

〔7〕大將息　很好地將養休息。

〔8〕犯之　指觸犯禁忌。

〔9〕酸　原作“醋”。文義不屬，據四庫本及《素問·陰陽應象大論》改。

又一法：用鳳凰臺散，㗜[1]於鼻内，連嚏二三十次。㗜藥時坐于煖室中。嚏罷，以漿水粥投之，衣被蓋之，汗出而愈。嚏法同吐法用之。

一法導引，若無藥處用之。令人盤兩足而坐，以兩手交十指，攀頭後風池、風府二穴，此風之門也。向前仰首，數至於地。如此連折點地一百二十數。急以酸醋白湯投之，汗出即解。

凡男子、婦人、小兒，手足麻痺，肌肉不仁者，風寒濕三氣相雜至，合爲痺。先用黃芩芍藥湯吐之。吐訖，次用通解丸，通經而瀉之。瀉訖，更用辛甘之劑汗之。汗瀉之後，可用當歸清凉飲子，兼烏荆丸、除濕丹，和血行經之藥則愈矣。

凡人病痰證發者，比前論更多，有三證，顯證共成五也。一曰風痰，二曰熱痰，三曰濕痰，四曰酒痰，五曰食痰。諸痰在口，上焦毒薰於頭者，諸陽之會首[2]也。故令病人頭重目瞤，涕唾稠粘，或咳嗽喘滿，時發寒熱，可用赤小豆湯吐之。吐後，各隨其證而治之。可服消風去熱、導濕化痰者，可服通聖加半夏導氣之劑，豈不妙哉！如新暴風痰[3]者，形寒飲冷；熱痰者，火盛制金；濕痰者，停飲不散。可服加減連翹飲子、除濕丹、無憂散。亦有酒痰者，解毒三聖丸主之。五者食痰，可用漢防己丸，丹砂選而用之。若依法服之，決有神效。

論火熱二門

凡傷寒、中風、温疫、時氣、冒暑，感四時不正之氣，若邪毒之氣，人或感之，始于巨陽受之；二日，陽明受之；三日，少陽受之。前三日在于表，陽也；後三日在于裏，陰也。《内經・熱論》通謂之傷寒。熱病者，言一身之熱氣也；傷寒者，外感于寒邪也。夫傷寒

---

〔1〕㗜　疑作"搐"。指以少許藥末吹入鼻孔内，促使打噴嚏的治法。下同。

〔2〕諸陽之會首　各陽經都會聚於頭部，故稱頭爲"諸陽之會首"。

〔3〕新暴風痰　新近患了急暴風痰證。

之寒熱者，惡寒爲表熱裏和，故惡寒脈浮大也；發熱爲裏熱表和，故發熱脈滑實也。可以吐法而解之，用拔雪湯主之，生薑、葱白、豆豉同煎葶藶苦酒湯，上而越之。若病人脈沉實者，或不大便，喘滿譫語，不必拘日數，急攻于裏，可用通解丸。胃中渴燥者，大承氣湯下之。慎不可用銀粉、巴豆粉霜、杏仁、芫花熱性之藥，用之必致危殆。仲景云調理傷寒者，皆在汗下之理。當明表裏，無不愈矣！差之毫釐，失之千里，深可慎之。汗下之後，切宜慎口，可服淡粥而養之。不然其病復作。

又論傷寒七八日，潮熱腹滿，發黃有班[1]者，何臟使然？《内經》云：手太陰肺經、足太陰脾經、足陽明胃經、手少陰心經，此四經受病也。仲景云：兩寸口脈俱浮滑，胸中有痰攻上者，可用瓜蒂散吐之。吐後隨證調治處藥。發黃之證，皆因陽明中風，太陽中濕，瘀血與宿穀相搏[2]，令人發黃。煎梔子茵蔯蒿湯，調加減五苓散服之，後利小便快者，如皂角色汁，此爲效矣。發班者，心經受熱，故有此證。詳班輕重用藥之理，輕者班紅，可用越桃飲子；重者班紫，毒氣胃中盛也，大青四物湯、玄參升麻湯主之。潮[3]熱腹滿痛者，謂邪熱在胃中也，可以蕩滌邪熱，流濕[4]潤燥，宜急治之。雜病寸口脈沉實者，亦在胸中。有啟玄子注云：上盈[5]不愈者，吐而奪之，此病乃瘥矣。班黑者，危而難治也。黃病、血病，問其小便利與不利也，驗。又有頭痛數日不止者，此乃六陽受病也。手之三陽，從手走至於頭；足之三陽，從下走至於上[6]。蓋六陽之聚會也。久痛不愈者，令人喪目，以胸膈亦有宿痰故也。先以羌活散涌之，以川芎石膏散、白虎湯，選而服之則愈矣。

又一法：治頭痛不愈者，可煎連鬚葱白豆豉湯，多服之，後吐

---

〔1〕班　通“斑”。

〔2〕搏　醫學大成本作“摶”。可參。

〔3〕潮　原作“漸”。文義不屬，據日本本、石印本改。

〔4〕流濕　指滲利水濕。

〔5〕上盈　指胸膈邪氣壅滿。

〔6〕從下走至於上　疑誤。足三陽從頭走足，故此句當作“從上走至於下”。

爲效。吐後可服川芎薄荷湯，辛涼之劑，清上之藥，疏風丸散之類。仲景云：傷寒頭痛，脈寸口急而頭痛是也。

凡男子有病，面黃、身熱、肌瘦、寒熱往來如瘧狀，更加涎嗽不止，或喘滿、面目浮腫者，或身體俱熱，或有自汗。《內經》云：病名傷寒夾勞[1]之證也。治之奈何？病在上者，其高者因而越之，可用防己散吐之。吐後，初[2]用通解丸一服；次服人參黃耆散、當歸飲子、加減小柴胡湯，擇而用之。《內經》謂男女之證皆同，類用其治法也。依此調治，無不取效矣。

凡人病心胸痞悶，不欲飲食，身體壯熱，口燥舌乾，大小便不利。有一工治之，說下元虛冷，便投煖藥十數服，其病不愈。又一醫所論與前亦同，又投煖藥五、七日，其證轉加困弱。請余治之，診脈而說曰：審問日數、飲食、大小便何似？小便赤色，大便黑色。便言傷寒瘀血之證。初[3]用大黃芍藥湯二劑，次服犀角地黃湯二服，後用通經丸一服，換過大便黃色以爲效驗。此藥服十餘服，方可病瘥矣。

凡男子、婦人，所顯證候，皮膚發熱，肌肉消瘦，四肢倦怠，兼有頭痛、煩赤、心忪[4]，唇乾舌燥，日晡潮熱，夜有盜汗，涕唾稠粘，胸膈不利，或時喘嗽，五心煩熱，睡臥不安，飲食減少，多思水漿，經脈不通，病名曰何病？《奇病論》曰：女子不月，血滯之病也。男子腎虛，精不足也。凡治此證，降心火，益腎水，此之謂也。可先用通解丸，瀉三二行；次服當歸飲子，又用加減五苓散、木香三稜丸、人參黃芪散、犀角散之類，詳其虛實，選而用之。若咯膿、咯血，大小便血，但亡血者，不可宣[5]吐，勿服酸辛熱物，薑、附之類藥，不可不戒慎也。若犯諸亡血之證者，不可發汗，不可溫補。脾胃之藥若服之，雖進飲食，不生肌肉，此病轉加危篤，乃成虛勞之

〔1〕傷寒夾勞　外感風寒兼挾有勞傷。
〔2〕初　原作“切”。文義不屬，據四庫本改。
〔3〕初　原作“切”。文義不屬，據四庫本、石印本改。
〔4〕心忪（zhōng 中）　心中悸動。
〔5〕宣　此指宣散的治法。

病也。

　　凡醫人不明發表、攻裏，亂投湯劑，有誤性命，更大忌夏月燔灸[1]中脘、臍下、關元、氣海、背俞、三里等。燔灸千百壯者，全無一效，使病者反受其殃，豈不痛哉！虛勞之疾，私嗜肉食、麵、辛酸之物，不可食之。但可食者，謹按神農食療[2]而與之，菠稜葵菜冰水清涼之物不可禁也。且圖寒涼滑利腸胃，使氣血併無壅礙燥濇，經曰：穀入于胃，脈道乃行。水入於經，其血乃成。若不忌慎，致令病人胃口閉濇[3]，則形體漸瘦，此乃死之由也。諸勞皆倣此。但諸人咯膿血、衄血、大小便血者，可服三黃丸、黃連解毒丸、涼膈散加桔梗、當歸、大黃、芍藥，犀角地黃湯，大作劑料，時時呷之。《內經》曰所謂邪熱傷於肝心之病。依此調治，萬舉萬全矣。

　　凡人年四十以上，日久多言，以致虛損，面色黧黑，飲食無味，心胸痞悶，四肢倦怠，肌體餘熱，大、小便不利，治之奈何？《內經》曰：不可熱補之。夫男子腎虛，水不足也。凡補虛之劑，多用烏、附、天雄之類，豈知腎惡燥也。女子陰虛，血不足也。凡補虛多以陽劑[4]，是以知陽勝而陰虧也。不可用性熱之藥補之，空心可服加減八物丸、當歸飲子、減桂五苓散。煩渴加益元[5]，名曰淡滲散。更服通解丸，顯仁丸亦可服之，大有神效。

　　凡人有臟毒下血，何謂也？《生氣通天論》曰：邪熱傷肝，因而大飽，筋脈橫解，腸澼爲痔。故膿血者，血隨熱行，參差[6]入于腸胃之間，乃成瀉血也。若身體壯熱，則爲難治。身涼者，可治也。可先調中消血，蕩除積血，瀉之三二行。瀉後服芍藥蘗皮丸、黃連

───────────────

〔1〕燔灸　燔針、火灸。燔針，指先將針尖部燒紅再刺入的針法。
〔2〕神農食療　神農的飲食療法。神農，三皇之一。傳說神農是遠古時代農業與醫藥的創始人。
〔3〕胃口閉濇　指食欲不振。
〔4〕陽劑　指用溫熱藥組成的方劑。
〔5〕益元　益元散。
〔6〕參差　雜亂不齊的樣子。

解毒湯、五苓散、益元散各停〔1〕,新汲水調下五七錢。甚者,取地黄汁半蓋,服之則愈矣。

凡下利膿血,腹痛不止者,何也? 諸痛癢皆屬於心火也。可用通解丸加減瀉之,量其虛實用之。次用消濕散加生薑、大棗、芍藥服之。瀉訖,又用新水調五苓散服之。

又一法:煎燈心湯調下益元散五七錢。此病大忌油膩腥葷熱物。

濕熱門

凡吐嘔而瀉,病名曰何也?《内經•熱論》云:此乃轉筋霍亂之證也。何氣使然? 此乃邪氣在于中焦,使陰陽二氣不能升降。其證心痛而吐,吐則先腹痛而瀉,心腹俱痛,則吐瀉併作,使致揮霍〔2〕之間,自然撩亂〔3〕。此證喜寒涼之物,可用冰水調五苓、益元則愈矣。大忌熱物。轉筋之病,治之奈何? 經曰:勞者溫之。溫者,溫存之意也。

又一法:生薑湯、益元散、白术散、禹功〔4〕散,加冰沉冷,細細呷之。渴未止者,頻頻飲之。如無冰,新汲水亦得用之。大忌白粥米湯,桂、附種種之燥藥,不可服之,服之必死。如無藥處,可服地漿。地漿者,掘地作坑,注新水于其中,攪渾,旋旋取澄清者,飲三五蓋立愈。

凡大人、小兒暴注,水瀉不止,《内經》曰:此名暴速注瀉。久而不愈者,爲涌泄注下。此乃火運太過之病也,火注暴速〔5〕故也。急宜用新汲水調下甘露飲子、五苓散、天水散。或用井花水煎此

---

〔1〕各停　各等份。停,成數。總數分成幾部分,其中一部分稱爲"一停"。
〔2〕揮霍　輕捷迅疾的樣子。此指時間短暫。
〔3〕撩亂　紛亂。此指上吐下瀉、紛亂交作之狀。
〔4〕功　原作"攻"。據上下文及醫學大成本改。
〔5〕火注暴速　注,疑作"主"。火爲陽邪,其性急暴,故火邪爲病多表現爲急暴迅速。

藥，放冷服之，病即瘥矣。不可用御米殼、乾薑、豆蔻[1]、聖散子之
類。縱然瀉止，腸胃氣滯不通，變爲腹脹。此法宜分陰陽、利水
道，乃爲治法之妙也。

《上古天真論》云：　一陰一陽之謂道。故男女有陰陽之質不
同，則天癸精血之形亦異。陰靜而海[2]滿血溢，陽動而應合精泄。
二者通和，故能有子。《易·繫辭》曰：男女搆精，萬物化生，人稟天
地而成形也。

風門

凡風中[3]，失音悶亂，口眼喎斜。《內經》曰：風之爲病，善行
而數變。感則害人，有倉卒[4]之變。故百病皆生於風也。可用三
聖散鼻內灌之，吐出涎，口自開也。如不省人事，牙關緊閉，粥藥
不能下者，用此藥。如无此證，可三聖散吐之；次服通聖、涼膈、
人參半夏丸、桂苓甘露散等。切忌雞、豬、魚、兔、酒、醋、蕎麵，動
風之物，引痰之食。吐痰之法在方論中。

凡頭風眩運，手足麻痺，胃脘發痛，心腹滿悶，按如水聲，可
用獨聖散吐之。吐訖，可用清上辛涼之藥。仲景曰：此寒痰結在
胸中而致然也。

凡癎病，至于呆證者，用三聖散吐之，於暖室中，勿令透風，
可以汗、下、吐三法俱行。次服通聖散，百餘日則愈矣。

凡雷頭懶干[5]，俗呼之謬名也。此疾胸中有寒痰，由多沐之所
致也。可以茶調散，吐訖三二升；次用神芎丸，下訖三五行；然後
服愈風餅子則愈矣。此雷頭者，是頭上有赤腫結核，或如酸棗狀，

---

〔1〕豆蔻　原作"豆豉"。與上下文義不合，據四庫本改。
〔2〕海　此指人體精神氣血的來源、營衛氣血滙合之處。其中以腦爲髓海、
　　　衝脈爲血海、膻中爲氣海、胃爲水穀之海。
〔3〕風中　石印本、醫學大成本俱作"中風"。可參。
〔4〕倉卒　急遽。卒，同"猝"。
〔5〕干　原作"于"。據日本本、四庫本、石印本改。

可用鈹針，出血則愈。

凡赤目經年不愈，是謂頭風所注[1]，更加頭痛，可用獨聖散吐之；次服洗心散、八正散之類。赤目腫作，是足厥陰肝經有熱，用利小便、瀉肝經、除風熱之寒藥則愈矣。

凡風衝泣下[2]，俗呼爲冷淚者，謬也。《內經》曰：太陽不能禁固[3]，因風衝于外，火禁于內，風熱相搏[4]，由此泣下。《內經》曰：熱則五液[5]皆出。熱甚則淚出，治之以貝母一枚，白膩者佳，胡椒七枚，不犯銅鐵，研細點之臨卧。治法曰：風宜辛散，寒宜甘發。氣遇寒則凝，血得熱則散。凡諸痰在於膈上，使頭目不能清利，涕唾稠粘，或咳嗽喘滿，時發潮熱，可用獨聖散吐之；次服搜風丸之類。《內經》曰所謂流濕潤燥之義也。

凡冒風、時氣、溫病、傷寒，三日以裏，頭痛、身熱、惡寒，可用通聖散、益元散各五七錢，水一大碗，入生薑十餘片，連鬚葱白十餘莖，豆豉一撮，同煎三五沸，去滓，先服多半，良久，以釵子探於咽中，吐了不得漱口；次用少半投之，更用酸辛葱醋湯投之、衣被蓋覆，汗出則解。夫擾攘之世，常與《內經》歲火太過同法。歲火太過，炎暑流行，火氣大劇，金肺受邪，上應熒惑，大而明顯。若用辛凉之劑解之，萬舉萬全。人民安靜，則便同水化[6]，可以[7]升麻湯、葛根湯、敗毒散，辛溫之劑解之，雖有潮熱，亦無加害。亦可加豆豉、葱白，上涌而表汗自出。《內經》曰：因其輕而揚之。揚

---

〔1〕注　此爲侵入之意。

〔2〕風衝泣下　指因風邪外襲致流淚不止的病證。

〔3〕太陽不能禁固　指衛表不固。太陽，此指衛表而言。禁固，此爲封閉固守之意。

〔4〕搏　醫學大成本作“摶”。可參。

〔5〕五液　五臟化生的液體，即汗、涕、淚、涎、唾。

〔6〕同水化　指人體發病與寒水同類化合，因而多發寒性疾病。

〔7〕以　原作“次”。文義不屬，據日本本、四庫本、石印本改。

者，發揚也。吐汗[1]，所[2]以發寒熱之邪也。吐汗之後，必大將息。旬日之後，其邪不復[3]作也。

凡大人、小兒，風濕寒三氣合而爲痺，及手足麻痺不仁。《內經》曰：榮虛衛實，皮膚不仁。痺而不知癢痛，可用蔚金[4]散吐之；次服導水丸，輕寒[5]之藥泄之。泄訖，次以辛溫之劑，發散汗出。後常服當歸、芍藥、烏、附行經和血之藥則愈矣。

凡風蛀牙疼[6]，久不愈者，用針籤[7]巴豆一枚，以燈燎之，煙盡存性，於牙根盤上燻之則愈。

凡泄瀉米穀不化，日夜無度，腹中雷鳴，下利完穀，可用導水丸、禹功[8]散泄之。或病人老弱氣虛，可用無憂散泄之。再觀病勢强弱，候一二[9]，可服胃風湯，以治其風。如不愈者，更服桂枝麻黃湯，汗之則愈。《內經》曰：夫風之中，爲腸風飧泄。啟玄子云：風入胃中，上熏於胃，故食不化而下泄。又云：暮食不化爲飧泄。又經云：春傷於風，夏爲飧泄。故風宜出汗。腸中鳴者，風以動之，動而有聲。慎不可用罌粟、豆蔻、乾薑太燥之藥。病漸[10]者燥之，去其濕則愈。病甚者攻之，不動[11]反能爲害。經曰：其減則漸，其加則甚[12]。可用五苓散去豬苓，加人參散服之。

---

〔1〕汗　醫學大成本作“法”。可參。

〔2〕所　醫學大成本作“者”，連上讀。可參。

〔3〕復　原作“傷”。據四庫本、醫學大成本改。

〔4〕蔚金　即鬱金。

〔5〕輕寒　微寒。

〔6〕風蛀牙疼　風火虫蛀所致的牙疼。

〔7〕籤　扎、刺。

〔8〕功　原作“攻”。據四庫本、醫學大成本改。

〔9〕二　此下疑脫“日”字。

〔10〕病漸　病情輕淺，病勢平緩。

〔11〕不動　不觸動病邪。

〔12〕其減則漸，其加則甚　若削減病邪則使病情減輕；若助長病邪則使病情加重。減，削減，此指攻瀉法；加，增加，此爲助長之意，指用補益法。

凡富貴膏粱之家病瘧，或間日，或頻日發[1]，或熱多寒少，或寒多熱少。宜大柴胡湯，下過三五行；次服白虎湯，或玉露散、桂苓甘露散之類。如不愈者，是積熱太甚，以神芎、三花神祐丸、調胃承氣湯等，大作劑料[2]下之。下後以長流水煎五苓散服之，或服小柴胡亦可。或先以常山散吐之，後服凉膈、白虎之類必愈矣。大忌發熱之物[3]，猪、雞、魚、兔五辛之物，犯之則再發也。

凡田野貧寒之家病瘧，爲飲食麤糲[4]，衣服寒薄，勞力動作，不與膏粱同法。臨發日可用野夫多效方中溫脾散治之。如不愈，服辰砂丹治之，必愈矣。如喫罷此藥，以長流水煎白虎湯服之。不服食熱物，爲瘧疾是傷暑伏熱故也。《内經》曰：夏傷於暑，秋必病瘧。

凡男子、婦人骨蒸熱發，皮膚枯乾，痰唾稠粘，四肢疼痛，面赤唇焦，盗汗頻燥，睡卧不安，或時喘嗽，飲食無味，困弱無力，虚汗黄瘦等證。《内經》曰：男子因精不足，女子因血不流，而得此證。可以茶調散，輕涌訖；次以導水丸、禹功散，輕瀉三五行；後服柴胡飲子、桂苓甘露散、犀角散之類。大搜風丸、白术丸、調中湯、木香檳榔丸、人參散，量虚實選而用之。或咯血、便血、諸亡血者，並不宜吐。不可不知。慎勿服峻熱薑、附之藥。若服之，飲食難進，肌肉消減，轉加危篤。五勞之病，今人不明發表攻裏，遂誤至此。大忌暑月於手腕、足踝上著灸。以其手足者，諸陽之表，起于五指之外，《内經》曰：諸陽發四肢。此穴皆是淺薄之處，灸瘡最難痊也。及胸穴、中脘、臍下、背俞、三里等穴，或有灸數百壯者，加以燔針，略無寸効，病人反受苦楚，可不思之？勞疾多饞所思之物，但可食者，宜照《食療本草》[5]而與。菠菜、葵羹、冰水凉

[1]　頻日發　每天發作。
[2]　大作劑料　制作大劑藥料，即使用大劑藥量之意。
[3]　發熱之物　能够助長熱邪的食物或藥物。
[4]　麤糲　粗糙的粮食。麤，同“粗”；糲，米不精也。
[5]　《食療本草》　專門記述可供食用療病的本草專著。唐代孟詵撰。原書已佚，佚文見於《證類本草》《醫心方》等書。

物，慎不可禁。且因水穀入胃，脈道乃行也。若遇禁則胃口閉而形体體漸瘦，而脈大，乃死之候也。諸勞皆傚[1]此。

凡病人虛勞，多日無力，別無熱證者，宜補之，可用無比山藥丸則愈矣。

凡痔漏腫痛，《内經》曰：因而大飽，筋脈橫解，腸癖爲痔。而不愈，變爲漏。痔與漏，其治同法。《至真要大論》云：太陽之勝[2]，凝凛[3]且至，非時水冰，痔瘧取法。注云：水氣太勝，陽火不行，比言陽火畏水鬱而爲痔。又，少陰之復[4]，痱疹瘡瘍，癰疽痤痔。注云：火氣内蒸，金氣外拒，陽熱内鬱，故爲痱疹瘡瘍。疹甚亦爲瘡也。熱少則外生痱疹，熱多則内結癰痤。小腸有熱，則中外爲痔。其熱復之變，皆病於身後及外側也。又，《靈樞》云：太陽經虛，則爲痔、瘧、癲疾。蓋水虛則火所秉故也。可先用導水丸、禹功散；瀉訖，次服枳殼丸、木香檳榔丸；更以葵羹菠菜，通利腸胃。大忌房室、雞、魚、酒、醋、辛熱之物。

凡富貴之人痰嗽，多是厚味所致。《内經》云所謂味厚則發熱。可服通聖散加半夏以止嗽，更服人參半夏丸以化痰墜涎、止嗽定喘。貧乏之人，多感風冷寒濕。《内經》曰：秋傷於濕，冬生咳嗽。可服寧神散、寧肺散加白术之類。若咳極面赤煩宛半晌者，此火化[5]乘肺也。宜詳辨之。

凡大人、小兒，病沙石淋及五種淋澀癃閉，併臍腹痛，益元散主之，以長流水調下。蓋因熱在膀胱，燥其津液。故俗謂冷淋者，

---

[1]傚　四庫本作"倣"。傚，同"效"。

[2]太陽之勝　太陽寒水之氣偏勝。勝，勝氣，指一年之中在上半年發生的超常氣候。

[3]凝凛　《素問·至真要大論》作"凝深"。凝凛，天氣寒冷，水液凝固。凛，寒冷。

[4]少陰之復　少陰君火之氣來復。復，復氣，指一年之中下半年出現的、與勝氣相反的氣候。含有報復勝氣之意。一般而言，有勝氣才有復氣，無勝則無復。

[5]火化　指疾病過程中出現陽熱亢盛的變化。

天下之通弊也。五苓散減桂加益元散，名曰淡滲散。

　　凡兩目暴赤痛者，腫不止，睛脹䏈肉，結成翳膜，速宜用稈草[1]左右鼻竅内彈之出血，立愈。病甚，人顑上百會穴、攢竹、眉間，皆可出血，則愈矣。口噙[2]水，緊扣衣領，不可便噴水，候血盡，便吐了水。蓋暴赤腫痛，腫[3]乃龍火[4]之疾，養成之熱也。《難經》曰：目得血而能視。不得已而用之。血化淚，痛而所出。經曰：本病相傳，先以治其氣[5]。急則治其標，緩則治其本。

　　又一法：兩目赤腫，發痛不止，用長流水煎鹽湯吐之；次服神芎丸、四物湯之類。經曰：暴病暴死，皆屬於火也。又曰：治病有緩急，急則治其標，緩則治其本。標者，赤腫也；本者，火熱也。鹽湯鹹寒，所以制火。兩目赤腫，痛不能開者，以青金散鼻内嗜之、嚏之，真氣上涌，邪氣自出矣。

　　凡大人、小兒口瘡唇緊，用酸漿水[6]洗去白痂，臨卧貼赴筵散。如不愈，貼鉛白霜散必愈矣。

　　凡婦人、男子，喉閉腫痛不能言者，刺兩手大拇指爪甲如韮葉，少商井穴也，以鈹針淺刺，去血立愈。如不愈，以溫血湯口中含漱，是以熱導熱[7]之法也。

　　凡頭腫痛，瘰癧，及胸臆[8]胠[9]脇之間，或有瘡痂腫核不消，及膿水不止，可用滄鹽一二兩炒過，以長流水一大碗煎之，放溫，作

---

〔1〕稈草　指稻、麥等禾本科植物的莖。

〔2〕噙（qín 禽）　猶“唅”。

〔3〕腫　此字疑涉上文而衍。

〔4〕龍火　此指腎火、命門之火。

〔5〕本病相傳，先以治其氣　疾病按五行相尅的關係傳變，治療上首先要治療其偏勝之氣。如肝病傳脾，治療時首先要平抑肝木偏勝之氣。余類推。

〔6〕酸漿水　即“漿水”。制法炊粟米，趁熱投冷水中，浸五六日，味變酸，生白花，色類漿，取其水用。

〔7〕以熱導熱　用熱引熱。導，引。

〔8〕胸臆（yì 億）　即胸部。臆，胸。

〔9〕胠（qū 區）　腋下脇上的部位。

三五次頓服訖，良久，於咽喉中以釵股探引吐之，去冷痰三二升；次服和血通經之藥。《內經》曰：鹹味涌泄爲陰。《銅人》[1]記少陽起於目銳眥，行耳後、下脇肋，過期門。瘰癧結核、馬刀挾癭，足少陽膽經多氣少血之病也。

凡癭袋[2]脹悶，《養生論》云：兩山挾水，其人多癭疾。土厚水深，其人多癭。地勢使然也。此可服人參化癭丹自消。癭藥多用海藻、海帶，味屬鹹寒。

凡背瘡初發，便可用藏用丸、玉燭散，大作劑料，下臟腑一二十行。次用鈹針於腫焮處，循紅暈周匝內密刺三層，出血盡，以溫軟帛拭去血。甚者，百會、委中皆出[3]，後用陽起散傅之。不可便服十味內托散，其中犯官桂，更用酒煎，男子以背爲陽，更以熱投熱[4]，無乃太熱乎！

凡便癰者，謬名也，乃男子血疝也。《難》《素》所不載，然而是厥陰肝之經絡，是血流行之道路也。衝脈、任脈、督脈，亦屬肝經之旁絡也。《難經》曰：男子七疝。血疝者，乃七疝之一也。治以導水丸、桃仁承氣湯，或抵當湯，投之同瘀血法。聚而不散，可以大作劑料，大瀉一二十行；次以玉燭散，和血通經之類是也。世人多用大黃、牡蠣，間有不愈者，是不知和血通經之道也。

凡下疳久不愈者，俗呼曰臊疳。可以導水丸、禹功散，先瀉肝經；訖，以木香散傅之，日上三兩度；後服淡粥，一二日止。

凡一切惡瘡，久不愈者，以木香檳榔散貼之則愈矣。凡男子、婦人咳逆，俗呼曰吃忒，乃陰陽不和之故。火欲上行，爲寒所抑，寒不勝火，故作凝滯之聲。傷寒亦有此證，並宜既濟散治之。

---

〔1〕《銅人》　《銅人腧穴針灸圖經》的簡稱。宋代王惟一撰。
〔2〕瘿袋　又稱"大脖子"。證見頸前生長腫物，色紅高突，或蒂小下垂，有如纓絡布袋，故名。
〔3〕出　此指用針刺出其血。
〔4〕以熱投熱　用熱藥治療熱病。

濕門

凡男子、婦人,病水濕瀉注不止,因服豆蔻、烏梅、薑、附酸熱之劑。經曰:陽氣耗減於內,陰精損削於外,三焦閉溢[1],水道不行。水滿皮膚,身體疳腫,面黃腹大,小便赤色,兩足按之,陷而不起。《內經》曰:諸濕腫滿,皆屬脾土。可用獨聖散吐之。如時月[2]涼寒,宜於燠室不透風處,用火一盆,藉火力出汗。次以導水、禹功,量病人虛實,瀉十餘行。濕去腫減則愈矣。是汗、下、吐三法俱行。三法行畢,臟腑空虛,先宜以淡漿粥養腸胃三兩日;次服五苓、益元同煎,或燈心湯調下亦可。如大勢未盡,更服神功散[3],可以流濕潤燥,分陰陽,利水道。既平之後,宜大將息。慎忌油、鹽、酒、果、房室等事三年,則不復作矣。

凡上喘中滿,酸心腹脹,時時作聲,痞氣上下不能宣暢,叔和云氣壅三焦不得昌是也。可用獨聖散吐之;次用導水禹功散,輕瀉三四行,使上下無礙,氣血宣通,並無壅滯。後服平胃散、五苓散、益元、甘露散,分陰陽,利水道之藥則愈矣。

凡老人久病,大便濇滯不通者,可服神功丸、麻仁丸,時時服葵羹、菠菜,目然通利也。

凡三消[4]者,《內經》所謂肺消渴等。可取生藕汁服則愈。

寒門

經曰:寒瘍流水,俗呼為凍瘡。因冬月行于冰雪中而得此證。或經年不愈者,用坡野中净土曬[5]乾,以大蒜研如泥土,捏作餅

---

〔1〕溢 醫學大成本作“塞”。義長。
〔2〕時月 指時令季節。
〔3〕神功散 疑作“神助散”。因神功散為燥門之方,而神助散方為濕門之方。故“功”當為“助”字之誤。
〔4〕三消 原作“三焦”。與上下文義例不合,據四庫本改。
〔5〕曬 同“晒”。

子，如大觀錢厚薄，量瘡口大小貼之，以火艾加于餅上灸之，不計壯數，以泥乾爲度。去乾餅子，再換濕餅灸，不問多少，直至瘡痂覺痛癢，是瘡活[1]也。然後口含漿水洗漬，用雞翎一二十莖，縛作刷子，於瘡上洗刷净。以此洗刷，不致肌肉損傷也。以軟帛拭乾，次用木香檳榔散傅之。如夏日醫之更妙。

內傷

凡一切冷食不消，宿食不散，亦類傷寒，身熱惡寒，戰慄頭痛，腰脊強。不可用雙解散，止可導飲丸、木香檳榔丸五六十丸，量虛實加減，利五七行，所傷冷物、宿酒推盡，頭痛病自愈矣。次以五苓散，生薑、棗煎，用長流水煎取五六錢。不可服酒癥丸、進食丸，此藥皆犯[2]巴豆，有大毒故也。

凡膏粱之人，起居閑逸，奉養過度，酒食所傷，以致中脘留飲，惡悶、痞膈、醋心[3]，可服木香導飲丸治之。若田野蒭蕘之人[4]，食疏[5]衣薄，動作勞役，若酒食所傷，心腹滿悶，醋心，時時吐酸水，可用進食丸，以其勝毒[6]也。病甚者，每月瀉三五次。

凡一切沉積[7]，或有水[8]，不能食，使頭目昏眩，不能清利。可茶調散吐之；次服七宣丸、木香檳榔丸。

凡人咳嗽一聲，或作悲笑啼泣，擡舁重物，忽然腰痛氣刺，不

---

〔1〕瘡活　瘡有了生機。
〔2〕犯　此爲"有"之意。凡方中含有毒藥或峻猛之藥，習稱爲"犯"，取其對人體正氣有侵犯之義。
〔3〕醋心　此指胃中泛酸水。
〔4〕蒭蕘(chú ráo 鋤饒)之人　割草打柴的人。在此泛指貧苦的勞動者。蒭，同"芻"。
〔5〕疏　此指粗糙的飯食。
〔6〕勝毒　勝任峻猛毒藥。勝，勝任、受得起。
〔7〕沉積　體內日久的積滯。
〔8〕水　此指水飲停積。

能轉側，或不能出氣者，可用不臥散嚏之，汗出痛止。

外傷治法

凡一切刃器所傷，用風化石灰一斤、龍骨四兩，二味爲細末，先於端四日採下刺薊菜，於端午日五更合搗，和成團子，中間穿眼，懸於背陰處，陰乾，搗，羅爲末，於瘡上摻貼。亦得裏外臁瘡，並諸雜瘡皆效。

凡犬咬、蛇傷，不可便貼膏藥及生肌散之類。《內經》云：先治內而後治外可也。先當用導水丸、禹功散之類。可瀉驚恐不散毒氣。或瀉十餘行，即時痛減腫消。然後可用膏藥、生肌散之類，傅之則愈矣。

凡一切蟲獸所傷，及背瘡腫毒，杖瘡焮發，或透入裏者，可服木香檳榔丸七八十丸，或至百餘丸，生薑湯下五七行，量虛實加減用之。《內經》曰：先治內而後治外是也。

凡落馬墜井，因而打撲，便生心恙，是痰涎散於上也。《內經》曰：所謂因氣動而病生於外。宜三聖散，空心吐[1]之。如本人虛弱瘦瘁，可用聖獨散[2]吐之；後服安魄之藥，如定志丸之類，牛黃、人參、朱砂之屬。

婦人風門

凡婦人頭風眩運，登車秉船，眩運眼澀，手麻發脫，健忘喜怒，皆胸中宿痰所致。可用瓜蒂散吐之；次以長流水煎五苓散、大人參半夏丸。

凡婦人腰胯痛，兩腳麻木，惡寒喜暖，《內經》曰：風寒濕合而

---

〔1〕吐　石印本作“服”。可參。
〔2〕聖獨散　疑作“獨聖散”。

爲痺。先可[1]服除濕丹七八十丸，量虛實以意加減；次以禹功[2]散
投之，瀉十餘行清冷積水、青黃涎沫爲驗；後用長流水煎生薑、棗，
同五苓散服之。風濕散而氣血自和也。

　　凡婦人乳癰發痛者，亦生於心也，俗呼吹奶是也。吹者，風
也。風熱結于乳房之間，血脈凝注，久而不散，潰腐爲膿。宜用
益元散，生薑湯調下，冷服；或新汲水時時呷之，勿輟，晝夜可
三五十次，自解矣。或煎解毒湯頓服之。

火類門

　　凡婦人月事沉滯，數月不行，肌肉漸減。《內經》曰：小腸熱已
滿，移熱於大腸，則伏瘕爲沉。沉者，月事沉滯不行，故云伏瘕。
急宜桃仁承氣湯加當歸，大作劑料煎服，不過三服立愈。後用四
物湯補之。更宜服《宣明》[3]中檳榔丸。

　　凡婦人血崩，或年及四十已上，或悲哀太甚故然。《內經》曰：
悲哀太甚則心系急，心系急則肺舉而上焦不通，熱氣在中，故經云
血崩下。心系者，血山[4]也。如久不愈，則面黃、肌熱、瘦弱，慎不
可以熱治。蓋血得熱而散，故禁之。宜以當歸散等藥治之。

　　凡婦人年五十以上，經脈暴下[5]。婦人經血終于七七之數。數
外[6]暴下者，此乃《內經》所謂火主暴速。亦因暴喜、暴怒、憂、愁、
驚、恐致然。慎勿作冷病治之。如下峻熱藥治之必死。止宜黃連
解毒湯以清上，更用蓮殼、棕毛灰以滲其下；然後用四物湯、玄胡
索散，涼血和經之藥也。

　　凡婦人月事不來，室女亦同。《內經》曰謂月事不來，皆是胞

---

〔1〕可　原作“用”。文義不屬，據四庫本改。
〔2〕功　原作“攻”。與上下文不合，據石印本、醫學大成本改。
〔3〕《宣明》　即《宣明論方》。金代劉完素撰。
〔4〕血山　指維持血液運行的場所。心系主營運血液，故稱之爲“血山”。
〔5〕經脈暴下　此指婦人陰道突然大量出血。
〔6〕數外　指超過四十九歲。

脈閉也。胞脈者，屬心而絡于胞中，令氣上通於肺，心下不通，故月事不來也。可用茶調散吐之；次用玉燭散、芎藭湯、三和湯、桂苓白术散之類，降心火、益腎水、開胃進食、分陰陽、利水道之藥皆是也。慎勿服峻熱有毒之藥，若服之，變成肺痿，骨蒸潮熱，咳嗽咯膿，嘔血喘滿，小便不利[1]，寢汗不止，漸至形瘦脈大，雖遇良醫，亦成不救。嗚呼！人之死者，豈命使之然也。凡懷孕婦人病瘧，可煎白虎湯、小柴胡、柴胡飲子等藥。如大便結硬，可用大柴胡湯下。微利過，不可大吐瀉，恐傷其孕也。經曰：夏傷於暑，秋必痎瘧。

凡雙身婦人傷寒、時氣、温疫、頭痛身熱，可用升麻散一兩，水半碗，大作劑料，去滓，分作二服。先一服吐了，後一服勿吐。次以長流水加生薑、棗，煎五苓散，熱以[2]之。汗盡，其痛立止。

凡婦人雙身，大、小便不利，可用八正散，大作劑料，去滑石加葵菜子煎服。經曰：膀胱不利爲癃。癃者，小便閉而不通也。如八正散加木香，取效更捷。經曰：膀胱氣化則能出焉。然後服五苓散三五服則愈矣。

凡婦人身重，九月而瘖瘂不言者，是胞之絡脈不相續也，故不能言。經曰：無治也。然有是言，不若煎玉燭散二兩，水半碗，同煎至七分，去滓入蜜，放温，時時呷之，令火[3]下降，肺金自清，故聲復出也。肺主聲音也。

凡婦人難産者，皆因燥濇緊斂，故産戶不得開通。宜先於降誕之月[4]，自月之日[5]，用長流水調益元散，日三服，産必易。産後亦無一切虛熱氣血不和之疾。如未入月[6]，則不宜服之，以滑石滑胎故也。

---

〔1〕小便不利　原作“小大不便”。義澀難通，據四庫本改。
〔2〕以　四庫本作“服”。義長。以，用。
〔3〕火　原作“大”。文義不屬，據四庫本、醫學大成本改。
〔4〕降誕之月　指預計嬰兒將誕生的月份。
〔5〕自月之日　從這个月的第一天起。
〔6〕未入月　指不到將分娩的月份。

凡婦人大産後，或臍腹腰痛，乃敗血惡物之致然也。醫者便作虛冷，以燥熱藥治之，誤已久矣。《難經》曰：諸痛爲實。實者，熱也。可用導水丸、禹功散，瀉三五行；然後以玉燭散，和血通經、降火益水之藥治之。獨不可便服黑神散、燥熱之藥。當同半産治之。

凡婦人産後心風[1]者，不可便作風治之，宜調胃承氣湯二兩，加當歸半兩，細剉，用水三四盞，同煎去滓，分作二服，大下三五行則愈矣。如未愈，以三聖散吐之。盖風狂[2]便屬陽。

凡婦人産後一二日，漸熱口乾，可用新汲水調玉燭散，或水調甘露散亦妙。勿作虛寒治之。

濕門

凡婦人赤白帶下，或出白物如脂，可服導水丸、禹功散，或單用無憂散，量虛實加減。泄訖，服桂苓散、五苓散、葶藶木香散。同治濕法。或用獨聖散上涌亦是。室女白帶下，可用茶調散吐之；吐訖，可服導水丸、禹功散瀉之；次服葶藶木香散、四物湯、白术散之類則愈矣。治白帶者，同瀉濕法則是也。婦人有濁污水[3]不止，亦同此法也。

寒門

凡婦人年二三十，無病而無子，經血如常，或經血不調者，乃陰不升而陽不降[4]，此上下不得交通，有所滯礙，不能爲

---

〔1〕心風　此指癲狂病。
〔2〕風狂　即“瘋狂”。指精神錯亂、亢奮狂燥、怒罵叫號的病證。風，通“瘋”。
〔3〕濁污水　指陰道流出污穢混濁的液體。
〔4〕陰不升而陽不降　指腎水不能上升以濟心火，心火不能下降以交腎水。陰，指腎水；陽，指心火。

用故也。可用獨聖散，涌[1]訖寒痰二三升；後用導水丸、禹功散，泄三五行，或十餘行；單用無憂散，泄十餘行，見虛[2]寒熱虛實用之。次服葱白粥三五日，胃氣宣通，腸中得實，可服玉燭散，更助白术散、茯苓之類。降火益水，既濟[3]之道，當不數月而有孕。《內經》曰：婦人有癃、痔、遺溺、嗌乾諸證。雖服妙藥、針灸，亦不能孕。蓋衝脈、督脈、任脈有此病，不能孕故也。

半產

凡婦人半產，俗呼曰小產。或三四月，或五六個月，皆爲半產，以男女成形故也。或因憂恐暴怒、悲哀太甚，或因勞力撲打損傷，及觸冒暑熱。慎勿用黑神散，以其犯熱藥，恐轉生他疾。止宜用玉燭散、和經湯之類。凡婦人天生無乳[4]者，不治。或因啼泣、暴怒、鬱結，氣血閉塞，以致乳脈不通，用精豬肉清湯，調和美味，於食後調益元散五七錢，連服三五服；更用木梳梳乳房週廻，則乳汁自下也。

又一法：豬蹄調下益元散，連服之。

又一法：針肩井二穴，長驗。

小兒風門

凡小兒三五歲，或七八歲，至十餘歲，發驚涎潮，搐搦如拽鋸，不省人事，目瞪喘急，將欲死者。《內經》曰：此者[5]得之在母胎。

---

〔1〕涌　原作“通”。於義不合，據醫學大成本改。

〔2〕虛　疑衍。

〔3〕既濟　六十四卦之一。離下坎上。《易·既濟》：“象曰：水在火上，既濟。君子以思患而豫防之”。即水火相濟之意。

〔4〕天生無乳　先天性缺少乳汁。

〔5〕者　醫學大成本作“皆”。可參。

胞之所受悸惕、驚駭、恐懼之氣，故令小兒輕者爲驚風、天吊，重者爲癇病、風搐。胎中積熱者爲臍風。已上諸風證，可用吐涎散吐之。吐訖，宜珠、犀、龍、麝，清涼墜痰之藥。其食乳子母[1]，皆宜服之。安魂定魄之藥，定志丸之類是也。故婦人懷孕之月，大忌悲憂驚怖，縱得子，必有前疾。小兒風熱涎嗽者，可以通聖加半夏同煎溫服。

凡小兒疳㿿眼[2]，數日不開，皆風熱所致。可服涼膈散，瀉肝經風熱鬱甚。鬱結散而自開也。

凡小兒通身浮腫，是風水腫也。小便不通者，宜利小便則愈。《內經》曰：三焦閉塞，水道不利，水滿皮膚，身體痞腫，是乘之故。可用長流水加燈心，煎五苓散，時時呷之。更於不透風處浴之，汗出則腫消。一汗減半，再汗減七八分，三汗消盡。內外俱行也。

二火類

凡小兒瘡疱癮疹，痳瘡[3]丹熛等疾，如遇火運勝時[4]，熒惑亂行之者，不可便用升麻散解之。升麻湯味辛性溫，《內經》曰：積溫而成熱，是謂重火。止可以辛涼之劑解之。如遇平時[5]，可以辛溫。蓋平時無事，便同水化，然而更宜審察病機。甚者亦不可以辛溫，但發散之後，便以涼膈散加當歸，及白虎湯、玉露散煎服之。更甚者，解毒湯、調胃散下之。古人云：瘢疹瘡疱，首尾俱不可下。皆誤矣！豈不聞揚湯止沸，不如抽薪。《內經》曰：五寅五

---

〔1〕食乳子母　指在哺乳期間的母與子。
〔2〕疳㿿眼　即疳眼。繼發于小兒疳積，證見眼睛乾澀羞明，甚則黑睛生翳，潰破可成蟹睛，旋螺突起，甚至眼球枯萎失明。
〔3〕痳瘡　麻疹的別稱。
〔4〕火運勝時　指火運太過的年份。
〔5〕平時　即平年。五運之氣既無太過又非不及的年份。

申之歲[1]，多發此病者，蓋明相火之所爲也。又曰：少陽客氣勝[2]，
丹疹外發。又曰：諸痛癢瘡瘍，皆屬心火。王太僕[3]又謂：百端之
起，皆自心生。豈可便用辛溫發散乎！致熱勢增劇，漸成臟毒下
血，咬牙發搐，大熱明矣。如白虎加人參、凉膈散加當歸、桔梗，
勿問秋冬，但見瘡疹，用之神良。

凡小兒瘡疱癮疹、麩瘡、丹熛、斑毒之後，臟毒下血。《內經》
曰：少陽客氣勝，則丹熛瘡疹發[4]于外也。蓋餘熱不解，故臟毒下
血。治以黃連解毒湯、白虎湯、凉膈散，臨證選而用之。所謂白虎
舊説秋冬勿用，皆誤也，但有此證便用之，盖其證屬相火故也。大
人亦同。

凡小兒丹瘤[5]，浮腫毒赤，走引遍身者，乃邪熱之毒也[6]。可
用磁片搬[7]出紫血，其病立愈。如不愈者，後用凉膈散加大黃、芒
硝，利三五行爲妙。次用拔毒散，掃三五度必愈矣。經曰：丹熛、
赤瘤，火之色也，相火主之。

凡小兒有赤瘤暴腫，可先用牛黃通膈丸瀉之；後用陽起石散
傅之，則腫毒自消。如不消，可用鈹針砭刺，血出而愈矣。

凡小兒甜瘡，久不愈者，俗呼爲香瘡是也。多在面部兩耳前。
一法，令母口中嚼白米成膏，子卧塗之，不過三上則愈矣。小兒并

---

〔1〕五寅五申之歲　即甲子六十年中的五個寅年與五個申年。均爲少陽相
　　火司天的年份。
〔2〕少陽客氣勝　客氣，屬天氣，即在天的三陰三陽之氣，主一年中氣候的
　　特殊變化。客氣分爲六步，即司天之氣、在泉之氣及左右四間氣，其中
　　司天之氣爲主歲之氣。由于寅年和申年的司天之氣爲少陽相火，故稱
　　"少陽客氣勝"。
〔3〕王太僕　原作"王太闢"。據四庫本、石印本、醫學大成本改。
〔4〕發　原脱。據四庫本、醫學大成本補。
〔5〕丹瘤　即赤游丹毒。發病時光有發熱、驚啼、煩躁、抽搐等，然後局部皮
　　膚出現紅色斑塊，逐漸增大，游走不定。
〔6〕也　原作"者"。當涉前句而誤，據醫學大成本改。
〔7〕搬　醫學大成本作"撥"，義長。

母皆忌雞、豬、魚、兔、酒、醋，動風發熱之物。如治甜指[1]，亦同此法。

凡小兒面上瘡，謂眉煉瘡；耳上[2]，謂之轍耳；足上瘡，謂靴癬。此三者，一究其本，皆謬名也。經曰：諸痛瘡瘍，皆屬心火。乃血熱劇而致然也。或謂：《内經》曰大概，不可使熱以爲皆然。此不明造化之道[3]也，慎勿妄信。可用鈹針刺之出血。一刺不愈，當復刺之；再刺不愈，則三刺必愈矣。《内經》曰：血實者決之。眉煉不可用藥傅之，以其瘡多痒，痒則爬矣，藥入眼則目[4]必損矣。

凡小兒牙疳、齒齲者，是齗[5]腐爛也。下牙屬手陽明大腸之經，燥金爲主；上牙屬足陽明胃經濕土，上下是腸胃二經也。或積熱於内，或因服銀粉、巴豆大毒之藥，入于腸胃，乳食不能勝其毒，毒氣循經而至于齒齗牙縫嫩薄之分，反内[6]害也。可以麝香玉線子治之，乳母臨卧常服黃連解毒湯一服，牙疳病則愈矣。凡小兒身熱、吐瀉、腹滿、不進飲食，可急與牛黃通膈丸，下過四五行則自愈矣。蓋乳食便屬水，甚則成濕，以治濕法治之。用燥熱之藥非也。

凡小兒水泄不止，可用五苓散與益元散各停，用新水[7]調下三二錢，頻服不拘時候。若暴速注下甚者，屬火，涼膈、通聖等散治之。用者勿輕[8]，非深於造化者，未易此語[9]。

---

〔1〕甜指　小兒發於手指上的瘡。
〔2〕上　據上下文例，此下疑脱"瘡"字。
〔3〕造化之道　天地自然創造化育萬物的道理及規律。此指病理變化規律。
〔4〕目　原作"自"。文義不屬，據四庫本、石印本、醫學大成本改。
〔5〕齗(yín銀)　同"齦"。齒根肉。
〔6〕内　疑作"爲"。
〔7〕水　醫學大成本此上有"汲"字。可參。
〔8〕輕　輕視。
〔9〕非深於造化者，未易此語　不是精通自然界創造化育之理的人，是不易理解這些理論的。深，深入、精深。此爲精通之意。

　　凡小兒、大人小便不通，《内經》謂三焦約。約者，不行也。可用長流水煎八正散，時時灌[1]之。大、小便利則止。若不因熱藥所攻而致此者，易治；或因多服熱藥而燥劇至此者，非惟難治，不幸夭耳。亦可用蜜水調益元散送通膈丸。

　　凡小兒久瀉不止，至八、九月間，變爲秋深冷痢者[2]，泄瀉清白，時時撮痛，乳癖不化。可用養脾丸如黍米大，每服二三十丸，米飲送下，日進三服則愈。益黃散亦可用之。

　　凡治小兒之法，不可用極寒極熱之藥，及峻補峻瀉之劑，或誤用巴豆、杏仁、硫黃、膩粉之藥。若用此藥，反生他病。小兒易虛易實，腸胃嫩弱，不勝其毒。若治之，用分[3]陰陽、利水道最爲急，用桂苓甘露散之類。

---

〔1〕灌　原作“曜”。文義不屬，據醫學大成本改。

〔2〕者　此字原錯雜在下文“泄瀉”之後。義濇難通，據上下文義例及排印本移正。

〔3〕分　原作“此”。文義不屬，據醫學大成本改。

儒門事親　卷十二　三法六門

吐劑

三聖散

防風三兩,去蘆　瓜蒂三兩,剝[1]净碾破,以紙[2]捲定,連紙剉細,去紙,用粗羅子羅過,另放末;將滓[3]炒微黄,次入末一處,同炒黄用　藜蘆去苗及心,加減用之,或一兩,或半兩,或一分

右各爲粗末,每服約半兩,以虀汁三茶盞,先用二盞煎三五沸,去虀汁;次入一盞煎至三沸,却將原二盞同一處熬二沸,去滓,澄清,放温,徐徐服之,不必盡劑,以吐爲度。

瓜蒂散

瓜蒂七十五個　赤小豆七十五個　人參半兩,去蘆　甘草半兩,或二[4]錢五分

右爲細末,每服一錢、或半錢、或二錢,量虚實加減用之。空心,虀汁調下服之。

稀涎散

猪牙皂角不蛀者,去支[5]弦,秤一兩,炙[6]用之　緑礬　藜蘆半兩

右爲細末,每服半錢或一二錢,斡開[7]牙關,漿水調下,灌之。

---

〔1〕剝　原作"搏"。據醫學大成本改。

〔2〕紙　原作"蒂"。文義不屬,據醫學大成本及上下文義改。

〔3〕滓(zǐ子)　此指羅過的粗末。

〔4〕二　醫學大成本作"三"。可參。

〔5〕支　排印本、石印本作"皮"。義長。

〔6〕炙　原作"灸"。文義不屬,據排印本及上下文義改。

〔7〕斡(wò握)開　撬開。

蔚金[1]散

蔚金　滑石　川芎各半兩

右爲細末，每服一二錢，量虛實加減，以薑汁調下，空心服之。

茶調散 亦一名二仙散

瓜蒂不以多少　好茶中停[2]

右爲細末，每服二錢，薑汁調下，空心用之。

獨聖散

瓜蒂不以多少

右爲細末，每服一錢或二錢，薑汁調下服之。脇痛加全蝎，頭痛加蔚金。

碧雲散　治小兒驚風有涎。

膽礬半兩　銅青一分　粉霜一錢　輕粉一分

右研爲細末，每服一字[3]，薄荷湯調下用之。如中風，用漿水調服。

常山散

常山二兩　甘草二兩半

右爲細末，水煎，空心服之。

青黛散

豬牙皂角二個　玄胡索一個　青黛少許

右爲細末，鼻内灌之，其涎自出。

汗劑

防風通聖散

防風　川芎　當歸　芍藥　大黃　薄荷　麻黃去根不去節

---

〔1〕蔚金　即鬱金。蔚，通"鬱"。
〔2〕中停　等量。
〔3〕一字　四分之一錢匕。字，古代重量單位，古錢鑄有四字，一個字所盛載之藥量稱一字。

連翹 芒硝已上各半兩 石膏 黃芩 桔梗已上各二兩

　滑石三錢 甘草二兩 荆芥 白术 山梔子已上各一兩

　右爲粗末，每服五、七錢。水一大盞，生薑三片，煎至七分，去滓熱服。如涎嗽，加半夏五錢，生薑製過。

雙解散

通聖散與益元散相合，中停，水一鍾，生薑、豆豉、葱白同煎。

浮萍散　治癩風。

浮萍一兩 荆芥 川芎 甘草 麻黃去根，已上各一兩。或加當歸、芍藥

　右爲粗末，每服一兩。水二盞煎至七分，去滓溫服。汗出則愈。

升麻湯

升麻去土[1] 葛根 芍藥 甘草炒，已上各一兩

　右爲粗末，每服三錢。水一盞半，煎至七分，去滓，溫服，不拘時候。

麻黃湯

麻黃一兩，去根 官桂七錢 甘草三錢半[2]，炙 杏仁二十二個，去皮尖，麩炒黃色用

　右爲粗末，每服三錢。水一鍾煎至七分，去滓溫服，汗出自解。

桂枝湯

桂枝一兩 茯苓半兩 芍藥一兩 甘草七錢

　右爲粗末，每服三錢。水一盞，生薑、棗一同煎，溫服。

下劑

導水丸

大黃二兩 黃芩二兩 滑石四兩 黑牽牛四兩，另取頭末[3]

---

〔1〕土　原作“七”。文義不屬，據日本本、四庫本、石印本及醫學大成本改。

〔2〕半　原作“干”。文義不屬，據排印本及麻黃湯方義改。

〔3〕頭末　第一遍羅出的細末。

加甘遂一兩，去濕熱腰痛，泄水濕腫滿。久病則加。

加白芥子一兩，去遍身走注疼痛。

加朴硝一兩，退熱散腫毒，止痛。久毒宜加。

加郁李仁一兩，散結滯，通關節，潤腸胃，行滯氣，通血脈。

加樟柳根一兩，去腰腿沉重。

右爲細末，滴水丸梧桐子大，每服五十丸，或加至百丸，臨卧溫水下。

禹功散

黑牽牛頭末四兩　茴香一兩，炒，或加木香一兩

右爲細末，以生薑自然汁調一二錢，臨卧服。

通經散

陳皮去白　當歸各一兩　甘遂以麵包，不令透水，煮百餘沸[1]；取出，用冷水浸過，去麵，焙乾

右爲細末，每服三錢，溫湯調下，臨卧服。

神祐丸

甘遂依前製用　大戟醋浸煮，焙乾用[2]　芫花醋浸煮，各半兩　黑牽牛一兩　大黃一兩

右爲細末，滴水丸小豆大，每服五七十丸，臨卧溫水下。

琥珀丸

右爲前神祐丸加琥珀一兩是也。

益胃散

甘遂依前製過用

右爲細末，每服三錢，以獖猪[3]腰子，細批破，以鹽椒等物淹透爛，切。摻藥在内，以荷葉裹，燒熟，溫淡酒調服。

大承氣湯

大黃半兩　厚朴一兩　枳實一枚，麵炒　芒硝半兩

---

〔1〕沸　原脱。據石印本、醫學大成本及上下文義補。

〔2〕醋浸煮，焙乾用　原作“焙浸煮，醋乾用”。義澀難通，據醫學大成本及上下文義改。

〔3〕獖（fén汾）猪　閹過的猪。

右爲粗末，每服三五錢。水一盞煎至七分，去滓服，以意[1]加減。

小承氣湯

大黃　厚朴已上各一兩　枳實一枚

右爲粗末，同前煎服。

調胃承氣湯

大黃　甘草炙　朴硝已上各半兩

右爲粗末，每服五七錢。水一盞煎三五沸，去滓温服，食後。

桃仁承氣湯

桃仁一十二個，去皮尖　官桂　甘草　芒硝已上各半兩

右剉如麻豆大，每服三五錢。水一大盞煎至七分，去滓温服。

玉井散

瓜蔞根二兩　甘遂一兩，製用

右爲細末，以麝香湯調下三錢，臨卧服。

水煮桃紅丸

黑牽牛頭末半兩　瓜蒂末二錢　雄黃一錢，水飛過用之　乾胭脂少許

右以黃酒[2]調麵爲丸，以水煮，令浮熟[3]，取出，冷水拔過，麝香湯水下。

無憂散

黃耆[4]　木通　桑白皮　陳皮已上各一兩　胡椒　白术　木香各半兩　牽牛頭末四兩

右爲細末，每服三五錢。以生薑自然汁調下，食後。

泄水丸又方：藏用丸一料[5]，加芒硝半兩，商陸半兩，爲末，水丸，依前服之

大戟　芫花　甘遂　海帶　海藻　郁李仁　續隨子已上各半

---

〔1〕以意　隨意。

〔2〕酒　原作“水”。文義不屬，據醫學大成本及上下文義改。

〔3〕浮熟　熟透而浮出水面。

〔4〕耆　原作“蓍”。文義不屬，據排印本及上下文義改。

〔5〕一料　即一份。

兩　樟柳根一兩

右爲細末,水煮棗肉爲丸,如小豆大,每服五七十丸,水下。

牛黄通膈丸

黑牽牛　大黄　木通已上各半兩,各另取末

右爲細末,水丸,如黍粒大。量兒大小,三五十丸或百丸,水下。

四生丸一名潤腸丸

黑牽牛　大黄　朴硝　皂角去皮弦,蜜炙。已上各等分

右爲細末,水丸,如梧桐子大,每服七八十丸,食後,温水下。

內托散

大黄　牡礪已上各半兩　甘草三錢　瓜蔞二個

右爲末,水一大盞,煎三五沸,去滓,露冷服。

藏用丸

大黄　黄芩已上各二兩　滑石　黑牽牛各四兩

右爲末,水丸,桐子大,每服五七十丸。食後,温水下。

神芎丸

藏用丸一料,內加黄連、薄荷、川芎各半兩,水丸,桐子大,水下。

進食丸

牽牛一兩　巴豆三個,去油、心、膜

右爲末,水丸,每服二三十丸,食後,隨所傷物送下。

牛黄白术丸　治腰脚濕。

黑牽牛末　大黄已上各二兩　白术一兩

右爲末,滴水丸,桐子大,每服三十丸,食前,生薑湯下。要利,加至百丸。

玉燭散

以四物湯、承氣湯、朴硝各等分,水煎去滓,食前服之。

三和湯

以四物湯、凉膈散、當歸各中停,水煎服。

丁香化癖散　治小兒脾[1]。

白丁香　密陀僧　舶上硫黃[2]已上各一錢　硇砂半錢　輕粉少許

右研細末，每兒一歲服半錢。男病女乳調，女病男乳調[3]。後用通膈泄。

抵當湯

水蛭十個　䖟[4]蟲十個，去翅、足，熬　大黃一兩　桃仁七枚，去皮尖，搥

右剉如麻豆，作一服，水二盞煎至七分，去滓溫服。

抵當丸

䖟[4]蟲五個　桃仁六枚　大黃三分　水蛭五個

右爲細末，只作一丸，水一大盞，煮一丸，至七分，頓服之。

十棗湯

紫芫花醋浸煮　大戟　甘遂製，已上各等分

右爲末，每服半錢，水一盞，棗十枚，同煎，取半盞服。

除濕丹

檳榔　甘遂　威靈仙　赤芍藥　澤瀉　葶藶已上各二兩　乳香另研　沒藥另研，已上各一兩　黑牽牛末半兩　大戟三[5]兩，炒　陳皮四兩，去白

右爲細末，麵糊和丸，如桐子大，每服三五十丸，水送下。

利膈丸

牽牛四兩，生　槐角子一兩，炒　木香一兩　青皮一兩　皂角去皮，酥炙　半夏洗，各二兩

右爲細末，生薑麵糊爲丸，桐子大，每服四五十丸，水

---

〔1〕脾　據上下文義，此下疑脫一"積"字。

〔2〕舶上硫黃　外國輸入的優質硫黃。舶，舶來品之意。舶來品，海船輸入之貨物。

〔3〕男病女乳調，女病男乳調　男孩生病，用女嬰母親的乳汁調藥；女孩生病，用男嬰母親的乳汁調藥。

〔4〕䖟　原作"盲"。文義不屬，據四庫本、石印本、醫學大成本及排印本改。

〔5〕三　醫學大成本作"二"。可參。

送下。

三一承氣湯

大黃　芒硝　厚朴去皮　枳實已上各五兩　甘草一兩

右剉如麻豆大，每服半兩。水一大盞，生薑三片，煎至六分，入硝。去滓熱服。

大陷胸湯

大黃一兩半　芒硝一兩八錢半　甘遂末一字

右為水一盞，煮大黃至八分，去滓，入硝，一沸；下甘遂末，溫服。

小陷胸湯

半夏湯洗，一錢五分　黃連一分　瓜蔞實一枚，用四分之一

右剉麻豆大，水二盞，先煮瓜蔞，至一盞半，下諸藥，取八分，去滓，溫服。未利，再服。

握宣丸

檳榔　肉桂　乾薑　附子　甘遂　良薑　韭子　巴豆已上各等分　入硫黃一錢

右為細末，軟米[1]和丸，桐子大，早晨先椒湯洗手，放溫揩干，用生油少許泥[2]手心，男左女右，磨令熱，握一丸，宣一二行。

風門

防風通聖散方在汗門中附
防風天麻散

防風　天麻　川芎　羌活　白芷　草烏頭　荊芥　當歸焙製　甘草　滑石　白附子已上各半兩

右為末，熱酒化，蜜少許，調藥半錢，加至一錢，少時覺藥行，微麻為度。如作丸，煉蜜和，彈子大，熱酒化下一丸或半丸。

---

〔1〕軟米　糯米飯。
〔2〕泥（nì 匿）　塗抹。

防風湯

防風　麻黃　獨活　秦艽去蘆　黃芩　石膏　當歸　白术已上各半兩

右爲粗末，入半夏片子，令攪勻，每服四錢。水二中盞，入生薑七片，煎至一盞，去滓，取清汁六分，入麝香少許，帶熱食後服。

祛風丸

川烏炮，去皮臍　草烏炮　天南星　半夏薑製　蒸豆粉　甘草　川芎　殭[1]蠶　藿香　苓苓香[2]　地龍去上　蝎梢炒，已上各一兩　川薑半兩

右爲細末，藥末一兩，用蒸豆粉一兩，以白麵二兩，滴水和丸，如桐子大，陰乾。細嚼，茶清下三五丸至五七丸，食後。初服三丸，以漸加之。

排風湯

當歸去蘆　杏仁去皮尖，麩炒　防風去蘆　白蘚皮　白术　芍藥　官桂去粗皮　川芎　甘草炒，各三兩　獨活　麻黃去節　茯苓去皮，各三兩

右爲粗末，每用三錢。水一盞半，入生薑四片，同煎至八分，去滓，溫服，不拘時候。

小續命湯

麻黃去節　人參去蘆　黃芩　芍藥　川芎　甘草炙　杏仁湯泡，去皮尖，炒　防己　官桂去皮　防風去蘆，各一兩　附子半兩，去皮臍

右除附子、杏仁外，合搗爲粗末，後入二味攪勻，每服三錢。水一盞半，生薑五片，煎至一盞，去滓，少熱服，食後。

消風散

川芎　羌活去蘆　人參去蘆　白茯苓去皮　白殭[3]蠶炒　蟬殼同上，已上各一兩　陳皮去白　厚朴去粗皮，薑製，已上各一兩

---

〔1〕殭　原作"疆"。文義不屬，據四庫本、石印本、醫學大成本及排印本改。
〔2〕苓苓香　即零陵香，又名佩蘭。
〔3〕殭　原作"疆"。文義不屬，據四庫本及醫學大成本改。

右爲細末,每服二錢,茶清調下。

川芎散

川芎　荆芥　甘菊　薄荷　蟬殼　蔓精子[1]已上各二兩　甘草一兩,炙

右爲細末,茶、酒任下三二錢,食後服。

搜風丸一名人參半夏丸

人參　茯苓　南星已上各半兩　半夏　乾生薑　白礬生　凝水石已上各一兩　蛤粉二兩　薄荷半兩　藿香半兩[2]

右爲細末,與藏用丸末各中停,水丸,如豌豆大,每服三十丸,生薑湯送下。

當歸川芎散

當歸　川芎已上各半兩　甘草二兩　黃芩四兩　薄荷一兩　碯砂仁一分

右爲細末,溫水調下一二錢。

愈風餅子

川烏半兩,炮烈[3]　川芎　甘菊　白芷　防風　細辛　天麻　羌活　荆芥　薄荷　甘草炙,已上各一兩

右爲細末,水浸,蒸餅爲劑,捱[4]作餅子,每服三五餅子,細嚼,茶、酒送下,不計時候。

疏風丸

通聖散一料,加天麻、羌活、獨活、細辛、甘菊、首烏各半兩。

右爲細末,煉蜜和丸,彈子大,朱砂爲衣,每服一丸,細嚼,茶、酒下。

通頂散

石膏　川芎　瓜蒂已上各等分　藜蘆少許

---

〔1〕蔓精子　即蔓荆子。

〔2〕半兩　原脱。據醫學大成本及排印本補。

〔3〕烈　日本本、四庫本及石印本均作"裂";醫學大成本作"製"。可參。

〔4〕捱(zhāi 摘)　四庫本、醫學大成本作"捏"。可參。捱,用掌相擎。《篇海》:"捱,掌擎也。"

右爲細末，鼻内嗜[1]之。

胃風湯

人參去蘆　茯苓去皮　川芎　官桂　當歸　芍藥　白术

右件各等分爲末，每服三錢。水一盞，入陳粟米煎，空心服之。

香芎散

香附子炒　川[2]芎　石膏水飛　白芷　甘草　薄荷已上各一兩
川烏半兩，炒，去皮臍

右爲細末，每服二錢，溫酒、茶清調下，無時。

鐵彈丸

地龍去土　防風　白膠香[3]　没藥　木鱉去皮　草烏頭水浸，炮
白芷　五靈脂　當歸已上各一兩　細墨三錢　麝香另研　乳香另
研　升麻各二錢

右爲末，糯粥丸，彈子大，每服一丸，生薑酒下。

暑門瘧附

白虎湯

知母一兩半，去皮　甘草一兩　糯米一合　石膏四兩，亂紋者，另
爲末

右剉如麻豆大，粳米拌匀。另水一盞，煎至六分，去滓，溫服，
無時，日三四服。或眩嘔者，加半夏半兩，薑汁製過用之。

桂苓甘露散

官桂半兩　人參　藿香已上各半兩　茯苓　白术　甘草　葛根
澤瀉　石膏　寒水石已上各一兩　滑石二兩　木香一分

右爲細末，每服三錢，白湯[4]點下，新水或生薑湯亦可用[5]之。

---

〔1〕嗜　同"齅"。以鼻就臭。此指引藥入鼻，以加強氣味刺激。

〔2〕川　原作"貫"。文義不屬，據醫學大成本改。

〔3〕白膠香　即楓香脂，又名雲香。

〔4〕白湯　白開水。

〔5〕可用　原作"用可"。據排印本及上下文義乙正。

化痰玉壺丸

南星　半夏並生用　天麻已上各半兩　白麵三兩

右爲細末,滴水丸,如桐子大,每服三十丸。用水一大盞,先煎令沸,下藥,煮。候浮即熟[1],漉出放溫。別用生薑湯下,不拘時服。

益元散

滑石六兩　甘草一兩

右爲細末,每服三錢,蜜調,新水送下。

玉露散　治暑。

寒水石　滑石　石膏　瓜蔞根已上各四兩　甘草一[2]兩

右爲細末,每服五錢,新水調下。

石膏散

石膏一兩　人參去蘆　甘草灸,各半兩

右爲細末,新水、蜜水調三錢,生薑湯亦可。

辰砂丹　治瘧。

信[3]一錢　雄黑豆六十個或二兩重

右爲細末,朱砂爲衣,端午日合,不令雞、犬、婦人見。每服一丸,無根水[4]下。

溫脾丸

信一錢　甘草二錢　紫河車三錢　豆粉四兩

右爲末,滴水丸,每服半錢,作十丸,臨臥,無根水下。

溫脾散

紫河車　菉豆已上各一兩　甘草半兩　砒一錢,另研

右爲細末,後入砒,研勻。每服半錢,新水一[5]盞調下。如是隔日發,直待臨睡服藥;如頻日發,只夜深服。忌葷酒魚兔等。

---

〔1〕熟　原作“熱”。據日本本、石印本、醫學大成本及上下文義改。

〔2〕一　四庫本及醫學大成本俱作“二”。可參。

〔3〕信　信石之簡稱,即砒霜。

〔4〕無根水　剛取出而未放入器皿的水。

〔5〕一　原脱。據醫學大成本及上下文義補。

濕門嗽附

五苓散

官桂　澤瀉　猪苓去黑皮　茯苓去皮　白术各半兩

右爲細末，每服二錢，熱湯或新水調下。

葶藶木香散

苦葶藶　茯苓去皮　猪苓去皮,已上各一分　木香半錢　澤瀉
木通　甘草各半兩　官桂一分　滑石三錢

右爲細末，每服三錢，生薑湯調下，食前服。

白术木香散

白术　猪苓　澤瀉　赤茯苓各半兩　木香　檳榔各三錢　陳
皮二[1]兩,去白　官桂一錢　滑石三兩

右爲細末，每服五錢。水一盞，生薑三片，同煎至六分，溫服，
食後。

大橘皮湯

橘皮一兩半　木香一分　滑石六兩　檳榔三錢　茯苓一兩　猪
苓去黑皮　澤瀉　白术　官桂已上各半兩　甘草二錢

右爲末，每服五錢。水一盞，生薑五片，煎至六分，去滓，溫
服，食後。

神助散

苦葶藶二兩,炒　黑牽牛三兩半,微炒,取頭末用之　澤瀉二兩
猪苓二兩,去皮　椒目半兩

右爲細末，每服葱白三莖、漿水一盞，煎至半盞，入酒半盞，
調藥三錢，絕早[2]面東服之。

桂苓白术丸

官桂　茯苓　半夏已上各一兩　白术　乾生薑一分　橘皮去白
澤瀉　黃連各半兩　黃柏二兩

右爲末，麵糊爲丸，如小豆大，每服三五十丸，薑湯，食後服之。

---

〔1〕二　醫學大成本作“一”。可參。

〔2〕絕早　一大早。

桂苓白术散

官桂　茯苓　白术已上各半兩　甘草　澤瀉　石膏　寒水石已上各一兩　滑石二兩

右爲細末，熱湯調三錢，新水、生薑湯亦可。食後服。

白术調中湯

白术　茯苓　橘皮去白　澤瀉已上各半兩　甘草一兩　乾薑炒官桂　硇砂仁　藿香已上各一分

右爲末，白湯化，蜜少許，調下二錢，無時。煉蜜，每兩作十丸，名曰白术調中丸。

寧神散　治嗽。

御米殼二兩，蜜炙　人參　苦葶藶[1]已上各一兩

右爲末，入烏梅同煎三五沸，去滓，稍熱服，食後。

寧肺散

御米蜜炒，去穰[2]　甘草　乾薑　當歸　白礬　陳皮已上各一兩

右爲末，煎薑汁，調三錢。

人參補肺散

人參　麻黄去節　白术　防己　防風各等分　桑白皮倍加

右剉，咬咀[3]，以漿水一碗，煎至半。去滓，温服，每用半兩，各稱過。

白术湯

白术　甘草　當歸　陳皮　桔梗　枳殼各等分

右爲粗末，水煎，去滓，温服三五錢。

薏苡仁湯

桔梗一兩　甘草二兩　薏苡仁三兩

右剉如麻豆大，每服五錢，水煎，入糯米爲引，米軟爲度，食後服之。

----

〔1〕苦葶藶　原作“葶苦藶”。據排印本及上下文義改。

〔2〕穰（ráng 攘）　四庫本作“瓤”，義長。穰，同“瓤”，皮殼裏包着的部分。

〔3〕咬咀　將中藥切碎的加工方法。

益黄散

治小兒痢。

陳皮一兩　青皮　柯子肉　甘草已上各半兩　丁香二錢

右爲細末，每服二錢，水煎，食前服之。

香連丸

木香　柯子肉麵炒　黃連炒，已上各半兩　龍骨二錢

右爲細末，飯丸，如黍米大，每服二十丸，米飲湯下。

火門

凉膈散

大黃一兩　連翹四兩　甘草　黃芩[1]　薄荷　朴硝　山栀已上
各一兩

右粗末，每服三五錢。水一盞，入蜜、竹葉，煎三五沸，去滓，
溫服，無時。

黃連解毒湯

黃連　黃蘗　黃芩　大栀子已上各等分

右剉爲麻豆大，每服五錢。水二盞，煎至八分，去滓，溫服之。

瀉心湯

大黃　甘草炙　當歸　芍藥　麻黃　荊芥已上各一兩半　白术
二錢半

右爲細末，每服二錢。水一盞，生薑、薄荷少許，同煎至七分，
去滓，溫服。

八正散

大黃　瞿麥　木通　蒻蓄　車前子　甘草　山栀子已上各一
兩　滑石二兩

加木香一兩尤佳。

右爲粗末，每服三五錢。水一盞，入燈心，煎至七分，去滓，

---

〔1〕芩　原作"苓"。文義不屬，據日本本、四庫本、石印本及醫學大成本改。

温服。

調胃散

治傷寒吐逆,四肢厥冷。

水銀　舶上硫黃各半兩

右二味,先研硫黃極細,次入水銀,同研至深黑,每服一錢,病重者二錢,温米飲調服,不拘時。

三黃丸

大黃　黃芩　黃柏已上各等分

右爲末,水丸,每服三十丸,水下。

又方:去黃芩,用黃連。

芍藥蘗皮丸

芍藥白者　黃柏去皮,各一兩　當歸　黃連各半兩

右爲末,水丸,桐子大,每服三十丸,水下,食前。

大金花丸

黃連　黃蘗　黃芩　大黃各等分

右爲末,水丸,新水下三十。加梔子,減大黃,名梔子金花丸。

清凉飲子

大黃蒸　赤芍藥　當歸　甘草炒,已上各等分

右爲末,每服一二錢。水一盞,煎至七分,去滓,温服,食後,以意加減。

黃連清心湯

凉膈散加黃連半兩是也。

犀角散

黃連　大黃　芍藥　犀角　甘草各等分

右爲粗末,每服五錢。水一盞,煎至七分,去滓,無時,温服之。

黃連木通丸

治心經畜熱,夏至則甚。

黃連二兩　木通半兩

右爲末,生薑汁打麵糊和丸,每服三十丸,食後,燈心湯下,日三服。

燥門

神功丸

大黃麪裹蒸　柯子皮　麻子仁另搗　人參去蘆,已上各一兩

右爲細末,入麻子仁,搗,研匀,煉蜜丸,如桐子大,每服二十丸,溫水下,或酒、米飲下,食後。臨臥,如大便不通,加服。

脾約丸

麻仁一兩二錢半　枳實麩炒　厚朴去粗皮　芍藥已上各二兩　大黃四兩,蒸　杏仁去皮尖,炒黃,一兩二錢

右爲細末,煉蜜爲丸,桐子大,每服二十丸,臨臥,溫水送下。

麻仁丸

郁李仁去皮,另搗　火麻子仁另搗,二味各二兩　大黃二兩,半生半熟[1]　檳榔半兩　乾山藥　防風去蘆　枳殼炒,去穰,各七錢半　羌活　木香各五錢半

右爲細末,入另搗者,三味攪匀,煉蜜丸,如桐子大,每服二十丸至三十丸,溫水下,食後。牽牛、滑石[2]。

潤體丸

郁李仁　大黃　桂心　黑牽牛　當歸　黃藥并生用,各半兩。輕粉少許

右爲細末,滴水丸,如桐子大,每服三十丸至四十丸,溫水或生薑湯下。

寒門

薑附湯

乾薑二兩,另爲粗末　附子一兩,生用,去皮臍,細切

右二味,攪匀,每服三錢。水一盞半,煎至一盞,去滓,溫服,

---

〔1〕熟　四庫本作“蒸”。可參。

〔2〕滑石　四庫本此下有“亦少”二字。據上下文義,此下疑有脫文。

食前。

四逆湯

甘草三兩　乾薑半兩　附子半兩,生用,去皮臍,切作片子

右爲粗末,每服三、五錢。水一盞半,煎至一盞,去滓,溫服,無時。

二薑湯

良姜　乾薑炮,二味各三兩

右爲細末,酒煮糊爲丸,桐子大,每服三十丸,空心,米飲湯下。

术附湯

黑附子重一兩　白术一兩半　甘草七錢半,炙

右爲細末,每服三五錢。水一盞半,生薑五片,棗二枚,劈破,同煎至一盞,去滓,溫服,食後。

大己寒丸

附子炮,去皮臍　川烏頭炮,去皮臍,作豆大,再炒黃　乾薑炮製
良薑炒　官桂去粗皮　吳茱萸已上各一兩

右爲細末,醋糊爲丸,桐子大,每服五七十丸,米飲下,食前。

理中丸

人參去蘆　白术　乾薑　甘草炙　附子炮,去皮臍,已上各一兩

右爲細末,煉蜜爲丸,每兩作十丸,彈子大,每服一丸,以水一盞化破,煎至七分,稍熱,空心服之。

平胃散

厚朴薑製　陳皮二味各三兩　蒼术五兩,泔浸　甘草三兩,炒

右爲末,每服二錢。水一盞,生薑三片,棗二枚,煎至七分,去滓,食前,溫服。

養脾丸

乾薑炮　硇砂各二兩　茯苓去皮　人參去蘆　麥蘗炒,各一兩
白术半兩　甘草炒,一兩半

右爲細末,煉蜜爲丸,每兩作八丸,每服一丸,細嚼,生薑湯下。

兼治於内者

大柴胡湯

柴胡四兩　黃芩　赤芍藥各一兩半　半夏一兩二錢半　枳實二錢半　大黃一兩

右爲粗末，入半夏片子，每服三錢。水一盞半，入生薑五片，棗一枚，煎至一中盞，濾去滓，溫服，食後。

小柴胡湯

柴胡四兩，去蘆　黃芩　人參　半夏湯洗七次，切片　甘草已上各一兩半

右爲粗末，每服三錢。水一盞半，生薑五片，棗一枚，劈破，同煎至七分，去滓，溫服，不拘時候。

柴胡飲子

柴胡　人參　黃芩　甘草　大黃　當歸　芍藥已上各半兩

右爲粗末，每服三錢。水一盞，生薑三片，煎至七分，去滓，溫服。

防風當歸飲子

柴胡　人參　黃芩　防風　甘草　芍藥　大黃　當歸　滑石已上各一兩

右爲粗末，每服三五錢。生薑三片，水一盞，煎至七分，去滓，溫服，不拘時候。

白术湯

治孕婦痢、嘔、吐血。

白术　黃芩　當歸各等分

右爲末，每服二三錢，水煎，食前服。

兼治於外者

桂苓湯、麻黃湯、升麻湯，已上三方在前汗法中附。

五積散

蒼术二兩四錢　桔梗一兩四錢　枳殼麩炒　陳皮二味各六錢　白芷　川芎　當歸　甘草炙　官桂去粗皮　半夏湯浸　茯苓各三錢　麻黃一錢,去節　厚朴　乾薑各四錢

右除官桂、芷[1]、殼別爲末外,以慢火炒,令黃色,爲末,與官桂等攪勻,每服三錢。水一盞半,入生薑五片,葱白三寸,鹽豉七粒,同煎至七分,去滓,溫服,無時。

青衿散　治咽喉。

益元散加薄荷、青黛,生蜜丸,如彈子大,嚼化。

獨治於內者

陷胸湯

大黃二兩半　芒硝一兩八錢半　甘遂一字,另爲末

右以水三盞,先煮大黃,至一盞,去滓;下芒硝,令沸;次下甘遂末,放溫服之。

大黃丸

大黃　黑牽牛　枳殼　木通已上各一兩

右爲末,滴水爲丸,如桐子大,每服三十丸,食後,以生薑湯下。

備急丸

巴豆去皮油　大黃　乾薑炮,已上各一兩

右爲細末,煉蜜丸,桐子大,每服三丸,溫水下,不拘時服之。

枳殼丸

商枳殼一兩,麩炒　牽牛頭末四兩

右爲細末,水丸,如桐子大,每服三十丸,食前,溫酒或生薑湯下。

蓮殼散　治血崩。

椶[2]皮燒灰　蓮殼燒灰存性,二味各半兩　香附子三兩,炒

---

〔1〕芷　四庫本及醫學大成本俱作"枳"。義長。
〔2〕椶　原作"稷"。文義不屬,據四庫本及醫學大成本改。椶,同"棕"。

右爲末，米飲調下三四錢，食前。

木香檳榔丸

木香　檳榔　青皮　陳皮　廣茂[1]燒　黃連麩炒，已上各一兩
黃柏[2]大黃各三兩　香附子炒　牽牛各四兩

右爲細末，水丸，如小豆大，每服三十丸，食後，生薑湯送下。

導飲丸

青皮　陳皮　京三棱炮　廣茂炮　黃連　枳殼麩炒，已上各
一兩　大黃　黃蘗已上各三兩　香附子炒　黑牽牛已上各四兩

右爲細末，桐子大，用水丸。每服三五十丸，食後，生薑湯下。

五香連翹散

丁香　青木香　沉香　熏陸香[3]　麝香　木通　連翹　桑寄
生　獨活　升麻　大黃已上各等分

右爲粗末，以竹瀝煎五七錢。未利，加大黃。去滓，稍熱，以
利爲度。

四物湯

川芎　當歸　熟地黃　芍藥已上各等分

右爲粗末，每服三四錢。水一盞，煎三五沸，去滓，溫，空心。
加草龍膽、防己，名一醉散，治目暴發；加蒲黃，治娠婦漏血。

當歸散　治血崩

當歸一兩　龍骨二兩，炒赤　香附子三錢，炒　椶毛灰五錢

右爲末，米飲調三四錢，空心服。

又一方：當歸、白芍藥、香附炒，各等分爲末，米飲湯調下，食
前服。

又**當歸散**　行經。

當歸　杜蒺藜各等分

右爲末，米飲湯調服，食前。

---

〔1〕廣茂　即莪朮。
〔2〕黃柏　原作"黃連"。與上藥重，據四庫本及上下文改。
〔3〕熏陸香　即乳香。

葛根散 解酒毒。

甘草　乾葛花　葛根　硇砂仁　貫衆各等分

右爲粗末，水煎三五錢，去滓服之。

定志丸

柏子仁　人參　茯苓　遠志去心　茯神　酸棗仁

右爲末，酒糊丸，小豆大，每服五七十丸，生薑湯下。

檳榔丸

檳榔一錢半　陳皮一兩　木香二[1]錢半　牽牛半兩

右爲末，醋糊丸，桐子大，每服三十丸，生薑湯下。

小檳榔丸

枳殼　陳皮　牽牛已上各等分

右爲細末，水丸，食後，生薑湯下三四十丸。

瞿麥散 治酒積。

甘遂半兩，製　瞿麥　葛根　麥蘗已上各一兩

右爲末，每服二錢，酒調服。

治氣積方

香附子爲末，生薑湯調下三二錢。

獨治於外者

青金散

芒硝半錢　青黛半錢　乳香　没藥各少許

右爲細末，鼻内㗜之。

拔毒散

寒水石不以多少，燒令赤

右研爲末，以新水調，雞翎掃痛處。

水澄膏

雄黄水飛，三錢　黄連半兩　蔚金二錢　黄柏半兩　大黄半兩

---

〔1〕二　醫學大成本作“三”。可參。

黄丹半兩　水飛

右爲細末，量所腫處用藥多少。新汲水半盞，炒藥在内，須臾藥沉，慢去其澄者，水盡。然後用槐柳枝攪藥數百餘轉，如麵糊相似勻，以小紙花子攤藥塗腫處，更以雞翎撩涼水不住掃之。

魚膽丸

草龍膽　青鹽　腦子[1]已上各半兩　黄連一兩，去鬚。　硇砂南硼砂　麝香　鯉魚膽已上各二錢

右除草龍膽、鯉魚膽外，同爲細末。先將草龍膽同微研破，以河水三升，浸，春秋二宿，夏一宿，冬三宿。將浸者痛揉[2]極爛，用絹袋濾去滓，於石器内慢火熬成膏子。點於水内不散，用指頭捏[3]開有絲，乃膏子成。然後入魚膽拌勻，將膏和上藥件[4]末作劑，丸如粟米，徐徐點可視之。

金絲膏

黄丹　代赭石　玄精石已上各半兩　爐甘石一兩，燒　腦子半錢黄連　蕤仁去皮油，二味各三錢　白丁香　南硼砂二味各一錢。

右除硼砂、腦子外，同爲細末。以河水一升，白砂蜜三兩，同熬三、五沸，然後入藥末，再熬至半茶盞以上，用綿子濾過，去滓，次入硼砂、腦子[5]，攪勻定，磁器内放，徐徐點眼，大有神效。

生肌散

黄連三錢　密陀僧半兩　乾胭脂二錢　雄黄一錢　菉豆粉二錢輕粉一錢

右爲細末，以溫漿水洗過，用無垢軟帛搵[6]净，藥貼之，大有效矣。

---

〔1〕腦子　即冰片。
〔2〕痛揉　痛，原作“病”。文義不屬，據四庫本改。痛揉，用力揉搓。
〔3〕捏　原作“揑”。文義不屬，據四庫本及醫學大成本改。
〔4〕藥件　四庫本作“件藥”。義長。
〔5〕子　原作“末”。據上下文義改。
〔6〕搵（wèn 問）　擦拭。

赴筵散

五倍子　密陀僧已上各等分

右爲細末，先入漿水漱過，乾貼。

麝香玉綫子

豆粉半兩　信一錢　枯白礬一錢半

右三件同研，入麝香半錢，再研爲細术，滴水和於手背上，撚作綫。如用時，先以漿水漱[1]了口，用毛翎了縫中净，臨卧乾貼，或爲綫子，住[2]於縫中。

化癭丹[3]　治贅。

海帶　海藻　海蛤　昆布已上四味皆焙　澤瀉炒　連翹已上並各等分　猪靨[4]　羊靨各十枚

右爲細末，蜜丸，如雞頭大，臨卧嚼化一二丸。

通氣丸同上所治

海藻　海帶　昆布　木通　甘草已上各一兩　訶子　薄荷已上各半兩　杏仁少許，煮，浸，去皮尖用之

右爲細末，煉蜜和丸，每夜嚼化一丸，忌油膩物。

又方

海藻　海帶　昆布　澤瀉　木通　猪靨　羊靨各五枚　海蛤　連翹

右爲細末，研靨爲丸，如雞頭大，每服一丸，臨卧嚼化下，效。

消毒散　治喉腫。

當歸　荊芥　甘草各等分

右爲末，水煎三五錢，去滓，熱漱[5]之。

煮肝散

治雀目。

---

〔1〕漱　原作"嗽"。據排印本及上下文例改。

〔2〕住　放置。

〔3〕化癭丹　四庫本作"人參化癭丹"。可參。

〔4〕靨（yè 業）　此指會咽部組織。

〔5〕漱　原作"嗽"。據排印本改。

青蛤粉　夜明砂　穀精草各等分

右爲細末，每服五、七錢，猪肝内煮熟，細嚼，茶清下。

枯瘤方

硇砂　粉霜　雄黃已上各二錢　輕粉　沒藥　乳香已上各一錢
土黃三錢　麝香少許

右爲細末，以津調，塗瘤頂，外邊歇一韮葉，先花紙貼之，上
以小黃膏貼之。

小黃膏

黃柏　黃芩　大黃已上各等分

右爲細末，以水調爲糊，比前藥大一遭，三日一易，至八九上
不取，直候可取。

刀箭藥[1]

石灰一斤，陳年者　龍骨四兩　刺薊一小束

右爲末，杵作泥，爲餅子，或爲散貼，端午日合。

木香檳榔散

木香　檳榔　黃連　乳香　輕粉　密陀僧已上各等分

右爲細末，乾摻之，先以口噙，漿水洗之。

又方：加黃柏，麝香。

陽起石散

陽起石燒

右研末，新水調塗腫處。

鉛白霜[2]散

鉛白霜　乾胭脂　寒水石已上各等分　腦子　輕粉各少許

右爲末，摻之。

雄黃散

雄黃　乳香　沒藥　麝香少許

右爲末，量瘡大小乾貼。

---

〔1〕刀箭藥　原作“剪刀藥”。據醫學大成本及排印本改。
〔2〕鉛白霜　即鉛霜。爲鉛與水銀合煉而成的粉末。

化斑湯

紫草　升麻　甘草炙,各半兩

右剉麻豆大,水一盞,糯米二十粒,煎至一盞,去滓,溫服。

調治

無比山藥丸

乾山藥二兩　肉蓯蓉四兩,剉,酒浸,焙　五味子六兩　揀凈　菟絲子三兩,酒浸　杜仲三兩,去粗皮,炒　牛膝一兩,酒浸

澤瀉一兩　熟地黃乾,一兩　山茱萸一兩　茯苓去皮,一兩　巴戟一兩,去心　赤石脂一兩

右爲細末,煉蜜和丸,桐子大,每服二三十丸,食前,溫酒下,米飲亦可。

當歸丸

當歸　香附子炒　杜蒺藜　芍藥各等分

右爲末,酒糊爲丸,如小豆大,每服三五十丸,米飲送下。

香薷湯

香薷五錢,去土　厚朴五錢,薑製　白扁豆二錢半,生炒

右爲末,每服三錢,水一盞,入酒煎,去滓,溫服。

石葦散

石葦去毛　木通各二兩[1]　當歸　甘草　王不留行已上各一兩滑石　白术　瞿麥　葵子　芍藥已上各三兩

右爲細末,每服二錢,煎小麥湯調下。

妙功丸

京三稜一兩,炮　川烏四錢,生,去皮　大黃一兩

已上同爲細末,好醋半升,熬膏,不破,積水丸。

積水丸[2]

---

〔1〕各二兩　四庫本作"各分二兩";石印本作"各一兩"。可參。
〔2〕積水丸　原脫,據上下文義補。

神麯　麥蘖已上各一兩　乾薑二錢,炒裂用　巴豆兩個,去皮油心
半夏半兩　茴香一兩,炒香　官桂　牽牛三兩,揀净。

右爲細末,用膏[1]丸,小豆大,生薑湯下十丸、十五丸,温凉水
亦可。以意加減,以利爲度。

人參散

石膏　甘草已上各一兩　滑石四兩　寒水石二兩　人參半兩

右爲末,每服二錢,温水調下,食後。

茴香丸

茴香八兩,炒　川楝子炒　川烏炮,去皮　威靈仙洗,去土　防
風去蘆　陳皮已上各三兩　地龍一兩,去土,微炒　烏藥五兩　赤小豆
八兩

右爲末,酒糊爲丸,每服三五丸,茶、酒下。

七宣丸

大黃濕紙裹煨　枳實麵炒　木香　柴胡去蘆　柯子皮各五兩
桃仁六兩,炒,去皮尖　甘草四兩,炒

右爲末,煉蜜和丸,如桐子大,每服三十丸,酒下。

人參調中湯

沉香二兩　木香　白豆蔻一兩,用仁　甘草一分　腦子一錢
麝香半錢　人參半兩

右爲細末,每服半錢,用沸湯點服,或入生薑、鹽少許,食後服。

烏金散

當歸一兩　自然銅金色者,煅爲末,醋熬,一兩　烏金石鐵炭是也,
三兩　大黃一兩,童子小便浸用

右爲末,每服二錢,紅花酒半盞,童子小便半盞,同調下,食
前,日二服。

沉香降氣丸[2]

沉香　木香　礄砂仁　白豆蔻仁　青皮去白　陳皮去白　廣

---

〔1〕膏　此指上方熬成之膏。
〔2〕丸　原作“湯”。據醫學大成本、排印本及上下文改。

茂煨　枳實麸炒，已上各一兩　蘿白子另末，一兩　黑牽牛末，二兩
大黃二兩，炒

右爲末，生薑汁浸，蒸餅爲丸，如桐子大，每服三十丸，橘皮
湯下。

枳术丸

治氣不下降，胸膈滿悶。

枳實麸炒　白术各半兩

右爲細末，燒飯爲丸，如桐子大，每服五十丸，諸飲送下。

儒門事親 卷十三 劉河間先生三消論

戴人張子和 著

劉河間先生三消論因在前此書未傳於世，恐爲沉没，故刊而行之。

《易》言天地，自太虚[1]至黄泉[2]，有六位[3]。《内經》言人之身，自頭至足，亦有六位。今余又言人胸腹之間，自肺至腎，又有六位。人與天地，造化五行，同一爐鞴[4]，知彼則知此矣。故立天之氣，曰金與火；立地之氣，曰土與水；立人之氣，曰風與火。故金與[5]火合則熱而清，水土合則濕而寒，風火合則温而炎。人胸腹之間，亦猶是也。肺最在上，爲金主燥；心次之[6]，爲君火主熱；肝又次之，爲風木主温；膽又次之，爲相火主極熱；脾又次之，爲濕土主凉；腎又次之，黄泉[7]，爲寒水主寒。故心肺象天，脾腎象地，肝膽象人。不知此者，不可與論人之病矣。夫土爲萬物之本，水爲萬物之元，水土合德[8]，以陰居陰，同處乎下。以立地爲氣，萬物根於地，是故水土濕寒。若燥熱陽實，則地之氣不立，萬物之根索澤[9]，而枝葉枯矣。

---

〔1〕太虚 天空。《文選·孫興公遊天台賦》："太虚遼廓而無閡，運自然之妙有。"

〔2〕黄泉 地下深處。《左傳·隱公元年》："不及黄泉，無相見也。"

〔3〕六位 《易經》中將重卦六爻的位置稱爲六位。此指上、下、左、右、前、後六個方位。

〔4〕鞴(bài 敗) 原作"備"。文義不屬，據四庫本改。鞴，古代用作吹火的用具。

〔5〕與 《周氏醫學叢書·三消論》無。據上下文例，此字疑衍。

〔6〕心次之 原作"清心次"。據四庫本及上下文例改。

〔7〕黄泉 此喻腎。因位最下，類似黄泉。

〔8〕合德 協調共處。

〔9〕索澤 失去潤澤。索，盡、失去；澤，潤澤。

《五常政大論》曰：根於中者，命曰神機[1]。是爲動物根本在於中也。根本者，脾胃腎也。食入胃，則脾爲布化氣味，榮養五臟百骸。故酸入肝而養筋膜，苦入心而養血脈，甘入脾而養肌肉，辛入肺而養皮毛，鹹入腎而養骨髓。五氣亦然。故清養肺，熱養心，温養肝，濕養脾，寒養腎也。凡此五味五氣，太過則病，不及亦病，惟平則常安矣。故《六節藏象論》曰：五味入口，藏於腸胃。味有所藏，以養五氣，氣和而生，津液相成，神乃自生。是其理也。

又《太陰陽明論》云：脾病而四肢不用者，何也？岐伯曰：四肢皆禀氣於胃，而不得至經，必因於脾胃[2]，乃禀[3]也。今脾病不能爲胃行其津液，不得禀水穀氣。脾日以衰，脈道不利，筋骨肌肉，皆無氣以生，故不用焉。帝曰：脾不主時，何也？岐伯曰：脾者，土也。治中央，常以四時長四臟，各十八日寄治[4]，不得獨主於時也。脾臟者，常着[5]胃土之精也。土者，生萬物而法天地。故上下至頭足，不得獨主於時也。

帝曰：脾與胃以膜相連爾，而能行其津液，何也？岐伯曰：足太陰者，三陰也。其脈貫胃、屬脾、絡嗌，故太陰爲之行氣于三陰。足陽明者，表也。五臟六腑之海也，亦爲之行氣於三陽。臟腑各因其經而受氣，以益陽明，故爲胃行其津液。四肢不得禀水穀，氣日以衰，陰[6]道不利，筋骨肌肉，皆無氣以生，故不用焉。不用者，謂不能爲之運用也。由是觀之，則五臟六腑、四肢百骸，皆禀受於脾胃，行其津液，相與濡潤滋養矣。後之醫者，欲以燥熱之劑，以

---

〔1〕神機　此喻生命活動的内在機制。

〔2〕胃　醫學大成本、《周氏醫學叢書·三消論》及《素問·太陰陽明論》俱無。疑衍。

〔3〕禀　醫學大成本、《周氏醫學叢書·三消論》及《素問·太陰陽明論》此前俱有一"得"字。疑脱。

〔4〕各十八日寄治　四季中每一季的最後十八日爲脾寄旺的時間。

〔5〕着（zhuó 濁）　通"著"。此指貯藏。

〔6〕陰　《素問·太陰陽明論》作"脈"。義長。

養脾胃，滋土之氣，不亦舛[1]乎！況消渴之病者，本濕寒之陰氣極衰，燥熱之陽氣太甚，更服燥熱之藥，則脾胃之氣竭矣。叔世[2]不分五運六氣之虛實，而一概言熱爲實而虛爲寒。彼但知心火陽熱一氣之虛實，而非臟腑六氣之虛實也。蓋肺本清，虛則溫；心本熱，虛則寒；肝本溫，虛則清；脾本濕，虛則燥；腎本寒，虛則熱。假若胃冷爲虛者，乃胃中陰水寒氣實甚，而陽火熱氣衰虛也，非胃土濕氣之本衰。故當溫補胃中陽火之衰，退其陰水寒氣之甚。又如胃熱爲實者，乃胃中陽火實而陰水虛也，故當以寒藥瀉胃中之實火，而養其虛水。然此皆補瀉胃中虛熱，水火所乘之邪，非胃爲濕者之本。其餘例同法。夫補瀉脾胃濕土之水[3]氣者，潤其濕者是補濕，燥其濕者是瀉濕，土本濕故也。

　凡臟腑諸氣，不必腎水獨當寒，心火獨當熱，要知每臟每腑，諸氣和同，宣而平之可也。故余嘗謂五常之道[4]，陰中有陽，陽中有陰，孤陰不長，獨陽不成。但有一物皆備五行，遞相濟養，是謂和平；交互克伐，是謂衰興；變亂失常，患害由行。故水少火多，爲陽實陰虛而病熱也；水多火少，爲陰實陽虛而病寒也。其爲治者，瀉實補虛，以平爲期而已矣。故治消渴者，補腎水陰寒之虛，而瀉心火陽熱之實，除腸胃燥熱之甚，濟[5]身津液之衰。使道路散而不結，津液生而不枯，氣血利而不濇，則病日已矣。況消渴者，本因飲食服餌失宜，腸胃乾涸而氣液不得宣平；或耗亂精神，過違其度；或因大病，陰氣損而血液衰虛，陽氣悍而燥熱鬱甚之所成

---

〔1〕舛（chuǎn 喘）　原作“外”。文義不屬，據《周氏醫學叢書·三消論》改。舛，謬誤。

〔2〕叔世　後世。《漢書·刑法志》：“皆叔世也。”注：“師古曰，叔世，言晚時也。”

〔3〕水　《周氏醫學叢書·三消論》作“本”。可參。

〔4〕五常之道　五行正常變化的規律。

〔5〕濟　醫學大成本此下有一“人”字；《周氏醫學叢書·三消論》此下有一“一”字。可參。

也。故濟衆云：三消渴者，皆由久嗜醎物，恣食炙煿[1]，飲酒過度，亦有年少服金石丸散，積久石熱[2]結於胸中，下焦虛熱，血氣不能制石熱，燥甚於胃，故渴而引飲。若飲水多而小便多者，名曰消渴；若飲食多而不甚饑[3]，小便數而漸瘦者，名曰消中；若渴而飲水不絕，腿消瘦而小便有脂液者，名曰腎消。如此三消者，其燥熱一也，但有微甚耳。

余聞世之方，多一方而通治三消渴者，以其善消水穀而喜渴也。然叔世論消渴者，多不知本。其言消渴者，上實熱而下虛冷。上熱故煩渴多飲，下寒故小便多出。本因下部腎水虛而不能制其上焦心火，故上實熱而下虛冷。又曰：水數一[4]，爲物之本，五行之先。故腎水者，人之本，命之元，不可使之衰弱。根本不堅，則枝葉不茂；元氣不固，則形體不榮。消渴病者，下部腎水極冷，若更服寒藥，則元氣轉虛，而下部腎水轉衰，則上焦心火亢甚而難治也。但以暖藥[5]補養元氣，若下部腎水得實而勝退上焦火[6]，則自然渴止，小便如常而病愈也。若此之言，正與仲景相反，所以巧言似是，於理實違者也。非徒今日之誤，誤已久哉。

又如蔣氏《藥證病原》中論消渴、消中、消腎病曰：三焦五臟俱虛熱，惟有膀胱冷似冰。又曰：腰腎虛冷日增重。又曰：膀胱腎臟冷如泉。始言三焦五臟俱虛熱，惟有膀胱冷似冰。復言五[7]臟亦冷，且腎臟水[8]冷言爲虛，其餘熱者又皆言其虛。夫陰陽興衰，安

---

〔1〕炙煿（bó博）　煎、炒、炸、烤、爆一類的烹調方法。此指煎炒燥熱的食物。

〔2〕石熱　指久服金石丸散所致的内熱。

〔3〕饑　據上下文義，疑爲“渴”之誤。

〔4〕水數一　五行學説的五行相生關系中，水爲五行序列之首，故謂水數一。

〔5〕暖藥　指温補藥。

〔6〕火　《周氏醫學叢書·三消論》此上有一　“心”字。義長。

〔7〕五　《周氏醫學叢書·三消論》作“腎”。義長。

〔8〕水　《周氏醫學叢書·三消論》作“冰”。義長。

有此理？且其言自不相副，其失猶小。至於寒熱差殊，用藥相反，過莫大焉。

或又謂：腎與膀胱屬水，虛則不能制火。虛既不能制火，故小便多者，愈失之遠矣。彼謂水氣實者必能制火，虛則不能制火。故陽實陰虛，而熱燥其液，小便淋而常少；陰實陽虛，不能制水，小便利而常多。豈知消渴小便多者，非謂此也。何哉？蓋燥熱太甚，而三焦腸胃之腠理怫鬱結滯，緻密壅塞，而水液不能滲泄浸潤於外，榮養百骸。故腸胃之外燥熱太甚，雖復多飲於中，終不能浸潤於外，故渴不止。小便多出者，如[1]其多飲，不能滲泄於腸胃之外，故數溲也。

故余[2]盡言[3]《原病式》曰：皮膚之汗孔者，謂泄汗之孔竅也。一名氣門者，謂泄氣之門戶也；一名腠理者，謂氣液之隧道紋理也；一名鬼門者，謂幽冥之門也；一名玄府者，謂玄微之府也。然玄府者，無物不有。人之臟腑、皮毛、肌肉、筋膜、骨髓、爪牙，至於萬物，悉皆有之，乃出入升降、道路門戶也。故《經》曰：出入廢則神機化滅，升降息則氣立孤危。故非出入，則無以生長壯老已[4]；非升降，則無以生長化收藏。是知出入升降，無器不有。故知人之眼、耳、鼻、舌、身、意、神、識，能爲用者，皆由升降出入之通利也。有所閉塞，則不能用也。若目無所見，耳無所聞，鼻不聞香，舌不知味，筋痿骨痺，爪退齒腐，毛髮墮落，皮膚不仁，腸胃不能滲泄者，悉由熱氣怫鬱，玄府閉塞，而致津液血脈、榮衛清氣不能升降出入故也。各隨鬱結微甚而有病之大小焉。病在表則怫鬱，腠理閉密，陽氣不能散越，故燥而無汗，而氣液不能出矣。叔世不知其然，故見消渴數溲，妄言爲下部寒爾！豈知腸胃燥熱怫鬱使之然也。予之所以舉此，世爲消渴之證，乃腸胃之外燥熱，痞閉其滲泄之道路，水雖入腸胃之內，不能滲泄於外，故小便數出而

〔1〕如　《周氏醫學叢書・三消論》作“爲”。義長。
〔2〕余　原作“金”。文義不屬，據四庫本、石印本及《周氏醫學叢書・三消論》改。
〔3〕盡言　《周氏醫學叢書・三消論》作“著有”。義長。
〔4〕已　原脱。據《周氏醫學叢書・三消論》《素問・六微旨大論》及上下文義補。

復渴。此數句足以盡其理也。

　　試取《內經》凡言渴者，盡明之矣。有言心肺氣厥而渴者，有言肝[1]痹而渴者，有言脾熱而渴者，有言腎熱而渴者，有言胃與大腸熱結而渴者，有言腸[2]痹而渴者，有言小腸瘅[3]熱而渴者，有因病瘲而渴者，有因肥甘石藥而渴者，有因醉飽入房而渴者，有因遠行勞倦遇大熱而渴者，有因傷害胃氣而渴者，有因病[4]熱而渴者，有因病風而渴者。雖五臟之部分不同，而病之所遇各異，其歸燥熱一也。

　　所謂心肺氣厥而渴者，《厥論》曰：心移熱於肺，傳爲膈消。注曰：心熱入肺，久而傳化，內爲隔熱，消渴多飲也；所謂肝痹[5]而渴者，《痹論》曰：肝痹者，夜臥則驚，多飲，數小便；如[6]脾熱而渴者，《痿論》曰：脾氣熱，則胃乾而渴，肌肉不仁，發爲肉痿；所謂腎熱而渴者，《刺熱論》曰：腎熱病者，先腰痛胻酸，苦渴數飲，身熱。《熱論》曰：少陰脈貫腎，絡於肺，繫舌本，故口[7]燥舌乾而渴。叔世惟言腎虛不能制心火，爲上實熱而下虛冷，以熱藥溫補腎水，欲令勝退心火者，未明陰陽虛實之道也。夫腎水屬陰而本寒，虛則爲熱；心火屬陽而本熱，虛則爲寒。若腎水陰虛，則心火陽實，是謂陽實陰虛，而上下俱熱明矣。故《氣厥論》曰腎氣衰，陽氣獨勝。《宣明五氣論》曰：腎惡燥，由燥腎枯水涸。《臟氣法[8]時論》曰：腎苦燥，急食辛以潤之。夫寒物屬陰，能養水而瀉心；熱物屬陽，能養火而耗水。今腎水既不勝心火，則上下俱熱，奈何以熱藥養腎

〔1〕肝　原作“肺”。據四庫本、《周氏醫學叢書·三消論》及上下文義改。

〔2〕腸　原作“脾”。據《周氏醫學叢書·三消論》及上下文義改。

〔3〕瘅　《周氏醫學叢書·三消論》作“痹”。可參。

〔4〕病　原作“腎”。據《周氏醫學叢書·三消論》及上下文義改。

〔5〕痹　原作“脾”。文義不屬，據四庫本、石印本、《周氏醫學叢書·三消論》及上下文義改。

〔6〕如　《周氏醫學叢書·三消論》作“所謂”。義長。

〔7〕口　原作“曰”。文義不屬，據日本本、四庫本、石印本及《素問·熱論》改。

〔8〕法　原作“發”。文義不屬，據《周氏醫學叢書·三消論》及《素問·臟氣法時論》改。

水？欲令勝心火，豈不繆哉！

又如胃與大腸熱結而渴者，《陰陽別論》：二陽結爲之消。注曰：陽結，胃及大腸俱熱結也。腸胃藏[1]熱，善消水穀。又《氣厥論》曰：大腸移熱於胃，善食而瘦。《脈要精微論》曰：癉成爲消中，善食而瘦。如腸痹而渴者，數飲而不得中，氣喘而争，時發飧泄。夫數飲而不得中，其大便必不停留。然則消渴數飲而小便多者，止是三焦燥熱怫鬱，而氣衰也明矣！豈可以燥熱毒藥，助其强陽以伐衰陰乎！此真實實虛虛之罪也。夫消渴者，多變聾、盲、瘡、癬、痤、痱之類，皆腸胃燥熱怫鬱，水液不能浸潤於周身故也。或熱甚而膀胱怫鬱，不能滲泄，水液妄行而面上腫也；如小腸癉熱而渴者，《舉痛論》曰：熱氣留於小腸，腸中痛，癉熱、焦渴，則便堅不得出矣。注曰：熱滲津液而大[2]便堅矣。

如言病瘧而渴者，《瘧論》曰：陽實則外熱，陰虛則内熱。内外皆熱，則喘而渴，故欲飲冷也。然陽實陰虛而爲病熱，法當用寒藥養陰瀉陽，是謂瀉實補衰之道；如因肥甘石藥而渴者，《奇病論》曰：有口甘者，病名爲何？岐伯曰：此五氣之所溢也，病名脾癉。癉爲熱也，脾熱則四臟不禀，故五氣上溢也。先因脾熱，故曰脾癉。又《經》曰：五味入口，藏於胃，脾爲之行其精氣。津液在脾，故令人口甘也。此肥美之所發也。此人必數食甘美而多肥也。肥者令人内熱，甘者令人中滿，故其氣上溢，轉而爲消渴。《通評[3]虛實論》曰：消癉、仆擊、偏枯、痿厥、氣滿發逆，肥貴之人、膏粱之疾也。或言人惟胃氣爲本，脾胃合爲表裏，脾胃中州，當受温補以調飲食。今消渴者，脾胃極虛，益宜温補，若服寒藥，耗損脾胃，本氣虛乏而難治也。此言乃不明陰陽寒熱、虛實補瀉之道，故妄言而無畏也。豈知《腹中論》云：帝曰：夫子數言熱中、消中，不可服芳草石藥，石藥發癲，芳草發狂。注言：多飲數溲，謂之熱中；

[1]藏　《周氏醫學叢書·三消論》作"菀"。可參。
[2]大　原作"小"。文義不屬，據《周氏醫學叢書·三消淪》及上下文義改。
[3]評　原作"乎"。據《周氏醫學叢書·三消論》及《素問·通評虛實論》改。

多食[1]數溲，謂之消中。多喜曰癲，多怒曰狂。芳，美味也；石，謂英乳，乃發熱之藥也。《經》又曰：熱中、消中，皆富貴人也。今禁膏粱，是不合其心；禁芳草石藥，是病不愈。願聞其説。岐伯曰：芳草之味美，石藥之氣[2]悍，二者之氣，急疾堅勁，故非緩心和人，不可服此二者。帝曰：何以然？岐伯曰：夫熱氣慓悍，藥氣亦然。所謂飲一溲二者，當肺氣從水而出也，其水穀之海竭矣。凡見消渴，便用熱藥，誤人多矣。

故《内經》應言渴者皆如是，豈不昭晰[3]歟！然而猶有惑者。諸氣過極，反勝也者，是以人多誤也。如陽極反似陰者是也。若不明標本，認似爲是，始終乖矣。故凡見下部覺冷，兩膝如冰，此皆心火不降，狀類寒水，宜加寒藥，下之三五次，則火降水升，寒化自退。然而舉世皆同執迷，至如《易》《素》二書，棄如朽[4]壞，良可悲夫！故處其方，必明病之標本，達藥之所能，通氣之所宜，而無加害者，可以制其方也已。所謂標本者，先病而爲本，後病而爲標，此爲病之本末也。標本相傳，先當救其急也。又云：六氣爲本，三陰三陽爲標。蓋爲病，臟病最急也。又云：六氣爲胃之本。假若胃熱者，胃爲標，熱爲本也。處其方者，當除胃中之熱，是治其本也。故六氣乃以甚者爲邪，衰者爲正。法當瀉甚補衰，以平爲期。養正除邪，乃天地之道也，爲政之理、補賤之義也。

大凡治病，明知標本，按法治之，何必謀於衆。《陰陽別論》曰：謹熟陰陽，無與衆謀。《標本病傳論》：知標知本，萬舉萬當；不知標本，是謂妄行。《至真要大論》曰：知標知本，用之不殆；明知逆順，正行無問。不知是者，不足以言診，適足以亂經。故《大要》曰：粗工嘻嘻，以爲可知，言熱未已，寒病復起。同氣異形，迷

---

〔1〕食　原作“飲”。據四庫本、醫學大成本、《周氏醫學叢書‧三消論》及上下文義改。

〔2〕氣　原作“味”。文義不屬，據四庫本、《周氏醫學叢書‧三消論》及《素問‧腹中論》改。

〔3〕昭晰　明白、清楚。

〔4〕朽　原作“柘”。文義不屬，據石印本改。

診亂經，此之謂也。夫標本之道，要而博，小而大，可以言一而知百言標與本，易而弗損；察本與標，氣可令調。明知勝復，爲萬民式，天[1]之道畢矣。《天元紀大論》曰：至數極而道不惑。可謂明矣。所謂藥之功[2]能者，溫凉不同，寒熱相反，燥濕本異云云，前已言之矣，斯言氣也。至於味之功[2]能，如酸能收，甘能緩，辛能散，苦能堅，鹹能軟。酸屬木也，燥金主於散落而木反之。土濕主於緩而水勝之，故能然[3]也。若能燥濕而堅火者，苦也。《易》曰：燥萬物者，莫燥[4]乎火。凡物燥則堅也。甘能緩苦[5]急而散結，甘者上也。燥能急結，故緩則急散也。辛能散抑、散結、潤燥，辛者金也。金主散落，金生水故也。況抑結散則氣液宣行而津液生也。《臟氣法[6]時論》曰：腎苦燥，急食辛以潤之。開腠理，致津液，通氣也。鹹能軟堅，鹹者水也。水潤而柔，故勝火之堅矣。此五臟之味也。其爲五味之本者[7]，淡也。淡，胃土之味也。胃土者，地也。地爲萬物之本，胃爲一身之本。《天元紀大論》曰：在地爲化，化生五味。故五味之本淡也。以配胃上，淡能滲泄利竅。夫燥能急結，而甘能緩之。淡爲剛土，極能潤燥，緩其急結，令氣通行而致津液滲泄也。故消渴之人，其藥與食，皆宜淡劑。《至真要大論》曰：辛甘發散爲陽，酸苦湧泄爲陰；鹹味湧泄爲陰，淡味滲泄爲陽。六者或散或收，或緩或急，或燥或潤，或堅或軟，所以[8]利而行之，調其氣也。

　　《本草》云：藥有三品：上品爲君，主養命，小毒，以應天；中品

〔1〕天　原作“夭”。文義不屬，據四庫本、石印本、醫學大成本改，與《周氏醫學叢書•三消論》及《素問•至真要大論》合。
〔2〕功　原作“巧”。據《周氏醫學叢書•三消論》及上下文義改。
〔3〕然　《周氏醫學叢書•三消論》作“收”。義長。
〔4〕燥　《周氏醫學叢書•三消論》及《易經•説卦》俱作“熯”。義長。熯，以火烘乾。
〔5〕苦　《周氏醫學叢書•三消論》無。據上下文義，疑衍。
〔6〕法　原作“發”。據《周氏醫學叢書•三消論》及《素問•臟氣法時論》改。
〔7〕者　原作“也”。文義不屬，據《周氏醫學叢書•三消論》及上下文改。
〔8〕所以　《周氏醫學叢書•三消論》作“隨所”；《素問•至真要大論》作“以所”。可參。

爲臣,主養性,常毒,以應人;下品爲佐使,主治病,大毒,以應地。
不在三品者,氣毒之物也。凡此君臣佐使者,所以明藥之善惡也。
處方之道,主治病者爲君,佐君者爲臣,應臣之用者爲佐使。適其
病之所根,有君臣佐使、奇偶小大之制;明其歲政[1]、君臣、脈位,
而有逆順、反正主療之方。隨病所宜以施用,其治法多端,能備
所用者,良工也。寒者熱之,熱者寒之,温者清之,清者温之,結
者散之,散者收之,微者逆而制之,甚者從而去之,燥者潤之,濕
者燥之,堅者軟之,軟者堅之,急者緩之,客者除之,留者却[2]之,
勞者温之,逸者行之,驚者平之,衰者補之,甚者瀉之。吐之[3]下
之,摩之益[4]之,薄之劫之,開之發之,灸之制之,適足爲用。各
安其氣,必清必淨,而病氣衰去,臟腑和平,歸其所宗。此治之大
體也。《陰陽應象大論》曰:治不法天之紀,不明地之理,則災害
至矣。又《六節臟象論》曰:不知年之所加,氣之所[5]衰,不可以
爲功[6]也。

今集諸經驗方附於篇末。

神白散　治真陰素被損虛,多服金石等藥,或嗜炙煿鹹物,遂
成消渴。

桂府滑石六兩　甘草一兩,生用

右爲細末,每服三錢,温水調下。或大渴欲飲冷者,新汲水尤妙。

豬肚丸　治消渴、消中。

豬肚一枚　黃連五兩　栝蔞四兩　麥門冬四兩,去心　知母四
兩。如無,以茯苓代之

---

〔1〕歲政　五運六氣主時的政令。

〔2〕却　《周氏醫學叢書・三消論》及《素問・至真要大論》俱作“攻”。義長。

〔3〕之　原作“者”。文義不屬,據石印本、《周氏醫學叢書・三消論》、《素
問・至真要大論》及上下文例改。

〔4〕益　《周氏醫學叢書・三消論》及《素問・至真要大論》俱作“浴”。義長。

〔5〕所　《素問・六節藏象論》作“盛”。義長。

〔6〕功　《周氏醫學叢書・三消論》及《素問・六節藏象論》俱作“工”。義長。

右四味爲末，納猪肚中，綫縫，安置甑[1]中，蒸極爛熟，就熱於木臼中搗，可丸。如硬，少加蜜。丸如桐子大。每服三十丸，漸加至四五十丸，渴則服之。如無木臼[2]，於[3]沙盆中用木杵研亦可，以爛爲妙矣。

葛根丸　治消渴、消腎。

葛根三兩　栝蔞三兩　鉛丹二兩　附子一兩。重[4]者，炮，去皮臍用

右四味，搗，羅爲細末，煉蜜爲丸，如梧桐子大。每服十丸，日進三服。治日飲碩水[5]者。春夏去附子。

胡粉散　治大渴百方療不瘥者。亦治消腎。

鉛丹　胡粉各半兩　栝蔞一兩半　甘草二兩半，炙　澤瀉　石膏　赤石脂。白石脂各半兩

右八味，爲細末，水服方寸匕[6]，日二服。壯者一匕[7]半。一年病，一日愈；二年病，二日愈。渴甚者二服，腹痛者減之。如丸服亦妙。每服十丸，多則腹痛也。

三黃丸　主治男子、婦人五勞七傷，消渴，不生肌肉，婦人帶下，手足發寒熱者。

春三月：黄芩四兩　大黄二兩　黄連四兩

夏三月：黄芩六兩　大黄一兩　黄連一兩

秋三月：黄芩六兩　大黄二兩　黄連三[8]兩

冬三月：黄芩三兩　大黄五兩　黄連二兩

右三味，隨時加減，搗爲細末，煉蜜和丸，如大豆大。每服五

---

〔1〕甑（zèng 贈）　原作“甑”。文義不屬，據石印本、醫學大成本及《周氏醫學叢書·三消論》改。甑，蒸食炊具。

〔2〕臼　原作“白”。文義不屬，據四庫本、石印本、醫學大成本及上文改。

〔3〕於　原作“以”。據醫學大成本及上下文義改。

〔4〕重　原脱。據《周氏醫學叢書·三消論》補。

〔5〕碩水　指大量的水。碩，大。

〔6〕方寸匕　匕，原作“七”。文義不屬，據四庫本及《周氏醫學叢書·三消論》改。方寸匕，古代盛藥量器，相當於藥匙。

〔7〕匕　原作“七”。文義不屬，據四庫本及《周氏醫學叢書·三消論》改。

〔8〕三　醫學大成本及《周氏醫學叢書·三消論》作“二”。可參。

丸，日三服。不去者，加七丸，服一月病愈。嘗試有驗矣。

　　人參白术散　治胃膈癉熱，煩滿不欲食；或癉成爲消中，善食而瘦；或燥鬱甚而消渴，多飲而數小便；或熱病、或恣酒色、誤服熱藥者，致脾胃真陰血液損虚。肝心相搏，風熱燥甚，三焦腸胃燥熱怫鬱，而水液不能宣行，則周身不得潤濕，故瘦瘁黄黑而燥熱消渴。雖多飲而水液終不能浸潤於腸胃之外，渴不止而便注爲小便多也。叔世俗流，不明乎此，妄爲下焦虚冷，誤死多矣。又如周身風熱燥鬱，或爲目癉、癰[1]疽、瘡瘍，上爲喘嗽，下爲痿痺。或停積而濕熱内甚，不能傳化者，變水腫腹脹也。

　　凡多飲數溲爲消[2]渴；多食數溲爲消中；肌肉消瘦，小便有脂液者爲消腎。此世之所傳三消病也。雖無[3]所不載，以《内經》考[4]之，但燥熱之微甚者也。此藥兼療一切陽實陰虚，風熱燥鬱，頭目昏眩，風中偏枯，酒過積毒，一切腸胃澀滯壅塞，瘡癬痿痺，并傷寒雜病煩渴，氣液不得宣通，并宜服之。

人參　白术　當歸　芍藥　大黄　山梔子　澤瀉已上各半兩
連翹　瓜蔞根　乾葛　茯苓已上各一兩　官桂　木香　藿香各一分
寒水石二兩　甘草二[5]兩　石膏四兩　滑石　盆硝各半兩

　　右爲粗末，每服五錢。水一盞，生薑三片，同煎至半盞，絞汁。入蜜少許，温服。漸加十餘錢。無時，日三服。或得臟腑疏利亦不妨，取效更妙。後却常服之。或兼服消痞丸。似覺腸胃結滯，或濕熱内甚自利者，去大黄、芒硝。

　　人參散　治身熱頭痛，或積熱黄瘦，或發熱惡寒，畜熱寒戰，或膈痰嘔吐，煩熱煩渴，或燥濕瀉痢，或目疾口瘡，或咽喉腫痛，或風[6]

---

〔1〕癰　原作“癰”。文義不屬，據石印本及醫學大成本改。
〔2〕消　原脱。據四庫本、《周氏醫學叢書·三消論》及上下文義補。
〔3〕無　《周氏醫學叢書·三消論》作“古”。義長。
〔4〕考　原作“者”。文義不屬，據四庫本、石印本、醫學大成本及《周氏醫學叢書·三消論》改。
〔5〕二　四庫本作“三”。可參。
〔6〕風　四庫本此上有“中”字；《周氏醫學叢書·三消論》此下有“火”字。可參。

昏眩，或蒸熱虛汗，肺痿勞嗽，一切邪熱變化，真陰損虛，并宜服之。

石膏一兩　寒水石二兩　滑石四兩　甘草二兩　人參半兩

右爲細末，每服二錢，溫水調下。或冷水亦得。

三消之論，劉河間之所作也。因麻徵君寓汴梁，暇日訪先生後裔或舉教醫學者，即其人矣。徵君親詣其家，求先生平昔所著遺書，乃出《三消論》《氣宜》《病機》三書未傳於世者。文[1]多不全，止取《三消論》。於卷首增寫六位、臟象二圖，其餘未遑潤色[2]，即付友人穆子昭。子昭乃河間門人穆大黃之後也，時覓官於京師，方且告困[3]，徵君欲因是而惠之[4]。由是余從子昭授得一本，后置兵火，遂失其傳。偶於鄉人霍司承君祥處復見其文，然傳寫甚誤，但依倣而録之，以待[5]後之學者詳爲刊正云。時甲辰年冬至日，錦[6]溪野老，書續方柏亭東，久亭寺僧悟大師傳經驗方。

治飲水百杯，尚猶未足，小便如油，或如杏色。服此藥三五日，小便大出，毒歸於下，十日永除根本。

此方令子和辨過，云是重劑，可用。悟公師親驗過矣。

水銀四錢　錫二錢，用水銀研成砂子　牡蠣一兩　密陀僧一兩知母一兩　紫花苦參一兩　貝母一兩　黃丹半兩　瓜蔞根半斤

右爲細末，男子用不生兒豬肚一個，内[7]藥；婦人用㹠豬肚一個，麻綫縫之，新瓦一合，繩繫一兩遭，米一升，更用瓜蔞根末半斤，却於新水煮熟，取出放冷，用砂盆内，研爛，就和爲丸，如豬肚丸法用之。

---

〔1〕文　原作“又”。據醫學大成本及《周氏醫學叢書・三消論》改。

〔2〕未遑潤色　來不及修改。

〔3〕困　原作“因”。文義不屬，據四庫本改。困，貧困。

〔4〕惠之　資助他。

〔5〕待　原作“符”。文義不屬，據四庫本及上下文義改。

〔6〕錦　四庫本作“綿”。可參。

〔7〕内　通“納”。

儒門事親 卷十四 治法心要

戴人張子和 著

扁鵲華佗察聲色定死生訣要

病人五臟已奪，神明不守，聲嘶者死。

病人循衣縫，譫語者，不可治。

病人陰陽俱絶，掣衣撮空，妄言者死。

病人妄語錯亂，及不能言者，不治；熱病者可治。

病人陰陽俱絶，失音不能言者，三日半死。

病人兩目眥有黄色起者，其病方愈。

病人面黄目青者，至期而死，重出在下文。

病人面黄目赤不死，赤如衃血者死。

病人面黄目白者，不死；白如枯骨者死。

病人面黄目黑者，不死；黑如炲^[1]死。

病人面黑目青者，不死。

病人面目俱黄者，不死。

病人面青目白者，死。

病人面黑目白者，不死。

病人面赤目青者，六日死。

病人面黄目青者，九日必死。是謂亂經^[2]。飲酒當風，邪入胃經，膽氣妄泄，目則爲青，雖天救亦不可生。

病人面赤目白者，十日死；憂、恚、思，心氣内索^[3]，面色反好

---

〔1〕炲　原作“苔”。文義不屬，據日本本、石印本及上下文義改。

〔2〕亂經　經氣散亂。

〔3〕内索　竭絶于内。索，盡，完結。

323

急棺槨[1]。

　　病人面白目黑者，死。此謂榮華已去，血脈空索[2]。

　　病人面黑目白，八日死。腎氣內傷，病因留損[3]。

　　病人面青目白者，五日死。

　　病人着牀，心痛短氣，脾氣內竭，後百日復愈；能起徬徨，因坐於地，其上倚牀能治此者也。

　　病人耳目鼻口，有黑色起于入口者，必死。

　　病人目無精光，若土色，不受飲食者，四日死。

　　病人目無[4]精光，及牙齒黑色者，不治。

　　病人耳目及觀頰赤者，死在五日中。

　　病人黑色，出于額上髮際，直鼻脊兩觀上者，亦死在五日中矣。

　　病人黑色出天中，下至上[5]觀上者死。

　　病人及健人黑色，若白色起，入目及鼻口者，死在三日中矣。

　　病人及健人面忽如馬肝色，望之如青，近之如黑者，必死矣。

　　病人面黑，直視惡風者，死。

　　病人面黑唇青者，死。

　　病人面青唇黑者，死。

　　病人面黑兩脇下滿，不能自轉反者，死。

　　病人目不回，直視者，一日死。

　　病人頭目久痛，卒視無所見者，死。

　　病人陰結陽絕，目睛脫，恍惚者，死。

　　病人陰陽竭絕，目眶陷者，死。

　　病人眉系傾者，七日死。

　　病人口如魚口，不能復閉，而氣出多不反者，死。

────────────

〔1〕急棺槨　趕快准備棺材。此指病情險惡，無法挽救。

〔2〕空索　空虛。

〔3〕損　排印本作“積”。可參。

〔4〕無　原脫。據石印本、排印本及上下文例改。

〔5〕上　疑衍。

病人臥，遺尿不覺者，死。

病人尸臭者，不可治。

肝病皮白[1]，肺之日，庚辛死。

心病目黑，腎之日，壬癸死。

脾病脣青，肝之日，甲乙死。

肺病頰赤目腫，心之日，丙丁死。

腎病面腫脣黃，脾之日，戊己死。

青欲如蒼璧[2]之澤，不欲如藍。

赤欲如帛裹朱，不欲如赭。

白欲如鵝羽，不欲如枯骨。

黑欲如黑漆，不如如炭。

黃欲如羅裹雄黃，不欲如土。

目赤色者，病在心，白在肺，黑在腎，黃在脾，青在肝。黃色不可名者，病在胸中。

診目病，赤脈從上下者，太陽病也；從下上者，陽明病也；從外入內者，少陽病也。

診寒熱瘰癧，目中有赤脈，從上下至瞳子，見一脈，一歲死；見一脈半，一歲半死；見二脈，二歲死；見二脈半，二歲半死；見三脈，三歲死。

診牙齒痛，按其陽明之脈來太過者，獨熱在右，右熱；熱在左，左熱；熱在上，上熱；熱在下，下熱。

診血者，脈多赤多熱，多青多痛，多黑多黃，多痺多赤，多黑多青，皆見者，寒熱身痛，面色微黃[3]，齒垢，黃爪甲上，黃疸也。安臥少黃赤，脈小而濇者，不嗜食。

───────────────

〔1〕白　原作“黑”。予文例不協，據日本本、石印本、排印本及上下文例改。

〔2〕璧　原作“璧”。文義不屬，據《素問·脈要精微論》及上下文義改。

〔3〕黃　原脱。據四庫本、石印本補。

診百病死生訣第七

診傷寒熱盛，脈浮大者生，沉小者死。

傷寒已得汗，脈沉小者生，浮大者死。

溫病三四日已下，不得汗，脈大疾者生，脈細小難得者，死不治。

溫病穰穰[1]大熱，其脈細小者死。《千金》穰穰作時[2]行

溫病下痢，腹中痛甚者，死不治。

溫病汗不出，出不至足者，死。厥逆汗出，脈堅彊[3]急者生，虛緩者死。

溫病二三日，身體熱，腹滿，頭痛，食如故，脈直而疾者，八日死；四五日，頭痛腹痛而吐，脈來細強，十二日死；八九日，頭不疼，身不痛，目不變，色不變而反利，脈來喋喋[4]，按之不彈手，時時心下堅，十七日死。

熱病七八日，脈不軟一作喘不散一作數者，當有瘖。瘖後三日，溫汗不出者死。

熱病七八日，其脈微細，小便不利，加暴口燥，脈代，舌焦乾黑者死。

熱病未得汗，脈盛躁疾，得汗者生，不得汗者難瘥。

熱病已得汗，脈靜安者生，脈躁者難治。

熱病已得汗，大熱不去者，亦死。

熱病已得汗，熱未去，脈微躁者，慎不得刺治。

熱病發熱，熱甚者，其脈陰陽皆竭，慎勿刺，不汗出，必下利。

診人被風，不仁、痿蹷，其脈虛者生，堅急疾者死。

診癲病，虛則可治，實則死。

---

〔1〕穰穰（ráng 瓤）　豐盛。《漢書·張敞傳》：“長安中浩穰”。此指病勢嚴重。

〔2〕時　原作“特”。文義不屬，據日本本、石印本、排印本改。

〔3〕彊　同“強”。

〔4〕喋喋　囉唆，語言煩瑣。此作綿綿或連續不斷解。

　　診癲病，脈實堅者生，脈沉細者死。

　　又癲疾，脈得大滑者，久而自已，其脈沉小急實，不可療，小堅急者，亦不可療也。

　　診頭痛、目痛，久視無所見者，死。

　　診人心腹積聚，其脈堅強急者生，虛弱者死。又實強者生，沉者死；其脈大，腹大脹，四肢逆冷，其人脈形長者死，腹脹滿，便血，脈大時絕，極下血，脈[1]小疾者死。

　　腸澼便血，身熱則死，寒則生。

　　腸澼下白沫，脈沉則生，浮則死。

　　腸澼下膿血，脈懸絕則死，滑大則生。

　　腸澼之屬，身熱，脈不懸絕，滑大者生，懸濇者死。以臟期之[2]。

　　腸澼下膿血，脈沉小留連者生，數疾且大，有熱者死。

　　腸澼筋攣，其脈小細安靜者生，浮大緊者死。

　　洞泄食不化，不得留，下膿血，脈微小者生[3]，緊急者死。

　　洩注，脈緩時小結者生，浮大數者死。

　　䘌[4]蝕陰注，其脈虛小者生，緊急者死。

　　咳嗽，脈沉緊者死；浮直者、浮軟者生；小沉伏匿者死。

　　咳嗽羸瘦，脈形堅大者死。

　　咳，脫形發熱，脈小堅急者死。肌瘦下脫，形熱不去者，必死。

　　咳而嘔，腹脹且泄，其脈弦急欲絕者死。

　　吐血、衄血，脈滑小弱者生，實大者死。

　　汗若衄，其脈小滑者生，大躁者死。

　　吐血脈緊強者死，滑者生。

────────

〔1〕脈　原脫。據石印本補。

〔2〕以臟期之　謂根據臟腑功能異常變化而判斷它。以，根據。期，求，判斷。

〔3〕者生　原作"連者"。文義不屬，據醫學大成本、排印本及上下文義改。

〔4〕䘌　原作"䘌"。文義不屬，據日本本、石印本、排印本改。

吐血而咳，上氣，其脈數有熱，不得臥者死。

上氣脈數者死，謂損形故也。

上氣喘息低昂，其脈滑，手足溫者生；脈濇，四肢寒者，必死。

上氣面浮腫，肩息，其脈大，不可治，加利必死。

上氣注液，其脈虛寧伏匿者生，堅強者死。

寒氣上攻，脈實而順滑者生，實而逆濇[1]者死。《太素》云：寒氣在上；脈滿實何如？曰：實而滑則生，實而逆則死矣。其形盡滿何如？曰：舉形盡滿者，脈急大堅，尺滿而不應，如[2]是者，順則生，逆則死。何謂順則生，逆則死？所謂順者，手足溫也，逆者手足寒也。

病癉，脈實大，病久可治；脈弦小堅急，病久不可治。

消渴，脈數大者生，細小浮短者死。

消渴，脈沉小者生，實堅大者死。

水病，脈洪大者可治，微細不可治。

水病脹閉，其脈浮大軟者生，沉細虛小者死。

水病腹大如鼓，脈實者生，虛則死。

卒中惡[3]咯血數升，脈沉數細者死，浮大疾快者生。

卒中惡腹大，四肢滿，脈大而緩者生，緊大而浮者死，緊細而微，亦生。

瘡，腰脊強急，瘛瘲，皆不可治。

寒熱瘛瘲，其脈代絕者死。

金瘡血出太多，其脈虛細者生，數實大者死。

金瘡出血，脈沉小者生，浮大者死。

斫[4]瘡出血一、二升，脈來大，二十日死。

斫刺俱有病，多少血出不自止者，其脈來大者，七日死，滑細

---

〔1〕逆濇　原作“則逆而”。文義不屬，據石印本、排印本改。

〔2〕如　原作“知”。文義不屬，據排印本改。

〔3〕卒中惡　因觸冒不正之氣或大驚恐，突然出現手足厥冷，面色發青，精神恍惚，頭暈目眩，或錯言妄語，甚則口噤，昏厥等症。卒，突然；中，觸冒；惡，不正之氣。

〔4〕斫（zhuó 苗）　砍，削。

者生。

從高[1]頓仆，内有血，腹脹滿，其脈堅强者生，小弱者死。

人爲百藥所中傷，脈濇而疾者生，微細者死，洪大而遲者生。《千金》遲作速。

人病甚而脈不調者，難治；脈洪大者，易瘥。

人内外俱虚，身體冷而汗出，微嘔而煩擾，手足厥逆，體不得安静者死，脈實滿，手足寒，頭熱，春秋生，冬夏必死矣。

老人脈微，陽羸陰强者生，脈大而加息[2]者死。陰弱陽强，脈至而代，期月而死。

尺脈濇而堅，爲血實氣虚也。其發病[3]，腹痛逆滿，氣上行，此爲婦人胞中絶傷，有惡血久成結瘕，得病以冬時，黍當赤而死。

尺脈細而微者，血氣俱不足；細而來有力者，是穀氣不充；病得節輒動，棗葉生而死。此病秋時得之。

左手寸口脈偏動，乍大乍小不齊，從寸至關，關至尺三部之位，其脈動各異不同，其人病仲夏得之，此脈桃花落而死。

右手寸口脈偏沉伏，乍小乍大，朝浮大而暮沉伏，浮大卽太過，上出魚際；沉伏卽下不至[4]關中，往來無常，時復來者，榆葉枯落[5]而死。

右手尺部脈，三十動一止，有須臾還，二十動止，乍動乍疎，連連相因，因不與息數相應，其人雖食穀猶不愈，蘩草[6]生而死。

右手尺部脈，四十動而一止，止而復來，來逆如循張弓弦，緊

---

[1] 高　原作“頭”。據排印本改。

[2] 息　原作“加”。文義不屬，據日本本、石印本改。息，休止不來。

[3] 病　原作“痛”。文義不屬，據石印本改。

[4] 至　原作“止”。文義不屬，據排印本及《脈經·診百病死生決》改。

[5] 榆葉枯落　原作“榆葉枯”。據排印本及《脈經·診百病死生決》改。

[6] 蘩（fán 繁）草　白蒿。

綑然[1]，如兩人共引[2]一索，至立冬死。

病機

諸風掉眩，皆屬於肝。甲乙木也，木鬱達之。

諸寒收引，皆屬於腎。壬癸水也，水鬱泄之。

諸氣膹鬱，皆屬於肺。庚辛金也，金鬱折之。

諸濕腫滿，皆屬於脾。戊己土也，土鬱奪之。

諸痛癢瘡瘍，皆屬於心。丙丁火也，火鬱發之。

諸熱瞀瘈，皆屬於火。

諸厥固泄，皆屬於[3]下。下，謂下焦肝腎氣也。夫守司於下，腎之氣也。門戶束要，肝之氣也。故厥、固、泄，皆屬下也。厥，謂氣逆也。固，謂禁固也。滿氣逆上行反謂固不禁。出入無度，燥濕不恒，皆由下焦主守也。

諸痿[4]喘嘔，皆屬於上。上謂上焦心肺氣也。炎熱薄爍，承熱分化，肺之氣也。熱鬱化上，故病屬上焦。

諸禁鼓慄，如喪神守，皆屬於火。熱之內作。

諸痙[5]項强，皆屬於濕。太陽傷濕。

諸逆衝上，皆屬於火。炎上之性用也。

諸脹腹大，皆屬於熱。熱鬱於內，肺脹於上。

諸躁狂越，皆屬於火。熱盛於胃及四末也。

諸暴强直，皆屬於風。陽內鬱而陰行於外。

諸病有聲，鼓之如鼓，皆屬於熱。

---

〔1〕綑綑（gēng gēng 庚庚）然　原作“綑綑然然”。據四庫本、石印本、排印本改。綑，粗繩索。綑綑然，好像粗繩一樣。

〔2〕引　原脱。據日本本、石印本、排印本補。

〔3〕於　原脱。據排印本、《素問·至真要大論》及上下文例補。

〔4〕痿　原作“病”。據四庫本、排印本改。

〔5〕痙　原作“頸”。據《素問·至真要大論》改。

諸病[1]胕腫，疼酸驚駭，皆屬於火。

諸轉反戾，水液渾濁，皆屬於熱。反戾筋轉也，水液小便也。

諸病水液，澄徹清冷[2]，皆屬於[3]寒。上下所出，及吐出、溺出。

諸嘔吐酸，暴注下迫，皆屬於熱。

故《大要》曰：謹守病機，各司其屬，有者求之，無者求之；盛者責之，虛者責之。必先五勝，疎其血氣，令其調達，而致和平。此之謂也。五勝，謂五行更勝也。

標本運氣歌

少陽從本爲相火，太[4]陰從本濕上坐；
厥陰從中火是家，陽明從中濕是我；
太陽少陰標本從，陰陽二氣相包裹；
風從火斷汗之宜，燥與濕兼下之可。
萬病能將火濕分，徹開軒岐無縫鎖。

辨十二經水火分治法

膽與三焦尋火治，肝和包絡都無異；
脾肺常將濕處求，胃與大腸同濕治；
惡寒表熱小膀溫，惡熱表寒心腎熾。
十二經，最端的，四經屬火四經濕，
四經有熱有寒時，攻裏解表細消息。
濕同寒，火同熱，寒熱到頭無兩説。

---

〔1〕病　原作“熱”。據《素問・至真要大論》改。
〔2〕澄徹清冷　原作“澄清徹冷”。據四庫本及《素問・至真要大論》移轉。
〔3〕於　原脱。據《素問・至真要大論》及上下文例補。
〔4〕太　原作“本”。文義不屬，據四庫本、排印本及文例改。

六分分來半分寒，寒熱中停真浪舌。
休治風，休治燥，治得火時風燥了。
當解表時莫攻裏，當攻裏時莫解表，
表裏如或兩可攻，後先內外分多少。
敢謝軒岐萬世恩，爭奈醯雞[1]笑天小。

治病

不讀《本草》，焉知藥性；專泥藥性，決不識病；假饒識病，未必得法；識病得法，工中之甲。

六陳

藥有六味，陳久爲良。狼、茱、半、橘、枳實、麻黃。

十八反

《本草》名言十八反，半蔞貝薟芨[2]攻烏，
藻戟遂芫俱戰[3]草，諸參辛芍叛藜蘆。

運氣歌

病如不是當年氣，看與何年運氣同。
只向某年求治法，方知都在《至真》[4]中。

---

〔1〕醯（xī吸）雞　即蠛蠓。蠛蠓，昆蟲的一種。成蟲體小，褐色或黑色，觸角細長，翅短而寬。
〔2〕芨　原作“及”。據十八反歌及上下文義改。
〔3〕戰　原作“戟”。據四庫本、十八反歌改。
〔4〕《至真》　即《素問·至真要大論》。

五不及

坎一丁三土五中，一七癸九是災宮，
勝復都來十一位，誰知臟腑與宮同。

斷病人生死

《靈樞經》云：人有兩死，而無兩生。陽氣前絕，陰氣後竭，其
人死，身色必青。陰氣前絕，陽氣後竭，其人死，身色必赤。故陰
竭則身青而冷，陽竭則身赤而溫。

四因

夫病生之類，其有四焉。一者，始因氣動而內有所成；二者，
始因氣動而外有所成；三者，不因氣動而病生於內；四者，不因氣
動而病生於外。

因氣動而內成者，謂積聚、癥瘕、瘤氣、瘦起、結核、癲[1]癇之
類是也[2]。

不因氣動而病生於內者，謂流[3]飲、澼食、饑飽、勞損、宿食、
霍亂、悲恐、喜怒、想慕、憂結之類。

不因氣動而病生於外者，謂瘴氣、賊魅、蟲蛇、蠱毒、蜚食[4]、
鬼擊、衝薄、墜墮、風寒、暑濕、斫射、刺割、撻[5]朴之類也。

如此四類，有獨治內而愈者，有兼治內而愈者；有獨治外而愈
者，有兼治外而愈者；有先治內後治外而愈者，有先治外後治內而

---

〔1〕癲　原作"癇"。文義不屬，據排印本及《黃帝內經素問》王冰注改。
〔2〕也　此下《黃帝內經素問》王冰注有"外成者，謂癰腫、瘡瘍、痂疥疽痔、
　　掉瘈浮腫、目赤瘭胗、胕腫痛癢之類也。"可參。
〔3〕流　《黃帝內經素問》王冰注作"留"。義長。
〔4〕食　《黃帝內經素問》王冰注作"尸"。義長。
〔5〕撻　《黃帝內經素問》王冰注作"棰"。可參。

愈者；有須解[1]毒而攻擊者，有須无毒而調引者。凡此之類，方法所施，或重或輕，或緩或急、或收或散、或潤或燥、或頓或堅。方士之用，見解不同，各擅己心，好丹非素，故復問之。

五苦六辛

五苦六辛，從來無解，蓋史家闕其疑也。一日，麻徵君[2]以此質疑于張先生，先生亦無所應。行十五里，忽然有所悟，欣然迴告于麻徵君。以爲五苦者，五臟爲裏，屬陰，宜用苦劑，謂酸[3]苦涌泄爲陰。六辛者，六腑爲表，屬陽，宜用辛劑，謂辛甘發散爲陽[4]此其義也。徵君大服其識見[5]深遠，鑿昔人不傳之妙。故曰知其要者，一言而終；不知其要者，流散無窮。

---

〔1〕解　《黃帝內經素問》王冰注作“齋”。可參。
〔2〕麻徵君　即麻九疇。
〔3〕酸　原脱。據排印本補。
〔4〕陽　原作“陰”。文義不屬，據四庫本、醫學大成本、排印本改。
〔5〕見　原作“鑒”。據醫學大成本改。

儒門事親　卷十五　世傳神效名方

瘡瘍癰腫第一

治螻蛄瘡。

良薑　白芨　瀝青[1]已上各等分

右爲細末，嚼，芝麻水同熬爲膏，入冷水共定，用緋絹片、火熨斗作膏藥，貼瘡上。

又方

千年石灰　茜根燒灰

右爲細末，用水調，雞翎塗上。

水沉金絲膏　貼一切惡瘡。

瀝青　白膠已上各一兩　春秋宜用油，夏宜油蠟[2]二錢半　冬宜用油蠟四錢

右件鎔[3]開油蠟，下瀝青、白膠，用槐枝攪勻，綿子濾過，入冷水中，扯一千餘遍。如瘡透了，喫數丸。作劑於瘡口填者亦妙。攤紙上貼，勿令火炙。

乳香散　治下疳。

乳香　没藥　輕粉　黃丹　龍骨　烏魚骨　黃連　黃芩　銅綠已上各等分　麝香少許

右爲細末，先以温漿水洗過，貼疳瘡上。

治蛇傷方

---

[1] 瀝青　此名出自《衛生寶鑒》，即松香之異稱。有祛風燥濕、排膿拔毒、生肌止痛之功。

[2] 蠟　原作"臈"。據醫學大成本及上下文例改。

[3] 鎔（róng 容）　以火融化。

右用蒲公英科根，作塈，貼于傷處，用白麵膏藥貼之大效。

紫金丹　治疔瘡。

白礬四兩　黃丹二兩

右用銀石器，內鎔礬作汁，下丹，使銀釵子攪之令紫色成也。用文武火，無令太過不及。如有瘡，先以週圍挑破，上藥，用唾津塗上數度着，無令瘡乾。其瘡潰動，取疔出也。兼瘡顏色紅赤爲效。如藥末成就，再杵碎，炒令紫色。

治疔瘡。

生蜜與隔年葱，一處研成膏。

右先將瘡週迴用竹針刺破，然後用瘡藥於瘡上攤之，用緋絹盖覆。如人行二十里覺疔出，然後以熱醋湯洗之。

千金托裏散　治一切發背疔瘡。

連翹一兩二錢　黃耆一兩半　厚朴二兩　川芎一兩　防風二兩
桔梗二兩　白芷一兩　芍藥一兩　官桂一兩　木香三錢

乳香三錢半　當歸半兩　沒藥三錢　甘草一兩　人參半兩

右爲細末，每服三錢，用酒一碗，盛煎三沸，和滓溫服，膏子貼之。

二聖散　治諸瘡腫。

黃丹二兩　白礬二兩，飛

右爲細末，每服幹摻瘡口上，後用保生錠子，捏作餅子貼之。

保生錠子

巴豆四十九個，另研，文武火燒熱　金脚信二錢　雄黃三錢　輕粉半匣　硇砂[1]二錢　麝香二錢

右件爲末，用黃蠟[2]一兩半化開，藥將和成錠子，冷水浸少時，取出，旋捏作餅子，如錢眼大，將瘡頭撥破，每用貼一餅子，次用神聖膏藥封貼。然後服托裏散。若瘡氣透裏，危者服破棺散，用神聖膏貼之。

---

〔1〕硇砂　原作“磞砂”。文義不屬，磞，爲“硇”之訛字，據改。

〔2〕蠟　原作“蝎”。據醫學大成本及上下文例改。

神聖膏藥　貼治一切惡瘡。

當歸半兩　沒藥三錢　白芨二錢半　乳香三錢　藁本半兩　琥珀二錢半　黃丹四兩　木鱉子五個，去皮　膽礬一錢　粉霜一錢　黃蠟[1]二兩　白膠三兩　巴豆二十五個，去皮　槐柳枝一百二十條，各長一把　清油一斤

右件一處，先將槐柳枝下油內，煮焦取出，次後下其餘藥物，煮得極焦，亦撈出。却將油澄清，再熬成膏子，用緋絹上攤貼之。

破棺丹

大黃一兩半　甘草二兩　荊三稜一兩半　山梔子二兩半　牽牛末二兩

右爲細末，煉蜜爲丸，如彈子大，每服半丸。食後酒半盞研化服之。忌冷水。

三聖散　治臁瘡、疔瘡、搭手背疽等瘡。

葱白一斤　馬莧一斤　石灰一斤

右三味，濕搗爲團，陰乾爲細末，貼瘡。如有死肉者，宜先用潰死肉藥。

潰死肉藥方

炊飯尖半兩各三等，一等半兩，入巴豆二個；一等半兩，入巴豆三個；一等半兩，入巴豆五個。各撚作白錠子。

右先用二巴豆納瘡；如不潰，再用納三巴豆；又不潰，用五巴豆者，更用丹砂炒紅色，摻瘡口，追出清水，其惡肉未盡至；追出赤水，是惡肉盡。更用三聖散貼之，用膏藥傅之。

治臁瘡久不愈者。

用川烏頭、黃蘗，各等分爲末，用唾津調塗紙上貼之，大有效矣。

治一切惡瘡方。

以天茄葉貼之，或爲細末貼之，亦妙。

又方

用臘月人中白燒灰，油調，塗瘡疥上。

---

〔1〕蠟　原作“螖”。據醫學大成本及上下文例改。

又方

以瓦松不拘多少，陰乾爲末，先用槐枝葱白湯洗之過，摻之，立效。灸瘡久不斂者，更妙。

又方

以蒲公英搗之，貼一切惡瘡諸刺。

替針丸　治一切惡瘡。

川烏二錢　草烏二錢　五靈脂二錢　輕粉一分　粉霜一分

又方

加班猫二十個，去足翅用　巴豆二十個，去皮用

右將三件爲末，研令匀，次入輕粉、粉霜研匀，又入班猫、巴豆，以水調糊爲錠子。如作散是謂針頭散。

懸蔞散　治發背惡瘡。

懸蔞一個　大黃一兩　金銀花一兩　當歸半兩　皂角刺一兩

右剉碎，用酒一碗，煎至七分，去滓，溫服。如有頭者，加黍粘子。

治附骨癰及一切惡瘡。

當歸半兩　甘草一兩　山梔子十二個　木鱉子一個

右爲細末，每服三、五錢，冷酒調服之。

治諸惡瘡。

白殭蠶直者　大黃二味各等分

右爲細末，生薑自然汁與蜜同和爲劑，丸如彈子大，每服一丸，細嚼。

治惡瘡死肉錠子[1]

巴豆一錢，去皮油　五靈脂半兩　黃丹二錢，飛　加枯白礬一錢

右爲細末，以糊和丸，錠子入瘡內用之。

當歸活血散　治瘡瘍未發出，內痛不可忍，及婦人產前後腹痛。

當歸二錢　沒藥一錢半　乳香半錢　白芍藥三錢

---

〔1〕錠（dìng 定）子　此指用藥做成的條狀物，有一定硬度，可插入病變部位。錠，錠。

瘡瘍者加人參、木香。婦人加赤芍藥。

右爲細末，每服一錢。水一中盞，煎至七分，和滓，溫服，日二服。婦人酒煎，瘡既發不須用。

薰惡瘡方

紫花地丁一名米布袋收

右取根曬乾，用四個半頭堚，壘成爐子，燒着地丁，用絡垤堚一枚蓋了，使令堚眼內煙出，薰惡瘡。出黃水自愈。

治蛇瘡。

用蒲公英科根作涅，貼于傷處，用白膏藥封之。

接骨散　并治惡瘡

金頭蜈蚣一個　金色自然銅半兩，燒紅醋淬[1]，研爲細末用之　乳香二錢，爲細末用之　銅錢重半兩者，取三文或五文，燒紅，醋淬研[2]細　金絲水蛭一錢半，每個作三截，瓦上煿[3]，去氣道爲度　没藥三錢，研細

右爲細末，如瘡腫處，津調半錢，塗，立止痛。如見得出膿，先用粗藥末少許，小油少半匙，同打勻，再入少半匙，再打勻，又入前藥接骨散半錢，再都用銀釵子打成膏子，用雞翎掃在瘡腫處，立止痛。天明一宿自破便效。如打折骨頭并損傷，可用前項接骨散半錢，加馬兜鈴末半錢，同好酒一大盞，熱調，連滓溫服。如骨折損，立接定不疼。如不折了，喫了藥，立便止住疼痛。此方屢經效驗，不可具述。服藥覷可以食前服，食後服。又外用接骨藥。

陳爛麻根兩把，羊耳朵一對　亂絲一握，多者更妙

右取肥松節劈碎，約量多少，先放三兩根於新瓦上，都於上外三味，在上燒着存性，就研爲末。如生，再燒研爲度。後入五靈脂或半兩。如疼，入好乳香少許，和藥如茶褐色爲度。用布條子約纏一遭，先攤小黃米粥勻，上撒上藥末勻，纏定折處，上又用軟帛三五重，上又竹箄[4]子纏，勒得緊慢得中。初，三日換上一次，再

---

〔1〕淬　原作“碎”。據上下文義改。

〔2〕淬研　原作“研碎”。據四庫本改。

〔3〕煿（bó博）　爆。這裡指製作方法，在瓦上加熱，使物鬆脆。

〔4〕竹箄（pái排）　竹筏。這裡是指用繩子將竹片連在一起做成的夾板。

後五日換一次，又七日再換上一次，無有不接者。

赤龍散　消散一切腫毒。

用野葡桃根，紅者去粗皮爲末，新水調塗腫上，頻掃新水。

便癰方本名血疝。

牡蠣　大黃　甘草已上各半兩　懸蔞一個

右酒浸，露一宿，服之，以利爲度。

又方

冬葵子爲末，酒調下三兩服。

又方

皂角不蛀者，燒過陰乾爲末，酒調服，立效。皂角子七個，水調服之亦效。

又方

胡桃七個，燒過陰乾，研爲末，酒調服之，不過三服，大效。

又方

生蜜、米粉調服，休喫飯，利小便爲度。

治瘡無頭者。

蛇退皮於腫處貼之。

又方

皂角刺燒灰陰乾。

右爲末，每服三錢，酒調，嚼葵菜子三五個，前藥送下大效。

生肌斂瘡藥

白薇　定粉各等分　黃丹少許

右同爲細末，洗净瘡口，乾貼之。

治諸瘡水度腫者

生白礬末，水調塗之，自消。

接骨藥

銅錢半兩　醋浸淬，焦燒，研爲末　木香一錢　自然銅一錢　麝香少許

右爲極細末，如在上，食後每服三匙頭，嚼丁香一枚，乳香一粒，無灰酒一小盞；在下，食前。如不折，其藥反出。服罷，其痛

不可當，勿疑，待一日，如骨未接，再服如前。老者十餘日，少者
不過五七日。

萬聖神應丹　出箭頭。

莨菪科一名天仙子，取着中一科，根、本、枝、葉、花、實全者佳

右於端午日前一日，持不語。尋見莨菪科言道：先生你却在
這裏。那道罷，用柴灰自東南爲頭圍了，用木椑子撅取了根週迴
土。次日端午，日未出時，依前持不語，用钁口一钁，取出土，用
净水洗了，不令雞、犬、婦人見，於净室中以石臼搗爲泥，丸如彈
子大，黃丹爲衣，以紙袋封了，懸於高處陰乾。如有人着箭，不能
出者，用緋絹盛此藥訖，放臍中，用綿裹肚繫了。先用象牙末於瘡
口上貼之，後用前藥。如瘡口生合，用刀子利開，貼之。

治凍瘡。

臘月雀腦子，燒灰研細，小油調，塗凍瘡口上。

又方

以正黃蘗爲細末，用乳汁調，塗瘡口上。

又方

以山藥少許，生，於新瓦上磨爲涅，塗瘡口上。

治手足裂。

白芨，不以多少，爲末水調，塗裂處。

治面上瘡。

用鏉子底黑煤，於小油中，以匙打成膏子，攤在紙上，貼瘡
神效。

治金瘡血不止。

用白薇末貼之，立止。

善應膏藥

黃丹二斤　南乳香另研　没藥另研　當歸　木鱉子生用　白蘞
生用　白礬生用　官桂三寸　杏仁生　白芷已上各一兩

新柳枝各長一寸[1]

---

〔1〕寸　原作“斤”。文義不屬，據四庫本改。

右除黃丹、乳、没等外,八件用芝蔴油五斤,浸一宿,用鐵鍋內煎,令黃色,藥不用,次入黃丹鍋內,柳條攪,令黃色,方可掇下。用柳枝攪出大烟,入乳、没匀,令冷,傾在瓷[1]盆內,候藥硬,用刀子切作塊,油紙裏。

接骨丹

五靈脂一兩　茴香一錢

右二味爲細末,另研乳香爲細末,於極痛處摻上,用小黃米粥塗了,後用二味藥末摻於上,再用帛子裹了,用木片子纏了。少壯人二日效,老者五、六日見效矣。

治癬如聖丸

黃蘗　黃芩　黃連　防風已上各半兩　白殭蠶一兩　全蝎三分
輕粉半錢

右爲細末,羊蹄根汁浸,蒸餅爲丸,如梧桐子大。每服二三十丸,嚼羊蹄根汁送下。隨病人上下,分食前後。又羊蹄汁塗癬。

治小兒癬雜瘡。

白膠香　黃蘗　輕粉

右爲細末,羊骨髓調塗癬上。

治瘰癧方。

班猫去頭、翅、足　赤小豆　白殭蠶　苦丁香　白丁香　磨刀泥

右各等分爲細末,十歲已上,服一錢;二十歲[2]已上服二錢,五更用新汲水一盞調下,比至辰時見效。女人小便見赤白色三兩次,男子於大便中見赤色、白色爲效。當日服白粘粥,不得喫別物,大忌油膩。患三四年[3]者只一服;七八年者再一服。

玉餅子　治瘰癧、一切惡瘡軟癤。

右用白膠一兩,瓷噐內溶開,去滓,再於溶[4]開後,以革蔴子

---

〔1〕瓷　原作“磁”。據醫學大成本改。
〔2〕歲　原脫。據上下文例補。
〔3〕年　原脫。據四庫本、醫學大成本及上下文例補。
〔4〕溶　原作“磁”。據醫學大成本改。

六十四個，作泥，入膠內攪勻，入小油半匙頭，柱點水中，試硬軟添減膠油。如得所，量瘡大小，以緋帛攤膏藥貼之。一膏藥可治三五癤。

又方治瘰癧。

小龍肚腸一條，炮乾　鱉殼裙襴炮　川楝子五個　牡礪　大黃牛蒡子燒，存性　皂角子五十個

右爲細末，蒸餅爲丸，如綠豆大。每服十五丸，食後艾湯下，日三服。

又方

將臘月猫糞，用新瓦兩個，合在內，外用鹽泥固濟，燒成灰，以小油調，塗瘡口上。

又方

取小左盤龍，不以多少爲末。陳米飯搜和得所，丸如梧桐子大。每服三五十丸，却用陳米湯送下。

治眉煉頭瘡。

小麥不以多少，燒令[1]黑色，存性爲末。以小油調，塗瘡上。

治小兒痎瘡。

羊糞熬湯，洗去痂，用屋懸燥，炒羅爲末，以小油塗瘡上。

聖靈丹　治打撲胕損，痛不可忍者。

乳香三錢，另研　烏梅五個，去核，細切，焙乾爲末　白萵苣子二兩八錢，炒黃，搗爲末　白米一捻，另研細末

右再入乳鉢內，研數百下，煉蜜爲丸如粟大。細嚼，熱湯下。病在上，食後；在下，食前。

出靨[2]方

右用蕎麥稭[3]一撾，不爛者燒灰存性，入石灰[4]半斤，同灰一

---

〔1〕令　原作“冷”。文義不屬，據日本本改。

〔2〕靨（yè 業）　疑爲“黶（yǎn 眼）”之誤。此指黑痣。

〔3〕稭　原作“楷”。據日本本、排印本改。

〔4〕灰　原作“炭”。據排印本及上下文義改。

齊過，令火滅。然後以熱水淋[1]灰窩。淋下灰水，用鐵罂內熬，以撩[2]起攪成膏子，於瘤上點自出。或先以草莖刺破亦可。

又方

桑柴灰、石灰，淋汁熬成膏。草莖刺破點，以新水沃之，忌油膩等物。

燒燙[3]火方

多年廟上蚼[4]，與走獸爲末，小油調，塗燒湯火瘡，效。

又方

生地黃汁，入小油、蠟[5]，同熬成膏，瓷器內盛，用雞翎掃燙[6]處。

又方

培上青苔，燒灰，小油調，塗燒燙處。

治燒燙方。

生地黃，旋取新者爛搗，取自然汁，入小油、黃蠟[7]少許，銀石器中熬成膏子，用雞翎掃瘡上。

又方

血餘灰[8]，用臘猪脂調塗。

又方

寒水石，燒過爲細末，水調塗之。

枯瘤方

砒　硇砂　黃丹　雄黃　粉霜　輕粉已上各等一錢　班猫二十個,生用　朱砂一錢　乳香三錢　没藥一錢

---

[1] 淋　原作"霖"。據醫學大成本改。
[2] 撩　原作"獠"。文義不屬，據醫學大成本改。
[3] 燙　原作"湯"，據醫學大成本改。
[4] 蚼(jūn鈞)　蟲名，即馬蚿。
[5] 蠟　原作"蠓"。據醫學大成本及上下文例改。
[6] 燙　原作"盪"。文義不屬，據醫學大成本改。
[7] 蠟　原作"蠓"。據醫學大成本及上下文例改。
[8] 灰　疑爲"炭"之誤。

同研爲末，粥糊爲丸，捏作碁子樣，爆乾。先灸破瘤頂，三炷爲則，上以瘡藥餅盖上，用黃蘗末以水調貼之。數日自然乾枯落下。

又方

以銅綠爲末，草刺破瘤，摻在上，以膏藥塗之。

治頭面生瘤子，用蛛絲勒瘤子根，三二日自然退落。

乳香散　貼杖瘡腫痛。

大黃　黃連　黃蘗　黃芩已上各三錢　乳香另研　没藥另研，已上各一錢　腦子少許

右四味爲末，後入三味，冷水調勻，攤於緋絹上，貼杖瘡上。

治疳瘡。

馬明退燒灰三錢　輕粉少許　乳香少許

右研爲細末，先以溫漿水洗净，乾摻之。

治疳瘡久不愈者。

海浮石燒紅，醋淬數次　金銀花

右海石二停，金銀花一停，同爲細末，每服二錢半。如簽茶一般，日用二服。瘡在上，食後；在下，食前服。如病一年，服藥半年則愈。

瀉肺湯　治肺癰喘急，坐臥不安。

桑白皮剉，燒　甜葶藶隔紙焙，各一兩

右二味爲[1]粗末，每服三錢。水一盞，煎至六分，去滓，食後溫服，以利爲度。

桔梗湯　治肺癰吐膿。

桔梗剉，炒，一兩半　甘草炙，剉，半兩

右爲粗末，每服六七錢。水二盞，煎至半盞，去滓，空心服。須臾，吐膿立愈。

黃蘗散　治鵬窠徽腰等瘡。

黃蘗　白芨　白蘞已上各等分　黃丹少許

---

〔1〕爲　原脱。據排印本及上下文例補。

右爲細末,凉水調塗。

口齒咽喉第二

地龍散　治牙痛。

地龍去土　玄胡索　蓽撥已上各等分

右爲細末,每用一字。用綿子裹,随左右痛,於耳内塞之,大效。

牙宣藥

蓽撥　胡椒　良薑　乳香另研　麝香　細辛　青鹽　雄黃已
上各等分

右爲細末,先以温漿水刷净,後用藥末於痛處擦,追出頑涎,
休[1]吐了,嗽數十次,痛止。忌油膩一二日。

仙人散刷牙。

地骨皮二兩,酒浸二宿　青鹽一兩　黍粘子一兩半,炒　細辛一
兩,酒浸

右爲細末,入麝香少許,每用一字,臨卧擦牙。茶酒嗽,良久
吐出。

又方

石膏　細辛　柳椹已上各等分

右爲末,擦之。

治牙疳。

米二停　鹽一停　盆碱　麝香少許　白礬

右相合,水伴匀,紙包裹,燒黑燋爲末,貼瘡上立愈。

治牙痛。

口噙冰水一口,用大黃末紙撚,随左右痛處,鼻内嗜[2]之立止。

又方

韶粉二錢　好朱砂一錢

───────────

〔1〕休　石印本作“沫”。連下讀。義長。
〔2〕嗜　原作“任”。文義不屬,據四庫本及上下文義改。

右爲末，每用少許，擦痛處。

又方

好紅豆二錢　花減[1]少許

右爲末，隨牙痛處，左右鼻內嗜之。

又方

華細辛去苗　白茯苓去皮　川升麻　蓽撥　青鹽　明石膏
川芎　不蛀皂角去皮、弦，酥炙黄色，已上各等分

右爲細末，早晚刷牙，溫水漱之，牙痛處更上少許。

又方

以巴豆去皮，用針刺於燈焰上，炙令煙出，薰牙痛處，薰三
五上。

又方

高良薑一塊　全蝎一隻

右爲細末，先用酸漿水漱牙，次用藥末擦之，流下涎水即愈。

又方　治牙疼。

花減填[2]牙坑，痛立止。

又方

枯白礬熱水漱[3]之。

治走馬咽痹。

右用巴豆去皮，以綿子微裹，隨左右塞於鼻中，立透。如左右
俱有者，用二枚。

又方

用生白礬研細，塗於綿針上，按於喉中立破。綿針，以榆條上
用綿纏作棗大是也。

又一法

如左右喉痹，於頂上分左右頭髮，用手挽拔之，剝然有聲立

---

〔1〕減　石印本作“鹼”。義長。

〔2〕花減填　原脱。據四庫本補。醫學大成本作“花椒研摻牙坑”。可參。

〔3〕熱水漱　原脱。據醫學大成本補。

效。此法年幼時常見鄭六嫂救人甚多，不得其訣，近與子正話及，方得其傳。

又一法

以馬勃吹咽喉中，立止。

治喉痹

大黃　朴硝　白殭[1]蠶

右件同爲細末，水煎，量虛實用，以利爲度。

口瘡方

白礬一兩，飛至半兩　黃丹一兩，炒紅色放下，再炒紫色爲度

右二味爲細末，摻瘡上立愈。

目疾證第三

治倒睫拳毛

將穿山甲以竹篦子刮去肉，用羊腰窩脂去皮膜，仍將穿山甲於炭上炙令黃色，用脂擦去山甲上。如此數遍，令酥爲末，隨左右眼㗜水，鼻內㗜一字，一月餘見效。

又方

木鱉子三個，乾炒　木賊一百二十節　地龍二條，去土　赤龍爪一百二十個，則勾刺針也

右爲細末，摘去倒睫，每日以紙撚蘸藥㗜之，一日三五次。

又方

穿山甲炮　地龍去皮　蟬殼　五倍子已上各等分

右爲細末，如用藥時，先將拳毛摘盡，後用藥一字，隨左右鼻內㗜之，次日目下如綫樣微腫是驗也。

貼赤眼。

取青泥中蛆，淘净曬乾爲末，赤眼上乾貼之，甚妙。

貼赤瞖。

─────────────

〔1〕殭　原作“姜”。文義不屬，據文義改。

爐[1]甘石二兩　密陀僧一兩　黃連　朴硝

右方，先將黃連用水熬成汁，入童子小便，再同熬，後下硝，又熬少時，用火煅爐甘石紅，黃連汁内淬七次，與密陀僧末同爲末，臨臥貼之。

貼赤眼。

銅綠　輕粉　牙硝　腦子少許　麝香

右爲細末，乾貼之。

截赤眼方。

黃連　綠礬　杏子　甘草　銅綠各等分

右爲粗末，水煎洗，甚效。

碧霞丹　治赤眼暴發，併治赤瞎。

銅綠　白土　芒硝

右件各分爲末，丸如皂子大，每用白湯研化一丸，洗之立效。

汾州郭助教家神聖眼藥

蕤仁一兩　金精石二兩　銀精石二兩　爐甘石四兩燒　赤石脂一兩　滑石二兩　密陀僧二兩　高良薑三兩　秦皮一兩

黃丹一兩，飛過　銅綠三錢　硇砂三錢　硼砂一錢半　乳香三錢　盆硝少用[2]　青鹽　腦子　麝香已上併少用之

右用東流水三升，先入蕤仁，次下餘味等，白沙蜜一斤熬至二升，以綾絹細濾過澄清，入前藥攪之，勻點大效。

視星膏

白沙蜜一斤，揀去蜜滓，可秤十四兩　密陀僧一兩，金色者研極細，水淘可得六、七錢　新柳算子四兩，去皮心，半乾半炒

右用臘雪水五升，與蜜溶調入藥，與柳算子同貯於瓷瓶中，以柳木塞瓶口，油絹封勒，於黑豆鍋中熬。從朝至暮，仍用柳棒[3]閣瓶，防傾側。用文武火另添一鍋，豆水滾下，旋於另鍋中取水添

---

〔1〕爐　原作"蘆"。據下文義改。
〔2〕用　石印本作"許"。可參。
〔3〕棒　原作"捧"。據醫學大成本改。

之,熬成,用重綿濾净却入瓶中,用井水浸三兩日,埋在雪中更妙。
頻點爲上。

復明膏　治外障。

白丁香臘⁽¹⁾月收者尤佳,水飛,秤八錢　揀黃連一兩　防風去蘆,剉
一指許,一兩　新柳枝方一寸者,三片

右好四味,用新水一升半,雪水更妙。春秋兩⁽²⁾三時,冬月一
宿,以銀石器内,熬至六分,濾去滓,另用蜜一斤,密陀僧研極細
末三字,入蜜攪匀另熬,以無漆匙撩點,下蜜中急攪,候沸湯定,
一人攪蜜,一人旋又攪藥汁,都下在内攪匀,再熬三兩沸,色稍變,
用新綿三兩,重濾去滓,盛器内點眼如常。本方每藥半合,用片腦
一麥粒大,不用亦可。

錠子眼藥

黃丹一兩,飛　黃蘗半兩,去皮　黃連半兩,去鬚　枯白礬半兩
爐甘石半兩,用黃連製　銅綠半兩　硇砂三錢　川烏三錢,炮　乾薑二
錢　蝎稍一錢　信半錢,火燒　乳香少許　没藥少許

右爲細末,入豆粉四兩,澆蜜和就,如大麥許錠子。於眼大眥
頭,待藥化淚出爲效。

治冷淚目昏。

密蒙花　甘菊花　杜蒺藜　石決明　木賊去節　白芍藥　甘
草各等分

右爲細末,茶清調下一錢,服半月後,加至二錢。

又方

乾薑肥者爲末,每用一字,浸湯點洗。

又方

貝母一枚,膩白者,胡椒七粒,爲末點之。

單治目昏。

荆芥穗　地骨皮　楮實已上各等分

---

〔1〕臘　原作"臈"。據醫學大成本改。
〔2〕兩　原作"雨"。據四庫本、排印本改。

右爲細末,煉蜜爲丸,桐子大,每服二十丸,米湯下。

治一切目昏。

川椒一斤,微炒,搗取椒紅,約取四兩　甘菊花四兩,末之　生地黄
一斤,取新者杵作泥極爛

右將地黄泥,與前藥末同和作餅子,透風處陰乾。再爲末,以
蜜爲丸,如梧桐子大,每服三十丸,食後茶清送下。

洗眼黄連散

當歸　赤芍藥　黄連　黄柏各等分

右細剉,以雪水或甜水濃煎汁熱洗,能治一切風毒赤目。

諸物入眼中。

好墨清水研,傾入眼中,良久即出。

點攀睛瘀肉。

黄丹一兩二錢,水飛過,候[1]乾　白礬一兩,銀器内化成汁

右將白礬,於銀器内化成汁,入黄丹末在内,以銀匙兒攪
勻。更入乳香、没藥各一錢,慢火不住手攪,令枯乾爲粉,候冷
研極細,熟絹羅過。後入鷹條一錢半,血竭二分,麝香少許,輕
粉三分,粉霜二分,共研極勻如粉,再以熟絹羅過,細末點之,大
有神效。

青金散

芒硝一兩　螺青　没藥　乳香已上各少許

右爲細末,每用少許,鼻内嗜之。

治雀目。

真正蛤粉炒黄色爲細末

右油蠟[2]就熱和爲丸,如皂子,納於猪腰子中,麻纏,蒸熟食
之,可配米粥。

---

〔1〕候　原作“泣”。文義不屬,據四庫本改。
〔2〕蠟　原作“蝎”。據醫學大成本及上下文例改。

頭面風疾第四

治䵟黵[1]風刺方

苦參一斤　紅芍藥　冬瓜二味各四兩　玄參一兩

右爲末，每用一字，用手洗面上。

猪蹄膏　洗面上䵟藥。

右用猪蹄一副，刮去黑皮，切作細片，用慢火熬如膏粘，用羅子濾過，再入鍋内，用蜜半盞。又用：

白芷　黑豆去皮　瓜蔞一個　白芨　白蘞　零陵香[2]　藿香各一兩　鵝梨二個，細切

右將七味爲末，同梨入藥一處，再熬，滴水不散方成。以絹濾過，臨卧塗面，次日用漿水洗面。

治面風。

益母草灰，麵湯和，燒七遍，洗面用之。

治面䵟黑班點方。

白附子一兩　白芨　白蘞　密陀僧　胡粉　白茯苓已上各等分

右爲細末，洗净，臨卧以乳汁調一錢，塗面，但洗光净，牛乳亦可。

治頭風。

苦丁香　川芎　藜蘆各等分

右爲細末，噙水，鼻内嗜之。

芎黄湯　治頭目眩運。

大黄　荆芥穗　貫芎　防風已上各等分

右爲粗末，大作劑料，水煎，去滓服之，以利爲度。

耳聾方

萆麻子五十個，去皮

右與熟棗一枚，同搗，丸如棗子大，更入小兒乳汁就和，每用

---

〔1〕䵟黵（gǎn huì 敢薈）　面部黑色。

〔2〕零陵香　原作“苓苓香”。據醫學大成本改。

一丸。綿裹，納於聾耳内，覺熱爲度，一日一易。如藥難丸，日中曝乾。

又方

口嚼甘草一枚，耳中塞二塊，用綿裹，立通。

腦宣方

皂角不蛀者，去皮、弦、子，蜜炙捶碎，水中揉成濃汁，熬成膏子，鼻内嗜之，口中咬筯，良久，涎出爲度。

治耳底方。

以枯白礬爲末，填於耳中，立效。

治鼻中肉瘻蛄。

赤龍爪　苦丁香已上各三十個　苦葫蘆子不以多少　麝香少許

右爲末，用紙撚子點藥末用之。

肘[1]臭方

烏魚骨三錢　枯白礬三錢　密陀僧一錢

右爲末，先用漿水洗臭處，後用藥末擦之。

又方

密陀僧不以多少，研細，先以漿水洗臭處，乾擦。

烏頭藥

細針沙炒　蕎麵炒，已上各一盞　大麥亦同　釅醋半升，與前二味打糊

凡用先使皂角水熱洗净時，前二味糊稀稠得所，於髭鬢上塗之均勻，先用荷葉包，次用皮帽裹之。三五時辰，用溫漿水洗了，却收取元針沙，其髭髮净後，用黑藥塗之。

黑藥方

没食子　石榴皮　乾荷葉另搗，已上各一兩　五倍子　柯子皮百藥煎　金絲礬　綠礬另研，旋點諸藥

右將七味爲細末，炒熟麵五六匙，入好醋打麵糊，和藥末，再塗髭鬚，又用荷葉封裹，後用皮帽裹之，三五時間，洗净甚黑。若

---

〔1〕肘　疑爲"腋"之誤。肘，同"肢"。

更要黑光,用猪膽漿水澤洗,如鴉翎。

又方

酸石榴　五倍子　芝麻葉

右同杵碎,用絹袋盛之,於鐵罨内水浸,掠髮自黑。

治大頭病兼治喉痹方歌曰:

人間治疫有仙方,一兩殭蠶二大黄,

薑汁爲丸如彈大,井花調蜜便清涼。

又法

以砭針刺腫處,出血立效。

治時氣。

馬牙硝　寒水石　黍粘子　鬼臼　川大黄　鬼箭草已上各等分　腦子少許

右六味爲細末,用新井花水一盞,藥末一二錢,入腦子喫。外一半留用,新水得稠,雞翎掃在腫處,有風涼處坐。

解利傷寒第五

雙解丸

巴豆六個,去皮油　天麻二錢半　胭脂少許

右將巴豆、天麻爲末,滴水丸,如秫米大,胭脂爲衣。一日一丸,二日二丸,三日三丸。已外不解,先喫冷水一口,後用熱水下。如人行十里,以熱湯投之。

又一法

無藥處可用兩手指相交,緊扣腦後風府穴,向前禮百餘拜,汗出自解。

又一法

適於無藥處,初覺傷寒、傷食、傷酒、傷風。便服太和湯、百沸湯是。避風處先飲半碗,或以薑汁亦妙。

以手揉肚,覺恍惚,更服半碗;又用手揉至恍惚,更服。以至厭飫,心無所容。探吐、汗出則已。

不臥散

川芎一兩半　石膏七錢半　藜蘆半兩,去土　甘草二錢半,生

右爲細末,口噙水,鼻内各嗃之。少時,喫白湯半碗,汗出解之。

川芎湯　解利一切傷寒。

川芎　藁本　蒼术

右三件爲細末,沸湯點三錢。須臾,覺嘔逆[1]便解,如不解,再服之。

諸腰脚疼痛第六

皂角膏

右用醇酒二大碗,皂角一斤,去皮、弦,搗碎。熬至一半,沸去滓。再用前汁,入銀石器熬爲膏子,隨痛處貼之。

治腰脚疼痛方。

天麻　細辛　半夏已上各二兩

右用絹袋二個,各盛藥三兩,煮熟,交互熨[2]痛處,汗出則愈。

牛黄白术丸　治腰脚濕。

黑牽牛　大黄各二兩　白术一兩

右爲細末,滴水丸桐子大,每服三十丸,食前生薑湯下。如要快利,加至百丸。

婦人病證第七

如聖丹　治婦人赤、白帶下,月經不來。

枯白礬　蛇床子已上各等分

---

〔1〕逆　原作"道"。文義不屬,據醫學大成本及上下文義改。
〔2〕互熨　原作"牙慰"。文義不屬,據排印本及上下文義改。

右爲末，醋打麵糊丸，如彈子大，以胭脂爲衣，綿子裹，納於陰户。如熱極再換。

詵詵丸　療婦人無子。

當歸　熟地黃已上各二兩　玄胡索　澤蘭已上各一兩半　川芎　赤芍藥　白薇　人參　石斛　牡丹皮已上各一兩

右爲末，醋糊爲丸。每服五十丸，桐子大。空心酒下。

當歸散　治月經欲來前後腹中痛。

當歸以米醋，微炒　玄胡索生用　没藥另研　紅花生用

右爲末，温酒調下二錢服之。

治産婦橫生。

蓖麻子三十個

研爛，婦人頂上剃去髮少許，以上藥塗之。須臾覺腹中提正，便刮去藥，却於脚心塗之，自然順生也。

治血崩。

鹽砂，不以多少。

右爲末，每服三五錢，熱酒調下服。

又方

管仲去須，剉碎。

或用酒醋煎三錢，煎至七分，去滓温服，一服立止。

當歸散　治血崩。

當歸一兩　龍骨一兩，燒赤　香附子三錢，炒　椶毛灰半兩

右爲細末，空心，米飲調下三四錢。忌油膩，雞、猪、魚、兔等物。

蓮殼散

乾蓮蓬燒灰存性　椶櫚皮及毛各燒灰，已上各半兩　香附子二錢，炒

右爲細末，每服三、四錢，空心米飲湯調下服之。

治婦人血枯。

川大黃

右爲末，醋熬成膏，就成雞子大，作餅子，酒磨化之。

三分散　治產後虛勞，不進飲食，或大崩後。

白术　茯苓　黃耆　川芎　芍藥　當歸　熟、乾地黃已上各一兩　柴胡　人參已上各一兩六錢　黃芩　半夏洗切　甘草炙，已上各六錢

右為粗末，每服一兩，水一大盞煎至半盞，去滓溫服，日二服。

治產後惡物上潮痞結，大小便不通。

芒硝　蒲黃　細墨各等分

右為末，用童子小便半盞，水半盞，調下服之。

治婦人產後虛弱，和血通經。

當歸一兩，焙　芍藥二兩　香附子三兩，炒

右為細末，每服一二錢，米飲調下，服之無時。

治婦人產後惡物不出，上攻心痛。

赤伏龍肝竈底焦土研細

用酒調三五錢，瀉出惡物立止。

治娠婦下痢膿血及咳嗽。

白术　黃芩　當歸各等分

右為末，每服三五錢，水煎，去滓，食前。加桑皮止嗽。

百花散　治婦人產中咳嗽。

黃蘗　桑白皮用蜜塗，慢火炙黃色為度。二味各等分

右為細末，每服一二錢。水一盞，入糯米二十粒，同煎至六分。以款冬花燒灰六錢，攪在藥內同調，溫服之。

治婦人吹妳。

以樺皮燒灰存性，熱酒調下三錢，食後服之。

又方

馬明退燒灰，五錢　輕粉三錢　麝香少許

右為細末，每服二錢，熱酒調下服之。

又方

以皂角燒灰，蛤粉和，熱酒將來調數字，下得喉嚨笑呵呵。

又方

以淘米木杓上砂子七個,酒下。以吹箒枝透乳孔,甚妙。

咳嗽痰涎第八

九仙散

九尖萆麻子葉三錢　飛過白礬二錢

右用豬肉四兩,薄批,碁盤利開摻藥。二味荷葉裏,文武火煨熱,細嚼,白湯送下後,用乾食壓之。

止嗽散

半夏一兩半,湯洗七次　枯白礬四兩

右二味爲末,生薑打麵糊和丸,桐子大,每服三二十丸,空心溫酒送下。

八仙散

款冬花　佛耳草　甘草　鍾乳　鵝管石　白礬　官桂　井泉石已上各等分

右爲細末,每服三錢,水煎服之。又一方摻咽喉中。

三才丸　治嗽。

人參　天門冬去心　熟、乾地黃已上各等分

右爲細末,煉蜜爲丸,如櫻桃大,含化服之。

三分茶

茶二錢　蜜二兩　蕎麥麵四兩

右以新水一大碗,約打千餘數,連飲之。飲畢,良久,下氣,不可停,人喘自止。

石膏湯　治熱嗽。

石膏亂文者,一兩　人參半兩,去蘆　甘草半兩,炙

右爲末,每服三錢,新水或生薑汁,蜜調下亦可。

三生丸　治嗽。

胡桃仁一兩　生薑一兩,去皮,細切　杏仁一兩

右二味,同研爲泥,就和作劑,可得十三四丸,臨臥爛嚼一丸,可數服即止。

化痰延壽丹

天麻半兩　枸杞子二兩半　白礬一兩半,半生半熟　半夏一兩半,湯洗七次用　乾生薑一兩半　人參一兩

右爲細末,好糯酒拌勻,如砂糖,用蒸餅劑蒸熟,去皮,杵臼搗四五十杵,便丸,如乾,入酒三點,丸如小豆大。每服三五十丸,生薑湯下。

半夏湯　治噦欲死者。

半夏一兩,洗　生薑二兩

右二味細切,水二盞,煎至八分,去滓,作二服,食後。

治肺痿喘嗽。

漢防己

右爲細末,每服三錢,漿水一盞,同煎至七分,和滓溫服之。

治年高上氣喘促[1],睡臥難禁。

右蘿蔔子,搗、羅爲末,白湯浸調五七錢,食後服之。或炒、或用糖蜜作劑,爲丸服之。

麻黃湯　治因風寒、衣服單薄致嗽。

麻黃不去節　甘草生用　杏仁生用

右爲粗末,每服三二錢,水煎,食後溫服。

心氣疼痛第九

失笑散　治急心痛,并男子小腸氣。

五靈脂半兩　蒲黃半兩,炒

右爲末,每服三錢,醋半盞,煎二沸,再入水半盞,再煎二沸。空心,食前,和滓溫服之。

又方

醋一盞,加生白礬一小塊,如皂子大,同煎至七分,溫服立愈。

又方

---

〔1〕促　原作“捉”。文義不屬,據四庫本、石印本、醫學大成本改。

高良薑半兩　山栀子半兩　蔚金半兩

又方

以新嫩槐枝一握，切去兩頭，水二盞，煎至一盞，去滓，分作二服，熱服之。

又方

没藥　乳香　薑黄　玄胡索已上各等分

右爲末，每服三錢，水煎，食後服之。

小腸疝氣第十

抽刀散

川楝子一兩，破四分，巴豆三個，同炒黄色，去巴豆用之　茴香一兩，鹽炒黄色，去鹽用之

右爲細末，每服三錢。葱白酒調下，空心服之。

治陰痛不可忍。

吴茱萸二兩，洗七遍，焙乾，微炒　檳榔一兩　茴香一兩

右爲細末，醋糊爲丸，熱酒送下十丸，食前服之。

治偏腫。

茴香　甘遂

右二味，各等分爲末，酒調二錢，食前服之。

又方

巴戟去心　川楝炒　茴香炒

各等分爲末，温酒調二錢，服之。

治小兒疝氣腫硬。

地龍不去土

爲末，唾津調，塗病處。

治小腸氣痛。

全蝎一兩　茴香一兩，炒黄

右爲細末，醋糊和丸，如梧桐子大。如發時，每服五七十丸，温酒送下，食前服之。

治小便渾濁如精之狀。

没藥 木香 當歸已上各等分

右爲末，以刺棘心自然汁爲丸，如梧桐子大。每服五七丸，食前，鹽湯下。

治小便頻，滑數不禁。

知母 黃蘗已上各等分

右剉碎，酒浸透，炒微黃爲末，水丸，梧桐子大。如服藥前一日休喫夜飯，來日空心，立服，米飲湯下一百丸。只用一服，效。後喫淡白粥一頓。

蕩疝丹

川楝子炒 茴香炒 破故紙炒，已上各半兩 黑牽牛二錢 青皮 陳皮已上各三錢 廣茂四錢 木香四錢

右八味爲細末，用好酒打麪糊爲丸，如梧桐子大。空心，食前，温酒下三十丸。

灸疝法

放疝邊竪紋左右交弦，灸七壯。

腸風下血第十一

神應散 治腸風痔漏。

牛頭角䐼一隻，酌中者 猪牙皂角七錠[1] 穿山甲四十九片，或圓取，或四方取，或一字取之 蝟皮一兩 蛇退皮一條

右五味鎚碎，盛在小口磁器內，鹽泥固定，日中曝乾，瓶口微露出烟，用文武火燒紅，赤烟微少，取出放冷爲細末。如服藥日，先一日臨卧，細嚼胡桃仁半個如糊，用温醇糯酒一盞送下，不語便睡。至次日交五更服藥。驗病年月遠近，或秤三錢、五七錢，用水半大碗，醇糯酒半大盞，相合，熱，和藥服之。至辰時再服。

---

〔1〕錠 原作"定"。據醫學大成本、排印本改。

　　又一服，再依前服藥，不須用胡桃仁。久病不過七服。忌油膩、魚、鱉、雞、兔、豬、犬等物，大有神效。

　　溫白丸　治臟毒下血。

　　椿根白皮凡引者去粗皮，酒浸，晒乾服

　　右爲末，棗肉爲丸，如梧桐子大，每服三五十丸，淡酒送，或酒糊丸。

　　治脫肛痔瘻。

　　胡荽子一升　乳香少許　粟糠半升或一升

　　右先泥成爐子，止留一小眼，可抵肛門大小，不令透烟火，薰之。

　　治脫肛。

　　蔓陀羅花子　蓮殼一對　橡碗十六個

　　右搗碎，水煎三五沸，入朴硝熱洗，其肛自上。

　　治痔漏下血不止。

　　紫皮蒜十個，獨科者妙　大椒六十個　豆豉四兩

　　右搗爛爲泥丸，彈子大，空心細嚼一丸，鹽湯下，日進三服，效。

　　治痔漏。

　　白牽牛頭末四兩　没藥一錢

　　右同爲細末，如欲服藥，先一日不食晚飯，明日空心，將獷豬精肉四兩，燒令香熟薄批，摻藥末在內裹之，漸又細嚼食盡，然後用宿蒸餅壓之。取下膿血爲效。量病大小虛實，加減服之。忌油膩、濕麵、酒色，三日外不忌。一服必效。或用淡水煮肉熟，用上法亦可。又云：服前一日，不食午飯併夜飯，明日空心用之。

　　又方

　　黑白牽牛一合，炒黃爲末，豬肉四兩切碎，炒熟與藥末攪勻，只作一服，用新白米飯三二匙壓之，取下白蟲爲效。

　　又坐藥

　　黑鯉魚鱗二三甲，以薄綿重裹，如棗柱樣。納之，痛即止。

净固丸　治痔漏下血、癢痛。

槐花炒　枳殼去穰，已上各一兩

右爲細末，醋糊爲丸，如梧桐子大，每服二十丸。米飲湯下。空心，食前，十服見效。

黄連貫衆散　治腸風下血。

黄連　雞冠花　貫衆　大黄　烏梅已上各一兩　甘草三錢，炙
枳殼炮　荆芥已上各一兩

右爲細末，每服二三錢，溫米飲調服，食前。

槐荆丸　治痔漏。

荆芥、槐花等分爲末，水煎一大碗，服丸亦可爲之。

又方

豆豉炒　槐子炒，各等分

右爲末，每服一兩，水煎，空心下。

薰渫藥

鳳眼草　赤皮葱　椒

三味搗粗，同漿水滾過，坐盆，令熱氣薰痔，但通手渫之。如此不過三次愈矣。

小兒病證第十二

治小兒脾疳

蘆薈　使[1]君子已上各等分

右爲細末，米飲調下一二錢，服之。

玉箸散　治小兒馬脾風。

甘草一寸，煎水　甘遂末一字

右同油、蜜、生薑，銀釵兒攪。調下後，用冷水半盞，調奪命散。

奪命散　治小兒胸膈喘滿。

---

〔1〕使　原作"史"。據醫學大成本改。

檳榔　大黃　黑牽牛　白牽牛各等分，皆當各半，生熟用之

右爲細末，蜜水調服之。

治小兒斑瘡入眼。

麩炒蒺藜炙甘草，羌活防風等分搗，

每服二錢漿水下，撥雲見日直到老。

治瘡疹黑陷。

鐵脚威靈仙一錢. 炒末　腦子一分

右爲末，用溫水調下服之。取下瘡痂爲效。

治小兒黃瘦腹脹。

乾雞糞一兩　丁香末一錢

右爲末，蒸餅爲丸，如小豆大。每服二十丸，米湯下。

黃連散　治小兒頭瘡。

川黃連　黃蘗去粗皮用　草決明　輕粉已上各等分

右爲細末，用生小油調藥，於瘡上塗之立愈。

治斑瘡倒壓方。

胡桃一個，燒灰存性　乾胭脂三錢

右爲末，用胡荽煎酒調下一錢，服之。

又方

人牙燒灰存性，研入麝香少許，每服三錢，溫酒調下少許，服
之不拘時。

又方

小豬兒尾尖，取血三五點，研入腦子少許，新水調下，食後與
服之。

又方

人中白，臘月者最佳，通風處，以火煅成煤。水調三五錢，陷
者自出。

消毒散　治瘡疹已、未出，咽喉腫痛。

牛蒡子二兩，炒　甘草半兩，剉，炒　荊芥一分

右爲粗末，每服三錢。水一盞半，煎至七分，去滓溫服，不
拘時。

治小兒斑瘡入眼

猪懸蹄甲二兩，甘鍋內鹽泥固齊，燒焦爲末用　蟬殼二兩，去土，取末一兩　羚羊角鎊爲細末，研之用

右二味爲末，研入羚羊角細末一分，拌勻，每用一字。百日外兒服半錢，三歲已上服三錢，新水或溫水調下，日三四服，夜一二服。一年已外，則難治之。

又方　透耳藥

朱砂一錢　粉霜八分

右研爲細末，水調少許，用匙杓頭傾一兩點於耳內中。後用。

白菊花　菉豆皮　穀精草　夜明砂

右四味爲末，用米泔半碗，熬成去滓，入乾柿十餘個，再同熬。每日喫三、兩個，仍飲煮乾柿湯。

又方　治小兒斑瘡入眼。

朱砂　腦子　水銀　麝香已上各等分

右四味，研爲細末，用水銀調，滴入耳中。

發斑藥

珠子七個，研碎，用新水調勻服之。

破傷風邪第十三 陰毒傷寒亦附於此

辰砂奪命丹

鳳凰臺　川烏頭生，已上各二錢　麝香少許　朱砂少許

右爲細末，棗肉和爲丸，如彈子大，朱砂爲衣，鰾酒送下。量病人年甲虛實，加減用之。小兒半丸，以吐爲度。不止，以蔥白湯解之。

治破傷風。

病人耳塞并爪甲上刮末，唾津調，塗瘡口上，立效。無瘡口者難用。

治破傷風。

烏稍尾一個　兩頭尖四個　全蝎四個

右三味爲細末，另用石灰五升，柴灰五升，沸湯五升，淋灰水澄清，下藥熬之。鐵鍋[1]器內攪成膏子。如稠，用唾津調。先用溫漿水洗净瘡口，後塗藥。即時藥行，吐黄水一日，以新水漱口即愈。

又方

天南星半生半熟　防風去蘆，二味各等分

右爲末，清油調，塗瘡上，追去黄水爲驗。

又方

白芷生用　草烏頭尖生用，去皮。二味等分

右爲末，每用半錢，冷酒一盞，入葱白少許，同煎服之。如人行十里，以葱白、熱粥投之，汗出立愈。甚者不過二服。

又方

蜈蚣散

娛蚣頭　烏頭尖　附子底　蝎稍四味各等分

右爲細末，每用一字或半字，熱酒調下。如禁了牙關，用此藥斡開灌之。

治陰毒傷寒破傷風。

草烏頭七個，文武火燒熟，去牙頭　麝香半錢　朱砂一錢

右爲細末，每服一字，以熱酒調下，食前服之，汗出爲度。忌猪、兔、魚、鱉、粘殺肉。

治陰毒病者

用芥末，以新水調膏藥，貼臍上。汗出爲效。

又方

牡蠣、乾薑末，新水調塗，手心握外腎。汗出爲效。

---

〔1〕鍋　原作“鎬”。據四庫本改。

諸風疾證第十四

不老丹

治一切諸風。常服烏髭注[1]顏，明目延年。

蒼术四斤米泔水浸軟，竹刀子刮去皮，切作片子。内一斤，用椒三兩，去白，炒黃，去椒；一斤，鹽三兩，炒黃，去鹽；一斤，好醋一升，煮汁[2]盡，一斤，好酒一升，煑令汁盡　何首烏二斤，米泔水浸軟，竹刀子刮去皮，切作片子。用瓦甑蒸。先鋪黑豆三升，乾棗二升，上放何首烏。上更鋪棗二升，黑豆三升，用炊單復著，上用盆合定。候豆棗香熟，取出不用棗豆　地骨皮去粗皮，重二斤

右件於石臼内，搗爲細末，後有椹汁，搜和，如軟麵劑相似。瓷盆内按平。上更用椹汁，藥上高三指，用紗綿帛覆護[3]之。晝取太陽，夜取太陰。使乾再搗，羅爲細末。煉蜜和丸，如梧桐子大。空心，溫酒下六十丸，忌五辛之物。

四仙丹

春甲乙採杞葉，夏丙丁採花，秋庚辛採子，冬壬癸採根皮。

右爲末，以桑椹汁爲丸，每服五十丸。茶清酒任下。

起死神應丹　治癱瘓、四肢不舉、風痹等疾。

麻黃去根節，河水五升，熬，去滓，可成膏子五斤　白芷二兩　桑白皮二兩　蒼术二兩，去皮　甘松二兩，去土　川芎三兩　苦參三兩半加浮萍二兩

已上各爲細末，用膏子和丸，如彈子大。每服一丸，溫酒一盞化下。臨臥服之。微汗出，勿慮。如未安，隔三二日再服，手足即時軟快。及治卒中風邪，涎潮不利，小兒驚風，服之立效。

愈風丹

芍藥　川芎　白殭蠶炒　桔梗　細辛去葉　羌活已上各半兩

---

〔1〕注　石印本、醫學大成本作“駐”。義長。
〔2〕汁　原作“泣”。據四庫本改。
〔3〕護　原作“獲”。據排印本及上下文義改。

麻黃去節　防風去蘆　白芷　天麻　全蝎炙,已上各一兩　甘草三錢
南星半兩,生薑製用　朱砂半兩爲衣

　　右[1]爲末,煉蜜丸,如彈子大。每服一丸,細嚼,茶酒吞下。

香芎散

治偏正頭風。

貫芎　香附子炒　石膏亂紋者良,水飛　白芷　甘草　薄荷已
上各一兩　一方川烏頭半兩,炮去臍皮用之

右爲細末,每服二錢,溫酒或茶清調下,服之。

妙功十一丸　治癇。

丁香　木香　沉香　乳香　麝香　荆三稜炮　廣茂炮　黑牽
牛微炒　黃連　雷丸炒　鶴虱炒　胡黃連　黃芩　大黃焙　陳皮
　青皮　雄黃　熊膽　甘草炙,各二錢半　赤小豆三百六十粒煮　白
丁香直尖者,三百六十個　輕粉四錢　巴豆七粒

　　右二十三味,爲細末,赤小豆爛煮研泥,同蕎麵打糊,和作
十一丸,朱砂爲衣,陰乾。服時水浸一宿,化一丸,大便出,隨病
各有形狀,取出爲驗。或作化一番,不可再服。曾經火灸者不治。
遠年愈效。

朱砂滾涎散　治五癇。

朱砂水飛　白礬生用　赤石脂　硝石已上各等分

　　右同爲細末,研蒜膏如丸,綠豆大,每服三十丸,食後,荆芥
湯下。

又方

朱砂不以多少,水飛,研爲細末。

　　右用猪心血浸,蒸餅爲丸,如綠豆大,每服二十丸。空心,金
銀湯下之。

治諸風疥癬及癩。

浮萍一兩　荆芥　川芎　甘草　麻黃已上各半兩[2]　或加芍藥

---

〔1〕右　原脱。據四庫本、石印本補。
〔2〕兩　原脱。據石印本、排印本補。

當歸

右爲粗末，每服一兩。水一碗，入葱白根、豆豉，同煎至一半。無時服，汗出爲度。

治癩塗眉法。

半夏生用　羊糞燒，已上各等分

右爲末，生薑自然汁調塗。

五九散　治癩。

地龍去土　蟬殼　白殭　蠶　凌霄　全蝎已上各等九個

右同爲末，只作一服。熱酒調下，浴室中汗出粘臭氣爲效。

苦參散　治癩風。

苦參取頭末秤二兩　猪肚一個[1]

右以苦參末摻猪肚內，用綫縫合，隔宿煮軟，取出洗去元藥。先不喫飯五頓，至第二日，先飲新水一盞，後將猪肚食之。如吐了，再食之。食罷，待一二時，用肉湯調無憂散五七錢，取出小虫一二萬爲效。後用皂角一斤，不蛀者，去皮弦及子，搥碎，用水四碗，煮至一碗，用生絹濾去滓，再入苦參末攪，熟稀麵糊膏子相似。取出放冷，後入餘藥餘藥相和。藥附後：

何首烏二兩　防風一兩半　芍藥五錢　人參三錢　當歸一兩，焙

右爲細末，入皂角膏子爲丸，如桐子大。每服三五十丸，溫酒或茶清送下。不拘時候，日進三服。後用苦參、荆芥、麻黃，煎湯洗冷。

水腫黃疸[2]第十五

治通身黃腫。

瓜蒂焙乾，三四錢

---

〔1〕個　此下四庫本有"去脂"二字。可參。
〔2〕疸　原作"疽"。據四庫本、醫學大成本及上下文義改。

　　右爲細末，每用半字，於鼻內吹上。日一度，併吹三日。如不愈，後用黃芩末之，煎湯五錢下。

　　治蠱氣。

　　取環腸草，不以多少，曝乾，水煎，利小便爲度。

　　治黃疸面目遍身如金色。

　　瓜蒂一十四個　母丁香一個　黍米四十九粒

　　右先搗瓜蒂爲末，次入二味，同爲細末，每用半字。夜臥，令病人先噙水一口，兩鼻內各半字。吐了水，令病人便睡。至夜或明日，取下黃水，旋用熟帛搵了。直候取水定，便服黃連散。病輕者五日，重半月。

　　黃連散　治黃疸大小便祕澀壅熱。

　　黃連三兩　川大黃一兩，剉碎，醋拌，炒過用之　黃芩　甘草炙，各一兩

　　右爲細末，每服二錢，食後，溫水調下，一日三服。

　　治水腫，不利小便，非其法也。故《內經》云：濕氣在上，以苦吐之；濕氣在下，以苦瀉之。吐瀉後，長服益元散加海金沙，煎以長流水服之，則愈矣。大忌脚膝上針刺出水，取一時之效，後必死矣。尤忌房室、濕麵、酒、醋、鹽味，犯之必死。

　　木通散　治水腫。

　　海金沙　舶上茴香　巴戟　大戟　甘遂　芫花　木通　滑石　通草已上各等分

　　右爲細末，每服三錢，以大麥麵和作餅子，如當二錢大。爛嚼，生薑湯送下。

下痢泄瀉第十六

　　治痢。

　　紫苑　桔梗　赤芍藥　白术已上各等分

　　右爲細末，每服三五錢。細切，羊肝拌之，作麵角兒燒服之。後用白湯送下，食前。

治痢。

杜蒺藜炒，碾爲末，酒調下，三兩服。

香[1]**豉丸**　治痢。

蒜爲泥　豉爲末

右二味相和作丸，如梧桐子大。米飲湯下五七十丸，食前服之。

治大人、小兒吐瀉腹脹、胸膈痞閉。

五靈脂　青皮　陳皮　硫黃　芒硝已上各等分

右將硝、黃於銚子內，以文武火鎔開，用匙刮聚，自然結成砂子，取出研碎，與前三藥同末，麵糊爲丸，如菉豆大；小兒麻子、黃米大，每服二十丸。量虛實加減，米飲湯送下，無時。

又方治瀉。

車前子不以多少。

右爲細末，每服二錢，米飲湯調下服之。水穀分，吐瀉止。

諸雜方藥第十七

治消渴。

揀黃連二兩，八九節者良

右剉如㕮咀，以水一碗，煎至半碗，去滓頓服，立止。

百日還丹

佛茄子　樟柳根已上各等分

爲末，枸杞汁和丸，如雞頭大。每服十丸，新水送下。

酒癥丸

巴豆十六個　全蝎十五個　雄黃一塊　白麵五兩

右爲末，滴水丸，如豌豆大，每一丸。如痛飲者二丸。

立應丸　治臟腑泄痢膿血不止，腹中疼痛。

乾薑一兩，炮，另末　百草霜一兩　巴豆連皮，一兩炒用　杏仁一兩，同巴豆和皮炒黑色，杵爲泥，後入霜研用

---

〔1〕香　四庫本、排印本作"蒜"。可參。

右用黃蠟四兩,溶開蠟,次入前四味,用鐵罟攪勻,旋丸桐子大。每服三五丸,甘草湯下。白痢用乾薑湯下,食前。若水瀉,温水下。

反胃

黃蘗末熱酒調三五錢,食後服之。

治小便多。滑數不禁。

金剛骨爲末,以好酒調下三錢,服之。

又方

白茯苓去黑皮　乾山藥去皮,白礬水内湛過,慢火焙乾用之

右二味各等分,爲細末,稀米飲調下服之。

治辛淋痛。

芫花散三錢　茴香二錢,微炒黃色

右爲細末,水煎服之。

治胼[1]方。

以水調白麵,稀稠得所,糊胼上以紙封之,明日便乾。如不曾破者,剥去麵便行。

治大便秘。

生麻子不以多少,研爛,水調服之。

坐劑　治大便久秘,攻之不透者,用之。

又用蜜,不計多少,慢火熬令作劑,稀則粘手,硬則脆。稀稠得所,堪作劑。搓作劑樣,如棗核大,粗如筯,長一寸許。蘸小油,内于肛門中。坐良久自透。有加鹽少許,以《素問》鹹以軟之。

交加飲子　治久瘧不已,山嵐瘴氣。

肉豆蔻十一個,麵裹燒一個　草豆蔻二個,同上法用　厚樸二寸,一半生用,一半熟用,生薑汁製過用　甘草二寸半,一半生用,一半炙用　生薑二塊,如棗,紙裹煨過,半生半熟

右爲末,每服分一半,水一碗,銀石罟内煎至一大盞,去滓温服,發日,空心。未愈,則再服。

天真丸　補虚損。

---

〔1〕胼(jiǎn減)　手、脚上因摩擦而生的硬皮。

佛袈裟[1]，男用女，女用男，以新水四擔，洗盡血水，以酒煮爛
爲泥。

葳靈仙一兩　當歸半兩　縮砂[2]　蓮子肉三兩，炒熟　乾地黃
一兩，酒浸　廣茂半兩　甘草二兩　牡丹皮一兩　牛膝一兩，酒浸
木香半兩　白术一兩　白茯苓一兩

右爲細末，與君主同搗，羅爲細末，酒浸蒸餅爲丸，如梧桐子
大。每服三五十丸，三進日服[3]。

取雕青

水蛭，取陰乾爲末，先以白馬汗擦青處，後用白馬汗調藥
塗之。

治蚰蜒入耳中。

右用貓尿灌耳中，立出，取貓尿，用盆盛貓，以生薑擦牙大妙。

又方

黑驢乳灌耳中，亦出。

又方

以濕生蟲研爛，塗於耳邊自出。

闢穀絕食第十八

闢穀方

大豆五升洗净，蒸三遍，去皮爲細末　大麻子五升，湯浸一宿，漉
出，蒸三遍，令口開，去皮爲細末用　糯米五升，淘净，同白茯苓一處蒸熟用
之　白茯苓五兩，去皮，同上糯米一處蒸熟爲用

右將麻仁末一處搗爛如泥，漸入豆黃末，同和匀便團如拳大。
再入甑蒸，從初更着火，至半後夜住火，至寅時出甑，午時曝乾，
搗爲末服之，以飽爲度。不得喫一切物，用麻子汁下。第一[4]頓，

---

〔1〕佛袈裟　胎盤的別稱。又名"紫河車"。
〔2〕縮砂　原作"碚"砂。文義不屬，據排印本改。
〔3〕三進日服　四庫本作"日三服"。義長。
〔4〕一　原脫。據日本本、四庫本、石印本、排印本補。

一月不饑；第二頓，四十日不饑；第三頓，一千日不饑；第四頓，永
不饑。顏色[1]日增，氣力加倍。如渴，飲麻仁汁，轉更不渴，滋潤
五臟。若待喫食時分，用葵菜子三合爲末，煎湯放冷服之。取其
藥如後。初間喫三五日白米稀粥湯，少少喫之；三日後，諸般食飲
無避忌。此藥大忌欲事。

又方

茯苓餅子

白茯苓四兩爲末　頭白麵一二兩

右同調水煎，餅麵稀調，以黃蠟代油煿成煎餅，蠟可用三兩。
飽食一頓便絕食。至三日覺難受，三日後，氣力漸生，熟菓芝蔴
湯、米飲凉水微用些，小潤腸胃，無令涸竭。開食時，用葵菜湯，
并米飲稀粥，少少服之。

又方

保命丹

人參五兩　麻子仁二兩，炒，去皮　乾地黃　瓜蔞子炒　菟絲子
酒浸，已上各二兩　生地黃　乾大棗各三兩　大豆黃一升，煮，去沫
黑附子一兩生用，一兩炮，去皮用之　白茯苓　茯神　地骨皮去粗皮
蔓精子煮熟用　杏仁去皮尖，炒　麥門冬炒，去心用　地膚子蒸七遍
黍米作粉　粳米作粉　白糯米作粉　天門冬去心　車前子蒸　側柏
葉煮三遍，已上各二兩五錢

右同爲細末，各揀選精粹者，臘月內合者妙。他時不可合，日
月交蝕不可合。如合時，須揀好日，凈室焚香，志心修合，勿令雞
犬婦人見。又將藥末用蠟一斤半，濾去滓，白蜜一斤，共二斤半。
一處溶開和勻，入臼，杵二千下，微入酥油，丸如梧桐子大。每服
十丸，服至五日，如來日服藥，隔宿先喫糯米一頓，粳米白麵皆可。
次日空心，用糯米粥飲送下。如路行人服，遇如好食喫不妨。要
止便止。如喫些小蒸餅，爛嚼嚥，或乾果子，以助藥力，不喫更妙。
忌鹽醋，日後退下藥來，於長流水中洗凈，再服。可百年不饑矣。

---

〔1〕色　原作“保”。據四庫本改。

儒門事親後序　跋

醫道之大尚[1]矣,其上醫國,其下醫人,而身之所繫,抑豈小哉!觀抱樸子[2]之《金櫃》《肘後》,其用心以亦精矣,功亦溥[3]矣,久矣。邵君柏崖,以玉牒[4]之親存,以於天下後世,乃以是書命愚機之壽諸梓[5],以廣其傳,功豈在抱樸子下哉!愚不學,恐成後人之誚,幸柏崖之去,然日夜是懼,不敢語盡以力。至於根徹鄙奧[6],劇[7]謬辯[8]非,尚俟後之君子。

嘉靖十九年歲次庚子孟冬朔日,錢唐者相聞忠機於南圃陋室中。

陳增英

---

〔1〕尚　久遠。
〔2〕抱樸子　東晉著名醫藥學家葛洪,字稚川,自號抱樸子,丹陽句容(今江蘇句容)人。著有《抱樸子》内、外篇。醫學著述有《金櫃要方》《肘後備急方》等。
〔3〕溥(pǔ普)　廣大。
〔4〕玉牒　典册。
〔5〕壽諸梓　雕板印刷。壽,雕刻;梓,雕製印書的木板。
〔6〕根徹鄙奧　徹底研究僻旨奧理。
〔7〕劇　致力訂正之意。本字爲"勮"。《説文》:"勮,務也。"
〔8〕辯　通"辨"。

心 鏡 別 集

心　鏡　別　集

目録

心 鏡 別 集

鎮陽常德　編

傷寒雙解散

守真[1]製雙解散，通聖、益元各七八分，入生薑、葱白煎。解傷寒三二日間，以其初覺，亦傷寒疑似之間。解表恐傷於內，然攻裏恐傷於表，故製雙解，以其表裏齊見俱解，甚爲得法。然間有不解，猶未盡善也。

子和增作法，亦用前藥煎一碗，令飲其半，探引出風痰；次服一半，仍用酸辣湯投下，使近火，衣被覆蓋[2]，汗出則解八、九分矣。此法子和得之，規繩之人[3]，世所未知也。

論發汗

世人只知桂枝、麻黃發汗，獨不知凉藥能汗大有盡善者。熱藥汗不出者，反益病；凉藥發之，百無一損。《素問》云：辛甘[4]發散爲陽。白粥配葱食之，便能發汗；益元加薄荷，亦能發汗。承氣用薑棗煎，以辛甘發散之意。守真雙解，子和演[5]爲吐法，豈非凉藥亦能發汗也。

---

〔1〕守真　金代著名醫家劉完素之字，自號通玄處士，河間人，故又稱劉河間。精研《內經》，強調火熱致病理論，善用寒凉藥物，是寒凉派的代表人之一。著作有《素問玄機原病式》《三消論》等。
〔2〕蓋　原作"益"。文義不屬，據千頃石印本及江左石印本改。
〔3〕規繩之人　人，原作"入"。文義不屬，據上下文義改。規繩之人，給人以規范。
〔4〕甘　原作"旨"。文義不屬，據《素問·至真要大論》改。
〔5〕演　演化。

論攻裏

攻裏之藥,當用寒凉。世人畏之,是不知藥隨病而俱出,何曾留於中乎!桂枝下咽,陽盛則斃;承氣入胃,陰盛乃亡。此語惑人久矣!鮮有解者。因有知幾[1]窮理,偶於守真醫書注中,稍見其意。此陽實陰實,陽實發散,陰實宣泄,不同。實,謂不受病也。陰實本不受病,何用承氣宣泄?反之則有斃亡之失也。此二句蓋謂傷寒之設也。

論攻裏發表

《素問》云:攻裏不遠寒,發表不遠熱。啓玄子云:世人直疑攻裏合用寒藥,發表合用熱藥,似是而非也。蓋攻裏不遠寒,是不遠司氣[2]之寒,雖嚴凝盛寒之際,若合攻裏,不可畏天寒而不用寒藥;發表不遠熱者,是不遠司氣之熱,雖流金爍石[3],炎蒸盛暑,合用發表之藥,不可畏暑而不用熱藥。此不遠寒熱之理也。

撏衣撮空[4]何臟所主

撏衣撮空。許學士[5]説作肝熱,風淫末疾[6],故手爲撏衣摸空。此論雖當,莫若斷之爲肺熱。以爲愈矣,其人必譫語妄言。經曰:肺熱必爲譫語。兼上焦有病,肺必主之。手經者,上焦也。

---

〔1〕知幾　金代醫家麻九疇之字,從張子和學醫,并對其《儒門事親》作加工整理。

〔2〕司氣　即司天之氣。

〔3〕流金爍石　使金屬溶解、石頭爍化。此極言氣温之高。

〔4〕撏(xián 閑)衣撮空　指神昏時兩手不自主地撫摸衣角或摸空引綫。

〔5〕許學士　宋代醫家許叔微之號,因曾任集賢院學士,故後人稱他許學士。對《傷寒論》很有研究,著有《傷寒發微論》等書。

〔6〕風淫末疾　風邪侵犯四肢而發病。

二者皆當其理,果何如哉?

天地爲體用。肺爲體,肝爲用也。肝主諸血者,陰物也。此静體何以自動? 蓋肺主氣,氣所鼓舞,故静得動。一説肝[1]之用者,一説肺之用者,此天地至爲體用,二者俱爲當也。

是知肝[2]藏血,自寅至申,行陽二十五度,諸陽用事,氣爲肝所使;肺主氣,自申至辰,行陰二十五度,諸陰用事,肺爲所用。

傷寒只[3]傳足經不傳手經論

傷寒只傳足六經。仲景本論無説,古今亦無言者。惟龐安常[4]謂:主生,故太陽水[5]傳足太陰土,土傳足少陰水,水傳足厥陰,水爲賊邪。蓋牽强穿鑿。胡不觀《内經·陰陽離[6]合論》,云太陽根起[7]於至陰,名陰中之陽;少陽根起於竅陰,名陰中之少陽;太陰根起於隱白,名曰陰中之太陰;少陰根起於湧泉,名陰中之少陰;厥陰根起於大敦,名曰陰中之厥陰。其次序正與此合。

大抵傷寒,始因中風,得之於陰,是以正傳足經者,陰中之陽,陽中之陰也。又以六氣考之,厥陰爲初之氣,少陰爲二之氣,太陰爲三之氣,少陽爲四之氣,陽明爲五之氣,太陽爲終之氣,此順也。逆而言之,正與此合,緣傷寒爲病,逆而非順也。

---

〔1〕肝 原作“叶”。文義不屬,據千頃石印本、江左石印本及上下文義改。

〔2〕肝 原作“用”。文義不屬,據上下文例改。

〔3〕只 原作“口”。據千頃石印本、江左石印本及上下文義改。

〔4〕龐安常 北宋醫家龐安時之字,對《傷寒論》頗有研究,著有《傷寒總病論》等書。

〔5〕太陽水 此指足太陽膀胱經。

〔6〕離 原作“雜”。文義不屬,據《素問·陰陽離合論》改。

〔7〕起 原脱。據《素問·陰陽離合論》及上下文義補。

亢則害，承乃制[1]

假令水爲母，木爲子，當春旺之時，冬令猶在，即水亢也。水既亢極，則木令不至矣。木者，繼冬而承水也，水既亢則害其所承矣。所以木無權則無所制土，土既旺則水受制噫。夫人必自侮，然後人侮之，旨[2]哉！木長[3]春之令也，水受土制，熱克其寒，變而爲濕。

---

〔1〕亢則害，承乃制　五行學説内容之一。語出《素問·六微旨大論》。據五
　行相克規律，過亢則侮其所勝而爲病，治宜培其所不勝以令其節制。
〔2〕旨　此爲"妙"之意。
〔3〕長　江左石印本作"旺"。義長。

編 校 後 記

　　《子和醫集》是《儒門事親》和《心鏡別集》二書之合集。將此二書編校，合而爲一，以反映張子和醫學之全貌，是我等多年之夙願。歷經數年，反復整理研究有關文獻，進行深入調察，首先肯定張氏著作種種，然後廣蒐版本，縝密鑒別，最後確定底本，選定校本，並按照衛生部暨國家中醫管理局部署的第二批古醫籍的整理研究任務要求，堅持繼承發揚、整理提高、古爲今用的方針，進行蒐集編校。通過編校，我們對張子和的學術思想和實踐經驗及其有關問題，作了進一步的考證。今將我們的心得體會陳述如下：

　　一、張子和貫里及生平

　　張從正，字子和，生於睢州考城。睢州考城，春秋時屬戴國，故張氏自號戴人。生於南宋紹興二十六年（金貞元四年，即一一五六年），卒於南宋紹定元年（金正大五年，即一二二八年），享年七十二歲。

　　對張子和的貫里，有“睢州”、“宛州”、“陳州”、“郜城”等不同説法，分別見於《歸潛志》《四庫全書總目提要》《醫學讀書志》和《心印紺珠經》《醫籍考》，以及《儒門事親・十形三療》等處。近年比較統一的説法是睢州考城人，即今河南省蘭考縣人。從“睢州”、“考城”等有關史料考證，更確切一點應該是現在的蘭考縣與民權縣之間是其故鄉。而陳州爲一府置，是張氏中年後的久居之地。宛丘，屬陳州所轄之縣，今河南省淮陽縣東南，沈丘一帶，正是潁河上游，這與《歸潛志》説的張氏“久居陳”、張氏在《儒門事親・小兒瘡疱丹熛癮疹舊蔽記》載“近年，予之莊鄰，沿蔡河來往”，及李濂《醫史》載“張子和……日游灊水之上”相合。灊水，即今沙河，又稱溵河，源於許昌，流經郾城等縣，入潁水。所以，張氏得以與寓居郾蔡間的麻知幾交往密切而"日遊濊上"。蔡河,亦爲潁河的一支流。郜城,可能爲"考城"之誤,因郜城當在山東濟陰城武縣東南,有南郜北郜,相距較遠。

張子和之學,深得劉完素之影響。然其習醫則從少年開始,而且直接由父親傳授,可謂出身於世醫之家,他在《儒門事親》卷一有"余承醫學於先人"、"余自先世授以醫方,至於今日,五十餘年"的記載。他醫術高超,"起疾救死多取效"。於金興定(一二一七年至一二二二年)中期,爲朝廷召補太醫之職,但因不肯卑躬屈膝,馬前唱諾,而遭排擠,因之"蓋非好也","旋告去",恭職時間短暫,大約在六十二歲至六十三歲期間。辭職後,常在諸葛寺靜休,在宛丘一帶過游逸隱士生活。這期間,與麻知幾等交朋至密,且爲友人及門人常仲明等講授醫學,傳授經驗。《儒門事親》遂得以完成。青年時曾從軍,《儒門事親》卷二有"余向日從軍於江淮之上",泰和六年丙寅(一二○六年),仍爲南征師旅治瘴瘧瘧疾,其時已五十歲。

張子和爲人豪放,平易豁達,有名士氣質,《歸潛志》:"爲人放誕,無威儀,頗讀書,作詩,嗜酒",但高技常孤,《儒門事親・雜記九門》:"但道不同,不相爲謀……數工同治,戴人必不能從衆工,衆工亦不能從戴人,以此常孤,惟書生高士,推者復來,日不離門。"他曾拜謁劉祁父親劉從益之門,之後召入太醫院。交友中以麻知幾最爲相投。知幾,九疇之字,易州人,博通《五經》。《金史》載:"九疇,性資野逸,高騫自便……自度不能與世合……居郾城……初因經義學《易》……因學算數,又喜卜筮射覆之術,晚更喜醫,與名醫張子和遊,盡傳其學,且爲潤色其所著書,爲文精密奇健,詩尤工緻。"從《儒門事親》所記病案內容可知,張氏的門人除常仲明外,尚有欒景先、張仲傑、游君寶、趙君玉等。

張子和生活於世局混亂,戰事紛繁時代,亦是儒家學說在我國確立法定地位的時代,因而,對其思想和生活均帶來極大影響。《儒門事親》之命名,"其意以謂非吾儒不能明辨而是正之……"說明他對儒學的重視。他晚年生活境遇不盡人意,興定三年(一二一九年)有記事詩:"齒豁頭童六十三,邇來衰病百無端;舊游馬上行人老,不是當年過汝南。"此時他已辭太醫職回汝河一帶。儘管他"名重東州",隨着境遇變化,遭受中傷,不免有頹唐感慨。《儒門事親•雜記九門》中的《高技常孤》《羣言難正》《謗三法》《謗峻藥》等篇,皆説明其不良心境。

二、張子和的學術思想及其淵源

張氏的學術思想主要有如下四點:

1. 邪氣致病的病因發病學觀點　張氏認爲,人體發病皆由邪氣侵襲所致;邪氣入侵,必然會出現虛實變化的病理規律;所以病程長短與病情輕重,皆與邪氣有關;要治癒疾病,必先攻其邪氣;邪氣得以祛除,正氣才得以復。《儒門事親•汗下吐三法該盡治病詮》:"夫病之一物,非人身素有之也。或自外而入,或由內而生,皆邪氣也。""人身不過表裹,氣血不過虛實。表實者裹必虛,裹實者表必虛;經實者絡必虛,絡實者經必虛,病之常也。""邪氣加諸身,速攻之可也,速去之可也……先論攻其邪,邪去而元氣自復也。"我們據之概括爲:病因邪生,證由邪定,邪去正安是張氏的病因學思想。

張氏這種病因發病學觀點,是其學術思想的核心,是其運用汗、下、吐三法,獨樹攻邪治病一幟,技蓋羣芳的根本。在這一思想支配下,他確立了"論病首重邪氣,治先論攻邪"的診治疾病總原則。張氏這種觀點的確立,基於臨床實踐,更主要是源於《內經》的病因病機學術精神,如《靈樞•口問》:"夫百病之始生也,皆生於風雨寒暑,陰陽喜怒,飲食居處,大驚卒恐,則血氣分離,陰陽破敗,經絡厥絶,脈道不通,陰陽相逆,衞氣稽留,經脈虛空,血氣不次,乃失其常。"這些引起疾病的因素,皆屬"邪"。因邪而致氣血、陰陽、經絡、脈道、衞氣等異常。又《靈樞•九針十二原》:"今夫五臟之有疾也,譬猶刺也,猶污也,猶結也,猶閉也。刺雖久,猶可拔也;污雖久,猶可雪也;結雖久,猶可解也;閉雖久,猶可決也。"不管任何邪氣引起的疾病,皆可"拔"、"雪"、"解"、"決"之去也。這是張氏攻邪理論的重要指導思想。

2. 三邪理論　對於邪氣的由來,張氏認爲有三個途徑,分別來自於"天"、"地"、"人",並稱爲"天邪"、"地邪"、"人邪"。由於感邪不同，所以病證各異，這是人體發病有不同部位，不同表現的原因。而感邪各異，治療途徑方法亦就不同，因勢而利導，去邪而存正。他以此理論出發，提出了相應的祛除三類不同病邪的"汗"、"下"、"吐"的治療方法。《儒門事親·汗下吐三法該盡治病詮》："天之六氣，風、暑、火、濕、燥、寒；地之六氣，霧、露、雨、雹、冰、泥；人之六味，酸、苦、甘、辛、鹹、淡。故天邪發病，多在乎上；地邪發病，多在乎下，人邪發病，多在乎中。此爲發病之三也。處之者三，出之者亦三也。"這就爲汗、下、吐三法的使用初步確立了適應範圍，即在表者皆用汗，在下者皆用下，在上者皆用吐。在確立治療方法，祛邪途徑基礎上，把諸藥統論於三法之中："辛、甘發散，淡滲泄，酸、苦、鹹涌泄。發散者歸於汗，涌者歸於吐，泄者歸於下。滲爲解表歸於汗，泄爲利小溲歸於下。"這樣就把病因發病中的病邪性質、發病規律和治療中的立法用藥聯繫起來。並認爲"聖人止有三法，無第四法也"。如是把各種治療方法，均統於三法之中，即所謂"三法可以兼衆法"。

張氏的三邪理論，是對病因發病學思想的具體化，是確立攻邪三法的立論依據。這一理論，亦源於《內經》。《素問·調經論》："夫邪之生也，或生於陰、或生於陽。其生於陽者，得之風雨寒暑；其生於陰者，得之飲食居處，陰陽喜怒。"《靈樞·百病始生》："夫百病之始生也，皆於風、雨、寒、暑，清濕喜怒。喜怒不節則傷藏，風雨則傷上，清濕則傷下。三部之氣，所傷異類……喜怒不節則傷藏，藏傷則病起於陰也；清濕襲虛，則病起於下；風雨襲虛，則病起於上，是謂三部。至於其淫泆，不可勝數……氣有定舍，因處爲名，上下中外，分爲三員。"可見《內經》時代，就把病因分爲自然氣候環境、七情勞欲、飲食三類，把病邪所致的不同病變，亦概括上、中、下或外、中、內（表、半表裏、裏）三部。張氏對這一理論融會貫通基礎上，加以發揮運用，指導臨床實踐。

3. 以通爲用，貴流不貴滯，貴平不貴強的觀點　張氏認爲，人體氣血必須暢通，營衛必須調和，腸胃必須健運，陰陽必須平衡，即以流通爲貴，平調爲貴，有升降出入，不偏不亢。人體本氣不自病，疾病皆因邪而生。三邪從外而入，客邪之中，以"火"、"熱"爲多；而"火"、"熱"爲患，多致氣血阻滯、經絡失利、腸胃臟腑失運，爲病多實。他把氣血壅滯和腸胃失運喻之爲江河中陳莝（一曰陳莖），認爲若去其邪，則等於施以補益，並符合《內經》"氣血通流爲貴"之旨。所以必須令之通暢條達，以通爲用。《儒門事親•凡在下者皆可下式》："積聚陳莝於中，留結寒熱於內，留之則是耶！逐之則是耶！《內經》一書，惟以氣血通流爲貴……《內經》之所謂下者，乃所謂補也。陳莝去而腸胃潔，癥瘕盡而榮衛昌，不補之中有真補者存焉。"張氏用袪邪三法，以下法最多，不管雜病、傷寒，皆有使用，認爲"下者，是推陳致新"，"使上下無礙氣血宣通，並無壅滯"。而汗法則多用於外感風、寒、濕之邪，"寒去則血行，血行則氣和，氣和則愈矣"。而吐法則多用奇難雜證，如治鬱證，他強調用吐法和下法，"吐之令條達"。可見，張氏的主攻理論和袪邪三法，是以"以通爲用"爲立論依據。從而，張氏的汗、下、吐三法，適應面很廣，方法手段較多，可謂"三法概衆法"。《儒門事親•汗下吐三法該盡治病詮》："風寒之邪……可汗而出之；風痰宿食……可涌而出之；寒濕固冷，熱客下焦，在下之病，可泄而出之……予之三法，能兼衆法，用藥之時，有按有蹻，有揃有導，有減有增，有續有止……所謂三法可以兼衆法者，如引涎、漉涎、嚏氣、追淚，凡上行者，皆吐法也；灸、蒸、熏、渫、洗、熨、烙、針刺、砭射、導引、按摩，凡解表者，皆汗法也；催生、下乳、磨積、逐水、破經、泄氣，凡下行者，皆下法也。"可見，張氏的汗、下、吐三法，遠遠超過了古人所用之汗、下、吐三法的範圍。

張氏極力主張養生用食補、治病用藥攻。對於使用補藥則十分慎重，更反對濫用補藥。明確倡言"藥邪致病"之説。認爲凡藥皆有毒，久服必偏盛，遂致藥邪發病，所以既反對濫用補藥，大聲疾呼"補法利害非輕"，又強調使用汗、下、吐治療旨在抑強平亢，攻字當頭，奪字爲先，但必須"中病即止"。對於飲食調養，亦認爲"五味貴和，不可偏勝。"《儒門事親•推原補法利害非較説》："養生當論食補，治病當論藥攻……嘗知補之爲利，而不知補之爲害也……余用補法則不然。取其氣之偏勝者，其不勝者自平矣……損有餘，乃所以補其不足也……吐中自有汗，下中自有補……余雖用補，未嘗不以攻藥居其先……凡藥有毒也……久服必有偏勝……是以君子貴流不貴滯，貴平不貴強。"這都是張氏運用攻法的重要指導思想。

張氏用"以通爲用"觀點指導攻邪三法，與劉完素"主火論"學術思想有關，劉完素主張"火"、"熱"致病。火與熱邪，爲病多實。劉氏創立雙解法，其中的雙解散和防風通聖散，都是張子和常用方劑。《素問·六微旨大論》的生化升降出入理論（"升降出入，無器不有……無不出入，無不升降"、"出入廢則神機化滅，升降息則氣立孤危"）和《素問·至真要大論》的食而增氣的理論（"五味入胃，各歸所喜……久而增氣，物化之常也；氣增而久，夭之由也"）在張氏攻邪存正、反對濫補、用藥"中病即止"的觀點方法中充分反映出來，多處引用其精旨作理論依據。

汗、下、吐三法，在我國第一部臨床專著《傷寒論》中，已確立了辨證法則和方藥，張子和繼承並擷採其精，運用其中攻邪三法的所有方藥，加以發揮，延伸了概念，擴大了範圍，突破了六經辨證的常規用藥規律。

4 五志七情，病從心發的觀點　張氏論述"九氣"爲病，包括內傷、外感。內傷者，喜、怒、悲、思、驚、恐、勞；外傷者，寒、暑（含風、濕、燥、火）。他認爲情志性疾病皆與"心"有關，治療當從"心"着眼。《儒門事親·九氣感疾更相爲治衍》："五志所發，皆從心造，故凡見喜、怒、悲、驚、思之證，皆以平心火爲主。至於勞者，傷於動，動便屬陽；驚者駭於心，心便屬火。二者亦以平心爲主。"以調養心神。他根據五行生克制勝原理，提出"九氣感疾更相爲治"的法則，治療五志化火七情病變，即"悲可以治怒，以愴惻苦楚之言感之；喜可以治悲，以謔浪褻狎之言娛之；恐可以治喜，以迫遽死亡之言怖之；怒可以治思，以污辱欺罔之言觸之；思可以治恐，以慮彼志此之言奪之。"他用這一觀點指導心理治療，改變病人心理病理狀態，收到良好效果。書中記述了不少心理治療病案。

張氏的五志七情病從心發的觀點和心理治療的臨床實踐，是他對《素問•舉痛論》的"百病皆生於氣"的九氣爲病理論和《素問•靈蘭秘典論》的"心者君主之官"理論的具體運用。所以他十分重視社會環境對不同階層、不同年齡的人的"九氣"爲病,尤其是情志發病的影響。

三、對張子和學術的評價

張氏所處的時代,有三個特點與張氏學術相關:一是儒家學說正式走上思想意識、倫理道德的法定統治地位,思想意識比較固滯僵化,而社會局勢則動盪不安;二是唐宋以來的遺風漏俗未衰,在醫藥界表現出崇尚古方、推崇成藥、喜用温補的弊端;三是金世宗(一一六一年至一一八九年)開創了鼓勵創新、推賢薦能、活躍學術氣氛的局面。在這些矛盾衝擊下,醫藥界名流受到了激發,應時順流,承先啟後,各立己見,創立新說,從而促使金元時代的中醫學術發展,並成爲中醫學史上的鼎盛時期,形成"醫之門户分於金元"的嶄新局面。張子和順其天時,適其地利,豪放無羈,私淑劉完素"主火論"思想,承《傷寒論》汗、吐、下三法,宗《内經》《難經》之旨,大膽實踐,認真總結,使汗、下、吐三法理論和方法得到豐富發展提高,學術風格自成一體,臨床運用至精至熟,對中醫的祛邪學說的發展作出了重要貢獻,闡發了攻邪與扶正的關係,發展了中醫學的治則理論。啓發了現代用下法,治療急腹症,收到顯著效果。張氏不愧爲攻邪派的一代宗師,影響深遠,評價極高。《中國醫籍考•方論》二十八所記《儒門事親》頤齋引言:"大定、明昌(一一六一年至一一九六年)南渡以來,宛丘張子和出,專探歷聖之心,闡發千載之秘,辨實於虛,識燠於寒,以至陰陽之所造化,運氣之所勝復,風土之異宜,形神之殊稟,無一不窮其極,凡所治療,如取如攜,識者謂長沙、河間復生於斯世矣。"張氏主攻學說,前繼劉完素之學,後啟朱丹溪之論。元末明初的大史學家宋濂爲朱丹溪《格致余論》題詞説:"金元以善醫名凡三家,曰劉守真氏、曰張子和氏、曰李明之氏……皆以《黄帝内經》爲宗,而莫之有異也。"羅浩發揮宋濂之意:"丹溪此書,遇一證,必首列河間、戴人、東垣三家之説,餘無所及……補陰之理,正發三家所未及。由是攻邪則劉、張培宗，培養則李、朱已盡……"王禕《青岩叢録》："張潔古、劉守真、張子和、李明之四人著作，醫道於是乎中興。"可見張氏在金元之醫學史上的地位。張氏之學，還爲明清醫學家開闢了温病學説的先河。明代吕復是私淑張子和主攻學説的典範，用方遣藥，多類張氏，善用吐下之劑，效亦極佳，他説："張子和醫，如老將對敵，或陳兵背水，或濟河焚舟，置之死地而後生。"明代吴又可撰《温疫論》，着重"邪犯膜原"，製達原飲，解伏於膜原之戾氣，着重下法，一下再下以至三下，反對套用仲景諸方，慎用辛温發表。繼此之後，葉天士、薛生白、吴鞠通、王孟英等，逐漸充實，發展成今天具有完整體系的温熱病學。因此，温病學説的形成，張子和的主攻論和經驗提供了理論和實踐基礎。王孟英《温熱經緯》中説："亘古以來，善治病者，莫如戴人，不僅以汗吐下三法見長也。"《金史·方技傳》把張氏載入史册："張從正……精於醫，貫穿《難》《素》之學，其法宗劉守真，用藥多寒凉，然起疾救死多取效……世傳黄帝、岐伯所爲之書也，從正用之最精，號張子和汗下吐法……"

張氏所論，多出補偏救弊之説，遣方給藥特殊，故褒揚者有之，貶謗者亦有之。《四庫全書·目録提要》作了較爲客觀的評價："從正，宗劉守真，用藥多寒凉，其汗、吐、下三法，當時已多異議。故書中辨謗之處爲多，丹溪朱震亨亦譏其偏，後人遂并其書置之。然病情萬狀，各有所宜，當攻不攻與當補不補，厥弊維均；偏執其法固非，竟斥其法亦非也。惟中間負氣求勝，不免過激；欲矯庸醫恃補之失，或至於過直；又傳其學者，不知察脈虚實，論病久暫，概以峻利施治，遂致爲世藉口。要之未明從正本意耳。"這是平正之論。此外，書中有些牽附文詞，有"符咒"、"闢穀方"之類内容，反映了道家思想成分，這可能是作者接近寺堂道僧，受之影響，也可能是麻知幾"喜卜筮射覆之術"，把此内容附入所致。並非張氏學術之本意。

四、有關編校兩點説明

1. 校本　據一九五九年《中醫圖書聯合目録》所載書目，《儒門事親》有二十二種不同藏本，《心鏡别集》有五種藏本。然這些藏本，有些已屬殘本，未見，有些屬同版異書。我們對手頭所有十二種版本進行對比選擇，決定底本、校本。今擇要説明一些版本關係。

（1）明嘉靖辛丑（一五四一年）木刻本：據《醫籍考》云："醫統正脈中所輯……以嘉靖中邵伯崖刊本爲祖本者，原系一部叢書……"從而可知，嘉靖本爲醫統本的祖本。而現見的這兩種版本，版面、字體、内容等均完全一致。醫統本爲現存較爲優良的版本，而嘉靖本則更勝一籌。

（2）日本正德元年渡邊氏洛陽松下睡鶴軒刊本的翻印本：它原刊於正德元年（一七一一年），刊刻尚早。我院館藏此本，與嘉靖本、醫統本比較，版面、字體、内容均有别，無界欄，有假名標記，有個别眉批，内容訛誤較少。這一種刊本的内容，已被用來校正《中國醫學大成•儒門事親》大東版重印本（一九五八年）及《儒門事親》單行鉛印本（一九五九年）。因而，此翻印本有較高價值。

（3）《四庫全書•儒門事親》，手抄，文淵閣藏本的影印本：它是清乾隆四十三年（一七七八年）校上，屬於清代官定收藏文獻，質量較高，訛誤亦較少。

上述版本，皆屬善本，互相參校，對於本書新版本的質量起保證作用。

2.校注　我們根據對校、本校、他校、理校的四校原則，慎重地校正兩書内容，對訛誤、脱文、衍文、倒文、存疑等分别作出據改、據補、據删、乙轉、出注存疑等處理。試舉例如下。

卷四《暑》二原文"風温病……三日以裏，且宜辛涼解之……裏症未罷，大不可下，如下則胃中虚空。""裏症"當爲"表證"之誤，故據排印本及上下文義改爲"表證"。運用了對校、本校和理校。

卷三《三消之説當從火斷》二十七原文"妄用王太僕之注：溢水之源，以消陰翳；壯火之主，以制陽光"。"溢水"爲"益火"之誤，"壯火"爲"壯水"之誤，故據王冰對《素問•要真要大論》中"諸寒之而熱者取之陰，熱之而寒者取之陽"的注文及上下文義改。運用了本校、他校和理校。

卷三《蟲䘌之生濕熱爲主訣》二十八原文"太陰司天……鱗蟲

不成。蟲不成；居泉……陽明司天……太陽司天……"依上下文例，顯係脫漏"少陽司天"之內容。故據排印本及上下文例，在"蟲不成"前補"少陽司天，羽蟲靜，毛蟲育，倮"十一字。運用了本校、對校和他校。

卷三《蟲鱣之生濕熱爲主訣》二十八原文"太陰司天……羽蟲不成；少陽居泉……"據上下文例，"少陽"二字當爲衍文。故據四庫本、排印本及上下文例删"少陽"二字。運用了對校、本校和理校。

卷五《婦人無子》六十八原文"表證見内證及《熱論》中。"此九字與上下文無涉，但無校本爲據，故保留原文，出注"此九字疑衍。"運用了本校與理校。

卷四《解利傷寒》七原文"傷寒……人若初感之……是太陽經受之也。《内經》曰：可先治内而後治外。先用生薑、葱白……上涌及汗出則解。如不解者……或不大便，喘滿....可用調胃、大、小承氣湯下之。"據上下文義，"内"、"外"二字當爲互誤，故據《素問•至真要大論》"從外之内而盛於内者，先治其外而後調其内"精神及本文上下文義改。運用了本校、他校和理校。

我們對古奥、生僻、歧義和某些異讀字詞等，作了必要的出注，釋其義，注其音，以利識讀。亦舉例如下：

卷六《濕鱣瘡》八十三原文"戴人哂之曰"的"哂"，出注："哂(shěn 審)微笑。李白《尋高鳳石門山中元丹丘》詩："顧我忽而哂。"

卷一 《七方十劑繩墨訂》一原文"所謂重劑者，鎮縋之謂也。"出注：鎮縋(zhuì 墜) 重墜。鎮，重。《國語•周語》："爲贄幣瑞節以鎮之。"縋，墜。《左傳•僖公三十年》："(燭之武)夜縋而出。"

本書的編校過程，得到了廣州中醫學院領導、科研處的關心和支援；在準備過程中，得到了中國中醫研究院、北京圖書舘的幫助；在全部過程中，均得到人民衛生出版社有關同志的關心、支持和幫助。謹致誠摯的謝意。

編校者
一九九二年八月

方 劑 索 引

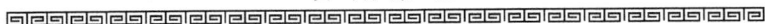